中医脑病医案校读诠释

南北朝—元

郭晋斌　杨路庭　主编

科学技术文献出版社
SCIENTIFIC AND TECHNICAL DOCUMENTATION PRESS
·北京·

图书在版编目（CIP）数据

中医脑病医案校读诠释：南北朝—元 / 郭晋斌，杨路庭主编. —北京：科学技术文献出版社，2020. 10（2021. 4 重印）

ISBN 978-7-5189-7186-2

Ⅰ. ①中… Ⅱ. ①郭… ②杨… Ⅲ. ①脑病—医案—汇编—中国—南北朝时代—元代 Ⅳ. ① R277.72

中国版本图书馆 CIP 数据核字（2020）第 190339 号

中医脑病医案校读诠释：南北朝—元

策划编辑：薛士滨　责任编辑：钟志霞 郭　蓉　责任校对：张永霞　责任出版：张志平

出 版 者　科学技术文献出版社
地　　址　北京市复兴路15号　邮编　100038
编 务 部　（010）58882938，58882087（传真）
发 行 部　（010）58882868，58882870（传真）
邮 购 部　（010）58882873
官方网址　www.stdp.com.cn
发 行 者　科学技术文献出版社发行　全国各地新华书店经销
印 刷 者　北京虎彩文化传播有限公司
版　　次　2020 年 10 月第 1 版　2021 年 4 月第 2 次印刷
开　　本　850 × 1168　1/32
字　　数　237千
印　　张　10.125
书　　号　ISBN 978-7-5189-7186-2
定　　价　46.00元

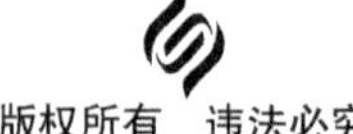

编 委 会

主　审　李樊荣　路怀忠　原培谦　王佐明

主　编　郭晋斌　杨路庭

副主编　施晓瑜　申智荣　申红琴　崔秀芳
马昱红　柴益庭

编　委　（按姓氏笔画排序）
王怀昌　平海青　司二琴　李毓娇
高小梅　焦　谨　薛建芳

全国中医药创新骨干人才培训项目资助出版
山西省中医药科研课题（2019ZYYC062）

序

医案是历代中医临床思维活动与医疗实践活动的记录。从古至今，岐黄之术传承不息，医案同其他形式的医著一道呈现了中医学发展的轨迹，承载了中医学仁术的精神。尤其是医案，生动地反映了民生需要、临床疗效、辩证思维。这本《中医脑病医案校读诠释（南北朝—元）》就着眼于中医脑病这一领域，将元代以前历代中医名家诊疗脑病的医案熔于一炉，追根溯源，从文本考证到演变源流，从文理校读到医理诠释，从学术思想到临证经验，均做了较好的分析。

在总量丰沛的中医医案中筛选出符合研究要求的脑病医案，确有难度。在医家选择方面，站在传统文化的高度，在经史子集间穿梭，多方搜求，遴选出了姚僧垣、许智藏、许胤宗、甄权、秦鸣鹤、纪朋、钱乙、庞安时、杜壬、郝允、杨介、窦材、许叔微、孙琳、徐文中、张从正、李东垣、罗天益、朱丹溪、倪维德、滑伯仁等二十一位有代表性的医家。其中，有十一位医家仅有脑病孤案存世，徜徉探求，弥足珍贵。

对于元代以前中医脑病医案的文本流传演变，书中均做了较为细致的查考。通过文本梳理，也厘清了几个问题。首先，明确了一个脉络，即元代以前中医脑病医案的文本流传遵循了由史籍向医籍的逐渐转变这一基本规律。早期的中医脑病医案依赖于史籍的记录而得以保存。从最早的《史记》记载的淳于意诊籍，到《周书》《北史》记载的姚僧垣医案，《隋书》《北史》记载的许智藏医案，《旧唐书》《新唐书》记载的许胤宗医案、甄权医案、秦鸣鹤医案等，均是记载在史籍中的。在北宋以后的医家中，医案分为两类：一类是医名显著而未著作或著作未能流传下来的，依赖于笔记文献，如庞安时的医案见载于笔记《明道杂志》，杜壬的医案见载于《避暑录话》，郝允的医案见载于《邵氏闻见后录》，杨介的医案见载于《宾退录》，孙琳的医案见载于《谈薮》，徐文中的医案见载于《稗史集传》等；另一类是医名显著而著作流传影响巨大的，如钱乙的医案主要见载于其儿科专著《小儿药证直诀》中，窦材的医案见载于其《扁鹊心书》中，许叔微的医案见载于其《普济本事方》，张从正的医案见载于其《儒门事亲》，李东垣的医案见载于其《内外伤辩惑论》《脾胃论》《医学发明》

《兰室秘藏》等，罗天益的医案见载于其《卫生宝鉴》，朱丹溪的医案见载于其《格致余论》《丹溪心法》《丹溪先生治法心要》等。

其次，与我国其他历史文献相似，元代以前中医脑病医案文本在流传中会发生变化。其根本原因是后世在引用时，大多数情况下著作者都会根据其需要做一些调整，情况略为复杂。比如，秦鸣鹤治唐高宗风眩案，《旧唐书》记载为“苦头重不可忍”，《资治通鉴》记录为“苦头重不能视”，至《针灸资生经》则记录为“秦鸣鹤针高宗头风”，《医说》记录为“苦风眩头重，目不能视”。头风、头重、风眩等的含义在不同历史时期可能会产生变化。再比如，朱丹溪治一女病郁案，为了激怒患者，以怒解郁，戴良在《九灵山房集·丹溪翁传》中记载为朱丹溪亲自“入而掌其面者三”，至《古今医案按》则记录为“其父掌其面”，《名医类案》则避开主体，侧重目的，记录为“令激之大怒而哭”。还有一类是医案涉及的人物发生变化。第一是医者发生变化，比如纪朋治一宫人病狂案，《重修政和经史证类备用本草》根据《明皇杂录》记载为纪朋，而《太平广记》《吴郡志》则根据《明皇杂录》记载为周广，但《明皇杂录》传至宋代已无完本，孰是孰非无法考证。第二是患者发生变化，如许胤宗治柳太后病风案，《旧唐书》记录为柳太后病，而《新唐书》记录为王太后病，结合《陈书》所载南陈世系，条分缕析，当为柳太后，至《古今医案按》引如《旧唐书》。还有医案中部分文字因形近致讹误，如姚僧垣治宇文邕病风案，“脸垂覆目”当为“睑垂覆目”，“脸”字在魏晋时期出现时只表示两颊的上部，而“睑”表示眼皮。

在本书中，对涉及的数味中药、三十余个穴位、百余个方剂均做了梳理与讨论，也指出了关于文献所载足太阳膀胱经在背部第一侧线、第二侧线诸穴的定位问题存在的争议。《类经图翼》《医宗金鉴》均言：“脊骨内阔一寸。凡云第二行夹脊一寸半、三行夹脊三寸者，皆除脊一寸外，净以寸半三寸论。故在二行当为二寸，在三行当为三寸半。”这里就提出文献所言“一寸半”“三寸”是以后正中线为起点（去脊中），还是以内阔一寸之脊骨边缘为起点（去脊）的问题。《针灸大成》曰：“背部……第二行，侠脊各一寸半，除脊一寸，共折作四寸，分两旁。第三行，侠脊各三寸，除脊一寸，共折作七寸，分两旁。”支持“去脊”说。《千金要方·卷第二十九》《千金翼方·卷第二十六》所言各穴皆谓“在第某椎下两旁各一寸半”“在第某椎下两旁各三寸”“在

第某椎下节间”;《针灸资生经》所言各穴皆谓“在某椎下两旁各寸半”“在某椎下两旁各三寸”;《针灸聚英》所言各穴皆谓“某椎下两旁相去脊中各一寸五分”“某椎下两旁相去脊中各三寸”,支持“去脊中”说。这需要进一步探讨。

本书对于诸家脑病学说特点,也做了探讨。多数医家是尊经师承而成就的,其中,罗天益、朱丹溪、滑伯仁体现尤著。罗天益,研修经典,师承东垣,在防治中风方面辨证分类,区别腑脏,分经论治;因时制宜,注重四时变化;戒过汗过下,重视预防中风;内外兼治,多施针灸。朱丹溪,集诸氏之大成,重视气血,贯穿中风辨治全程,左右分辨痰与瘀,病初活用汗吐下,善后调养以和法。滑伯仁则儒道融合,基儒学医终归道,治则尊经,临证重脉,合参诸家,渊源深厚,疗效出众,从而名闻江浙苏楚。这对于目前中医人才的培养也具有重要的启示意义。

郭君晋斌,自2014年甲午之岁借山西省中青年领军人才培养专项列入门墙,谦逊好学,数次往返于京潞之间,研讨学问,其乐融融。前著《卒中——中西医临床实践》基于基层防治中风实践,总结了一些经验,并荣获中国民族医药学会学术著作三等奖,已致嘉许。今其入选全国中医药创新骨干人才培训项目，又见其《中医脑病医案校读诠释（南北朝—元）》，故一读为快，乐为之序。

[signature]

北京中医药大学东直门医院

前　言

近代国学大师章太炎先生指出，“中医之成绩，医案最著，名家工巧，悉萃于是。学者欲求前人之经验心得，医案最有线索可寻，循此钻研，事半功倍”。医案是医生临床思维活动与医疗实践活动的记录。研读医案如同与医家共诊切磋，对开拓临证思路、提高辨治能力颇有裨益。近代张山雷在《古今医案平议》中说：“医书论证，但纪其常，而兼证之纷淆，病源之递嬗，则万不能条分缕析，反致杂乱无章。惟医案则恒随见症为迁移，活泼无方，具有万变无穷之妙，俨如病人在侧，謦咳亲闻。所以多读医案，绝胜于随侍名师而相与晤对一堂，上下议论，何快如之！”

中医源流相传、继承创新皆源于民生需要与临床疗效，历代医家的医案正是反映岐黄传承的生动材料。自汉代淳于意传诊籍载于《史记》以后，历代文献陆续记载医案，有收入史籍列传者，有收入笔记、方志者，有收入医学专著者，信息量渐趋宏沛。宋代钱仲阳、许叔微等首先在其医学著作中附载验案以佐证其论说，其后金元明清诸家多有效仿。总的趋势是由史传性质、事件叙述逐渐向探求源流、申明医理转化。清代医家周学海在《读医随笔》中说："宋以后医书，唯医案最好看，不似注释古书之多穿凿也。每部医案中，必有一生最得力处，潜心研究，最能汲取众家之所长。"

中医脑病学是在中医学不断发展中逐渐形成的。中医脑病学领域之临床实践自古即有，譬如《素问》所论之薄厥、癫狂。至宋代设分十三科中就有了专门的风科，这与现代中医脑病学学科有非常密切的渊源关系。现代中医脑病则涵盖了神经系统疾病、精神疾病及某些疾病引起的神经精神症状。本书从南北朝至元代的古文献中辑录出脑病领域的医案，涉及医家有姚僧垣、许智藏、许胤宗、甄权、秦鸣鹤、纪朋、钱乙、庞安时、杜壬、郝允、杨介、窦材、许叔微、孙琳、徐文中、张从正、李东垣、罗天益、朱丹溪、倪维德、滑伯仁等，包括了中风、眩晕、头痛、痫病、痉病、痿病、麻木、不寐、癫狂、郁病及其他病证，顺序以医家与年代先后来排列。每位医家的医案则以前述病证为序，所列医案原文多以常见文本为正文，如《名医类案》《续名医类案》《古今医案按》等所收录者。每案先做译释，再考查医案的出处及流变情况，对于异文则做校读，并结合自身理解进行文理、医理讨论。涉及部分引文，句读有误者，重新厘定。涉及历史人物，在本书第一次出现时，尽可能标明其所属朝代及生卒年，如生卒年无法查证，则注明生卒年不详。

本书梳理了中医脑病主要在唐宋金元时期的临床实践，在诠释文义的基础上，对诸位医家的学术背景、学术思想、诊疗经验、医案思路、涉及方药及腧穴均做了初步分析与探讨。希望本书的努力对于脑病学学科建设与发展能够有所裨益。

本书是在工作之余，伏案四载，经过不断思考与修改完成的。感谢关心我们成长的所有师长、同人、亲友及患者，他们的谆谆教诲、不懈鼓励、默默支持与理解信任均是促使我们不断前进的动力，感谢恩师邹忆怀主任医师在百忙之中赐序褒奖，再致谢忱！

郭晋斌　杨路庭

目　　录

第一部分　唐前脑病医案

唐以前脑病医案，多藉史书保留，文献并不充裕，但可借以管窥前人诊疗学术之一斑。例如，《周书》《北史》载姚僧垣医案，《隋书》《北史》载许智藏医案，《旧唐书》《新唐书》载许胤宗医案、甄权医案、秦鸣鹤医案等，有风有痫，有痹有痿，有狂有眩，有内服汤药，有外治针蒸。五代时期由于社会动荡，医家事迹流传不多。

僧垣医术留集验，智藏心能断险难。
外治胤宗开异路，善针鸣鹤与甄权。
纪朋狂愈汤云母，脑病唐前有启源。
五代纷纷因战事，至今仍叹少流传。

姚僧垣治伊娄穆病痿

姚僧垣治金州刺史伊娄穆，自腰至脐似有三缚，两脚缓纵，不复自持。僧垣为诊脉，处汤三剂。穆初服一剂，上缚即解，次服一剂，中缚后解，又服一剂，三缚悉解。而两脚疼痹犹自挛弱，更为合散一剂，稍得屈伸。僧垣曰："终待霜降，此患当愈。"及至九月遂能起行。(《周书》。按：此即春夏剧，秋冬瘥之痿症也。)

（录自《续名医类案·卷十三·痿》）

姚僧垣（498—583）为金州刺史伊娄穆诊治。伊娄穆从腰部到肚脐，好像有三道绳子绑着，两脚痿软无力，不能自主运动。姚僧垣为他诊了脉，开了三剂汤药。伊娄穆服了第一剂，上面的一道绳子就解开了；服了第二剂，中间的一道绳子也解开了；又服了一剂，三道绳子全都解开了。但是两脚仍然疼痛麻木，卷曲痿弱无力。于是又为他配了一剂散剂，两脚就稍微能够屈伸。姚僧垣说："等到霜降的时候，这病才能痊愈。"等到了九月，伊娄穆果然能起身行走了。

本案原载于唐代令狐德棻（583—666）《周书·卷四十七·列传第三十九·艺术》："金州刺史伊娄穆以疾还京，请僧垣省疾。乃云：'自腰至脐，似有三缚，两脚缓纵，不复自持。'僧垣为诊脉，处汤三剂。穆初服一剂，上缚即解；次服一剂，中缚复解；又服一剂，三缚悉除。而两脚疼痺，犹自挛弱。更为合散一剂，稍得屈伸。僧垣曰：'终待霜降，此患当愈。'及至九月，遂能起行。"唐代李延寿（生卒年不详）《北史·卷九十·列传第七十八·艺术下》亦载："金州刺史伊娄穆以疾还京，请僧垣省疾。乃云：'自腰至脐，似有三缚，两脚缓纵，不复自持。'僧垣即为处汤三剂。穆初服一剂，上缚即解；次服一剂，中缚复解；又服一剂，三缚悉除。而两脚疼痹，犹自挛弱。更为合散一剂，稍得屈申。僧垣曰：'终待霜降，此患当愈。'及至九月，遂能起行。"金州，在今陕西安康，原属南朝梁，梁元帝萧绎（508—555）承圣三年（554）被北朝西魏攻占，改称魏兴为金州。

东汉张仲景（约152—219）《金匮要略·卷中·五藏风寒积聚病脉证并治第十一》记载的肾着与此相似："肾著之病，其人身体重，腰中冷，如坐水中，形如水状，反不渴，小便自利，饮食如故，病属下焦，身劳汗出，衣里冷湿，久久得之，腰以下冷痛，腹重如带五千钱，甘姜苓术汤主之。甘姜苓术汤方：甘草、白术各二两，干姜、茯苓各四两。上四味，以水五升，煮取三升，分温三服，腰中即温。”肾着的病证表现为患者感到身体沉重，腰部冷，好像坐在水里一样，外观像水气病的患者，但是口并不渴，小便通利，进食也如平常，是属于下焦的病证，是操劳后出汗，长期受冷受湿导致腰以下冷痛而重，像是携带着几串铜钱一样。该病应该使用甘草干姜茯苓白术汤治疗。寒湿滞留于腰部经络筋肉，痹阻阳气不通是其病因。“三缚”之义，当指紧束感的程度比较严重。

姚僧垣，字法卫，浙江湖州武康人。《北史·卷九十·列传第七十八·艺术下》载：“姚僧垣，字法卫，吴兴武康人。……父菩提，梁高平令。尝婴疾疹历年，乃留心医药。梁武帝召与讨论方术，言多会意，由是颇礼之。僧垣幼通洽，居丧尽礼，年二十四，即传家业。仕梁为太医正，加文德主帅。梁武帝尝因发热，服大黄。僧垣曰：‘大黄快药，至尊年高，不宜轻用。’帝弗从，遂至危笃。……梁元帝尝有心腹病，诸医皆请用平药。僧垣曰：‘脉洪实，宜用大黄。’元帝从之，进汤讫，果下宿食，因而疾愈。”其父姚菩提曾任南朝萧梁的高平令，因曾罹患皮肤疾病多年，于是留心于医药。梁武帝萧衍（464—549）召见姚菩提讨论医卜之术，言谈中颇能悟解武帝的意思，因此得到武帝的礼遇。姚僧垣自幼知识广博，服丧期间也能遵守礼制，二十四岁时就继承了家业。在萧梁朝担任太医正，加授文德主帅。梁武帝曾经因为发热，想服用大黄。姚僧垣说：“大黄是速效力猛的药物。您年事已高，不宜轻易服用。”梁武帝没有听从，以致病危。梁元帝萧绎曾经患心腹不适之病，召集的医生都认为应当用平和之药。姚僧垣说：“脉象洪大有力，应当服用大黄。”梁元帝采纳了他的意见，服完汤药果然排出积食，病就这样好了。明代江瓘（1503—1565）《名医类案·卷二·内伤》载为：“姚僧垣治梁元帝患心腹病，诸医皆请用平药。僧垣曰：‘脉洪而实，此有宿食，非用大黄必无瘥理。’元帝从之，果下宿食愈。”《北史·卷九十·列传第七十八·艺术下》载：“僧垣医术高妙，为当时所推；前后效验，不可胜纪；声誉既盛，远闻边服；至于诸蕃外域，咸请托之。僧垣乃参校征效者，为《集验方》十二卷，又撰《行记》三卷，行于世。”姚僧垣医术高明巧妙，被当时世人所推崇。前后治好的患者，数不胜数。声名远播，连边远地区也知道他。以至于各附属国和外国，都请求托他看病。姚僧垣又参照确有疗效之方，编辑了《集验方》十二卷，又撰写了《行记》三卷，在世上流传。

关于痿病与季节的关系，前人论述不多，但虚劳与季节的关系，则有所论述。痿病与虚劳共同的病机是正虚。《金匮要略·卷上·血痹虚劳病脉证并治第六》：“劳之为病，其脉浮大，手足烦，春夏剧，秋冬瘥，阴寒精自出，酸削不能行。”患虚劳病的人，脉象浮大无力，手足烦热，春夏季节病情加重，秋冬季节病情减轻，前阴寒冷，精液自出，两腿酸软瘦削不能步行。阳因阴虚不能内藏而见手足烦热，阴因阳虚失于固摄而见阴精自出。偏于阴虚阳亢，则春夏之时阳气外浮而阴虚加重，秋冬之时阳气内藏而病情减轻。隋代巢元方（生卒年不详）《诸病源候论·卷之三·虚劳病诸候上（凡三十九论）·一虚劳候》：“男子平人，脉大为劳，极虚亦为劳。男子劳之为病，其脉浮大，手足烦，春夏剧，秋冬瘥，阴寒精自出，酸痟。寸口脉浮而迟，浮即为虚，迟即为劳，虚则卫气不足，劳则荣气竭。脉直上者，迟逆虚也。脉涩无阳，是肾气少；寸关涩，无血气，逆冷，是大虚。”清代魏之琇（1722—1772）认为本案属于春夏剧、秋冬瘥之痿症。

姚僧垣治窦集病风

姚僧垣治大将军乐平公窦集，暴感风疾，精神瞀乱，无所觉知。诸医先视者，皆云已不可救。僧垣后至，曰："困则困矣，终当不死，若专以见付，当为治之。"其家忻然，请受方术。僧垣为合汤散，所患即瘳。

（录自《续名医类案·卷二·中风》）

大将军乐平公窦集突然罹患风疾，神智昏乱，失去知觉。先去诊治的医生，都说已经不可救治。姚僧垣后到，诊视后说："难治是难治，但终究不应该是死症。如果能一心一意托付给我，我就为他治疗。"窦集的家人很高兴，请姚僧垣诊治。姚僧垣为窦集配制了汤药和散剂，他的病就逐渐痊愈了。

本案原载于《周书·卷四十七·列传第三十九·艺术》："大将军乐平公窦集暴感风疾，精神瞀乱，无所觉知。诸医先视者，皆云已不可救。僧垣后至，曰：'困则困矣，终当不死。若专以见付，相为治之。'其家忻然，请受方术。僧垣为合汤散，所患即瘳。"《北史·卷九十·列传第七十八·艺术下》载："大将军乐平公窦集暴感风疾，精神瞀乱，无所觉知。医先视者，皆云已不可救。僧垣后至曰：'困矣，终当不死。'为合汤散，所患即瘳。"

窦集所患风疾，当为晕厥之类，因出现神志异常，故被认为不治。姚僧垣精于识证，认为可治，在危急情况下，能够获得其家人的信任与支持是尤其重要的。在取得其家人信任后，施以治疗，窦集获救。具体使用的汤散已不可考，但其临危应对处理问题的方式还是应当学习的。

姚僧垣治宇文邕病风

高祖亲戎东征，至河阴遇疾，口不能言，脸垂覆目，不复瞻视，一足短缩，又不得行。僧垣以为诸脏俱病，不可并治。军中之要，莫先于语。乃处方进药，帝遂得言。次又治目，目疾便愈。末乃治足，足疾亦瘳。比至华州，帝已痊复。

（录自《续名医类案·卷二·中风》）

北周武帝宇文邕（543—578）在建德四年（575）亲自帅军东征北齐，到达河阴就染上了疾病，不能讲话，眼睑下垂，遮住了眼睛，不能看东西，一只脚短缩，无法行走。姚僧垣认为内脏各器官都有病，不能一块儿治，当下在军中最重要的事情，没有比使他开口说话更急迫了。于是开方进药，武帝就得以开口说话。接下来又治疗眼睛，目疾也很快痊愈。最后治疗腿脚，足疾也痊愈了。等到抵达华州，武帝已经康复。

本案原载于《周书·卷四十七·列传第三十九·艺术》："四年，帝亲戎东讨，至河阴遇疾，口不能言，脸垂覆目，不复瞻视，一足短缩，又不得行。僧垣以为诸脏俱病，不可并治，军中之要，莫先于语。乃处方进药，帝遂得言。次又治目，目疾便愈。末乃治足，足疾亦瘳。比至华州，帝已痊复。"《北史·卷九十·列传第七十八·艺术下》亦载："四年，帝亲戎东讨，至河阴遇疾，口不能言，睑垂覆目，不得视，一足短缩，又不得行。僧垣以为诸脏俱病，不可并疗，军中之要，莫过于语。乃处方进药，帝遂得言。次又疗目，目疾便愈。末乃足，足疾亦瘳。比至华州，帝已痊复。"宇文邕庙号为高祖。河阴，今为河南荥阳。华州，今属陕西渭南。《续名医类案》应摘自《周书》，文中"脸"当为"睑"。

据前所载，武帝所患可能为大脑脚综合征，病变位于一侧中脑大脑脚脚底，由大脑后动脉脚间支和脉络膜后动脉闭塞引起，动眼神经和锥体束受累而表现为病灶同侧动眼神经麻痹、对侧偏瘫，同时因伴随中枢性面瘫和舌肌瘫痪而出现构音障碍。姚僧垣治疗宇文邕的具体方药亦不可考，但其治应符合当时医学对风疾的基本认识。在本案中所体现出的分辨轻重缓急的思想、分层次处理临床问题的方法也是值得学习的。

关于"睑垂覆目，不复瞻视"，当从《内经》及后世五轮学说来理解。《灵枢·脉度第十七》载："跷脉者，少阴之别，起于然骨之后，上内踝之上，直上循阴股，入阴，上循胸里，入缺盆，上出人迎之前，入頄，属目内眦，合于太阳、阳跷而上行，气并相还，则为濡目，气不荣则目不合。"然骨指舟状骨，頄指颧骨。阴跷脉是足少阴肾经的别脉，起始于照海穴之后，上行在内踝的上面，直上沿着大腿内侧，入阴器，循腹内，再上沿胸内，入于缺盆，向上出人迎穴的前面，入颧骨部，连于眼内角，与足太阳膀胱经会合而上行。阴阳跷脉二气并行环绕于目，如阴气偏盛就会目中泪出濡湿，如阳气偏盛就会使眼不能闭合。阴阳跷脉主持阳动阴静，共司下肢运动与寤寐。《灵枢·大惑论第八十》载："黄帝曰：病目而不得视者，何气使然？岐伯曰：卫气留于阴，不得行于阳。留于阴则阴气盛，阴气盛则阴跷满，不得入于阳则阳气虚，故目闭也。"对于眼睛闭着而不能看东西，岐伯认为是由于卫气在阴分运行，不能入于阳分。卫气行于阴分，就会使阴气充盛，阴气充盛就会使阴跷的脉气充满。卫气不能入于阳分还会使阳气虚弱，所以眼睛就闭着。足少阴肾经的照海穴通于阴跷脉，足太阳膀胱经的申脉穴通于阳跷脉。

《灵枢·大惑论第八十》载："五脏六腑之精气，皆上注于目而为之精。精之窠为眼，骨之精为瞳子，筋之精为黑眼，血之精为其络窠，气之精为白眼，肌肉之精为约束，裹撷筋骨血气之精而与脉并为系，上属于脑，后出于项中。"人体五脏六腑的精气，都向上贯注于眼部，使眼睛有了视物精明的作用。精气的窝穴是眼，骨之精是瞳仁，筋之精是黑睛，血之精是两眦的血络和眼窝，气之精是白睛，肌肉之精是眼胞，包罗筋骨血气的精气，与眼的脉络伴行形成目系。目系向上连属于脑，向后出于项中。

这一论述奠定了五轮学说的基础。大约宋元时代成书的《秘传眼科龙木论》是在唐代《龙树菩萨眼论》的基础上补辑而成的，是我国现存最早的眼科专著，提出了五轮学说。《秘传眼科龙木论·卷之一龙木总论·二·眼叙论》载："夫眼者，五脏之精明，一身之至宝，如天之有日月，其可不保护哉。然骨之精为瞳子，属肾；筋之精为黑眼，属肝；血之精为络窠，属心；气之精为白眼，属肺；肉之精为约束，属脾。契筋骨血气之精，与脉并为之系，系上属于脑，后出于顶中。故六淫外伤，五脏内郁，饮食房劳，远视悲泣，抄写雕镂，刺绣博奕，不避烟尘，刺血发汗，皆能病目。故方内有五轮八廓内外障等，各各不同。"宋代以后托名孙思邈（581—682）所著《银海精微·卷上·五轮八廓总论》指出"肝属木曰风轮，在眼为乌睛；心属火曰血轮，在眼为二眦；脾属土曰肉轮，在眼为上下胞睑；肺属金曰气轮，在眼为白仁；肾属水曰水轮，在眼为瞳仁"。道家以目为银海。明代傅仁宇（？—1644）《审视瑶函·卷首·五轮歌括》总结为"肝有风轮是木形，肉轮属土是脾经，水轮肾水瞳神也，肺属金方号气轮，两眦血轮心属火，五轮原属五行分，能知生克分虚实，燮理阴阳血气平"。

许智藏断杨俊病痫不治

许智藏，梁人也。秦王俊有病，上驰召之。俊夜梦其亡妃崔氏泣曰："本来相迎，今闻许智藏将至，当必相苦，为之奈何？"明夜，俊又梦崔氏曰："妾得计矣，当入灵府中避之。"及智藏至，为俊诊脉，曰："疾已入心，即当发痫，不可救也。"果如言，后数日而薨。

（录自《名医类案·卷八·痫》）

隋文帝杨坚（541—604）之子秦王杨俊（571—600）生病了，文帝派人紧急召许智藏（生卒年不详）为杨俊诊治。杨俊头天晚上做梦，梦到他死去的妃子崔氏哭着对他说："本来我是来迎接你的，现在听说许智藏要来了，肯定会为难我，我应该怎么办呢？"第二天夜里，杨俊又梦到崔氏对他说："我有主意了，应该去你的心里避一避。"等许智藏来了，为杨俊诊脉，认为"病邪已经进入心内，马上就会发生痫证，无法挽救了"。果然像许智藏所说，几天以后杨俊就病逝了。

本案原载于唐代魏征（580—643）等《隋书·卷七十八·列传第四十三·艺术》："许智藏，高阳人也……智藏少以医术自达，仕陈为散骑侍郎。及陈灭，高祖以为员外散骑侍郎，使诣扬州。会秦孝王俊有疾，上驰召之。俊夜中梦其亡妃崔氏泣曰：'本来相迎，如闻许智藏将至，其人若到，当必相苦，为之奈何？'明夜，俊又梦崔氏曰：'妾得计矣，当入灵府中以避之。'及智藏至，为俊诊脉，曰：'疾已入心，即当发痫，不可救也。'果如言，俊数日而薨。"《北史·卷九十·列传第七十八·艺术下》亦载："许智藏，高阳人也……智藏少以医术自达，仕陈为散骑常侍。陈灭，隋文帝以为员外散骑侍郎，使诣扬州。会秦王俊有疾，上驰召之。俊夜梦其亡妃崔氏泣曰：'本来相迎，如闻许智藏将至，其人若到，当必相苦，为之奈何？'明夜，俊又梦崔氏曰：'妾得计矣，当入灵府中以避之。'及智藏至，为俊诊脉，曰：'疾已入心，即当发痫，不可救也。'果如言，俊数日而薨。"许智藏医术高明，对于这件事，"上奇其妙，赍物百段。炀帝即位，智藏时致仕，帝每有苦，辄令中使就宅询访，或以辇迎入殿，扶登御林。智藏为方奏之，用无不效。卒于家，年八十。"许智藏的祖父许道幼，因母病而遍览医书，渐成名医，曾在南朝梁（502—557）担任员外散骑常侍。许智藏的父亲许景，亦精医理，曾担任武陵王王府咨议参军。许智藏年轻时就以医术闻名，在南朝陈（557—589）曾担任散骑侍郎。入隋（581—618）后，担任过员外散骑侍郎。隋炀帝杨广（569—618）即位后，许智藏辞职归里，曾多次为隋炀帝诊治，均有良效。

秦王杨俊患病之事见于《北史·卷七十一·列传第五十九·隋宗室诸王》："秦王俊，字阿祇。开皇元年，立为秦王……俊颇好内，妃崔氏性妬，甚不平之，遂于瓜中进毒。俊由是遇疾……妃崔氏以毒王故，下诏废绝，赐死于其家。"崔氏因秦王好内而妒，在瓜中下了毒，可见秦王杨俊患病是由于中毒。崔氏因进毒案发被赐死，故本案中称崔氏为亡妃。秦王杨俊骄奢淫逸，崔氏进毒只是其患病原因之一，开皇十七年（597）被免官调回京师，开皇二十年（600）病死。灵府，指心，语出《庄子·卷二·德充符》："故不足以滑和，不可入於灵府。"唐初成玄英（生卒年不详）疏："灵府者，精神之宅，所谓心也。"病邪入心，意为病入膏肓而不可救治。《左传·成公十年》载："疾不可为也，在肓之上，膏之下，攻之不可，达之不及，药不至焉，不可为也。"古人以心尖脂肪为膏，心脏与隔膜之间为肓，膏肓之间是药力不到之处。病入膏肓意为疾病已经危重到了无法救治的地步。许智藏可能并不知道杨俊之病是起于中毒，但是他根据表现，准确判断其病重不治，甚至会出现痫证的表现，确实是非常之能。

许胤宗治柳太后病风

许胤宗治王太后，病风不能言，口噤而脉沉，事急矣，非大补不可也，若用有形之汤药，缓不及事，乃以防风、黄芪煎汤数斛，置于床下，汤气熏蒸，满室如雾，使口鼻俱受之。其夕便得语。此非智者通神之法不能回也。盖人之口通乎地，鼻通乎天，口以养阴，鼻以养阳，天主清，故鼻不受有形而受无形，地主浊，故口受有形而兼乎无形也。

（录自《名医类案·卷一·中风》）

许胤宗（536—626）为柳太后诊治，所患为风病，牙关紧闭而不能说话，脉象沉。许胤宗认为病情紧急，必须用大补之法，如果用有形之汤药，恐怕起效慢而耽搁。于是用防风、黄芪煎汤数百升，放在床下，用汤气熏蒸，满房间蒸气如雾，使药从口鼻而入。当晚就能说话了。江瓘做了评语：这种情况不是有智慧的人用通神的方法是无法挽救的，这是因为人身之鼻与天气相通，口与地气相通，鼻吸入天气来养阳气，口受纳地气来养阴气，天的属性是清，所以鼻不受纳有形之物，只受纳无形之物，地的属性是浊，所以口受纳有形之物，同时也可受纳无形之物。

本案原载于后晋刘昫（887—946）等《旧唐书·卷一百九十一·列传第一百四十一·方技》，原文未做医理分析，患者为柳太后："许胤宗，常州义兴人也。初事陈，为新蔡王外兵参军。时柳太后病风不言，名医治皆不愈，脉益沉而噤。胤宗曰：'口不可下药，宜以汤气薰之。令药入腠理，周理即差。'乃造黄耆防风汤数十斛，置于床下，气如烟雾，其夜便得语。由是超拜义兴太守。"北宋宋祁（998—1061）、欧阳修（1007—1072）等《新唐书·卷二百四·列传第一百二十九·方技》载为："胤宗仕陈为新蔡王外兵参军。王太后病风不能言，脉沉难对，医家告术穷。胤宗曰：'饵液不可进。'即以黄耆、防风煮汤数十斛，置床下，气如雾，熏薄之，是夕语。擢义兴太守。"清代俞震（1709—1799）《古今医案按·卷一·中风》引为："《唐书》载许允宗初仕陈，为新蔡王外兵参军。时柳太后感风不能言，脉沉而口噤。允宗曰：'口不下药，宜以汤气蒸之，令药入腠理，周时可瘥。'遂造黄芪防风汤，煮数十斛，置床下，气如烟雾，熏蒸之而得语。遂超拜义兴太守。”胤改为允是避清雍正帝胤禛（1678—1735）讳所致。常州义兴，今为江苏省宜兴市。

查考唐代姚思廉（557—637）《陈书·卷七·列传第一》载：“废帝王皇后，金紫光禄大夫固之女也。天嘉元年，为皇太子妃，废帝即位，立为皇后。废帝为临海王，后为临海王妃。至德中薨。……高宗柳皇后，讳敬言，河东解人也。……高宗即位，立为皇后。……后主即位，尊后为皇太后，宫曰弘范。……陈亡入长安，大业十一年薨于东都，年八十三，葬洛阳之邙山。”天嘉（560—566）是南朝陈文皇帝世祖陈蒨（520—566）的年号。陈蒨是陈废帝陈伯宗（554—569）之父，陈宣帝高宗陈顼（530—582）之兄。光大二年（568），陈顼废陈伯宗为临海王即位为帝。王皇后是陈伯宗之妻，名少姬。至德（583—586）是陈后主陈叔宝（553—604）的年号。柳皇后是陈顼之妻、陈叔宝之母，名敬言，隋代大业十一年（616）83岁时去世。新蔡王陈叔齐（生卒年不详）是陈顼第十一子。综上，许胤宗所治，当为柳太后。

太后所患风病，应为外感之风邪而非脑血管病，病情虽重而仍宜汗法。牙关紧闭而服药困难，故采用了变通之汗法，以药之蒸气熏蒸，令药力直透毛窍，使风邪随汗而解，其效尤捷。《古今医案按·卷一·中风》俞震评按：“《书》称允宗医术若神，曾曰医者意也，在人思虑，即此条思虑巧矣。然仅可治真中风，《内经》所谓其有邪者渍形以为汗也。邪从汗解故得语，若概试诸不能言者决无效。”有形无形，在这里用来区分阴阳属性。汤药是液态的，蒸气是气态的，液态属于有形，气态属于无形。斛是古代体积单位，十升为一斗，十斗为一斛，南宋以后改为五斗一斛。

许胤宗是由南朝陈入隋入唐的名医，寿九十余，有人曾建议其著书立说，但他回绝了。《旧唐书·卷一百九十一·列传第一百四十一·方技》载其言："医者，意也，在人思虑。又脉候幽微，苦其难别，意之所解，口莫能宣。且古之名手，唯是别脉；脉既精别，然后识病。夫病之于药，有正相当者，唯须单用一味，直攻彼病，药力既纯，病即立愈。今人不能别脉，莫识病源，以情臆度，多安药味。譬之于猎，未知兔所，多发人马，空地遮围，或冀一人偶然逢也。如此疗疾，不亦疏乎！假令一药偶然当病，复共他味相和，君臣相制，气势不行，所以难差，谅由于此。脉之深趣，既不可言，虚设经方，岂加于旧。吾思之久矣，故不能著述耳！"《新唐书·卷二百四·列传第一百二十九·方技》载其言为："医特意耳，思虑精则得之。脉之候幽而难明，吾意所解，口莫能宣也。古之上医，要在视脉，病乃可识。病与药值，唯用一物攻之，气纯而愈速。今之人不善为脉，以情度病，多其物以幸有功，譬猎不知兔，广络原野，冀一人获之，术亦疏矣。一药偶得，它味相制，弗能专力，此难愈之验也。脉之妙处不可传，虚著方剂，终无益於世，此吾所以不著书也。"许胤宗认为行医过程也是十分复杂的，药物之间的相互作用也是复杂的，医理之深奥需要深思熟虑。譬如脉象，变化微妙而识别不易，就算医者心中能够明白感受，但用语言还是难以表达清楚。古代的名医，关键是诊脉，以脉识病，用药对症，有时只需单用一味，即可精准使病痊愈。但是现在很多医家不能够准确地辨别脉象，不知道产生疾病的源头，仅凭主观猜测来开出很多药，就像打猎一样，四处撒网，希望有时能有所收获，这样看病是不行的。由于担忧后人理解不透彻，就放弃了著述。

甄权治库狄嵚风痹

唐甄权治一人患风，手不得引弓，诸医莫能疗。权曰："但将弓箭向垛，一针可以射矣。"针其肩髃一穴，应时愈。贞观中，权年一百三岁，太宗幸其家，访以药性，因授朝散大夫，赐几杖衣服，所著《脉经》《针方》《明堂人形图》各一卷。(《旧唐书》)

（录自《名医类案·卷八·痛风》）

唐代库狄嵚苦于罹患风疾，上肢不能拉弓，诸位医生没有办法医治。请甄权（541—643）诊视，甄权说："只需要摆个拉弓射箭的姿势，针刺一下就可以射箭了。"于是针刺他的肩髃穴，马上就痊愈了。贞观（627—649）年间，甄权103岁的时候，唐太宗李世民（598—649）去家里看望他，谈论药性，授予他朝散大夫品阶，并赏赐给他老年人使用的坐几、手杖及衣物。甄权著作有《脉经》《针方》《明堂人形图》各一卷。

本案原载于《旧唐书·卷一百九十一·列传第一百四十一·方伎》："甄权，许州扶沟人也。尝以母病，与弟立言专医方，得其旨趣。隋开皇初，为秘书省正字，后称疾免。隋鲁州刺史库狄嵚苦风患，手不得引弓，诸医莫能疗。权谓曰：'但将弓箭向垜，一针可以射矣。'针其肩隅一穴，应时即射。权之疗疾，多此类也。贞观十七年，权年一百三岁，太宗幸其家，视其饮食，访以药性，因授朝散大夫，赐几杖衣服。其年卒。撰《脉经》《针方》《明堂人形图》各一卷。"《新唐书·卷二百四·列传第一百二十九·方技》载："甄权，许州扶沟人。以母病，与弟立言究习方书，遂为高医。仕隋为秘书省正字，称疾免。鲁州刺史库狄嵚风痹不得挽弓，权使彀矢向堋立，针其肩隅，一进，曰：'可以射矣。'果如言。贞观中，权已百岁，太宗幸其舍，视饮食，访逮其术，擢朝散大夫，赐几杖衣服。寻卒，年一百三岁。所撰《脉经》《针方》《明堂》等图传于时。"南宋张杲（1149—1227）《医说·卷二针灸·针愈风手》转引为："唐甄权，许州扶沟人。常以母病与弟立言专习医方，遂究其妙。隋开皇初，为秘书省正字，后称疾除。鲁州刺史库狄钦苦患风，手不得引，诸医莫能疗。权谓曰：‘但将弓箭向垛，一针可以射矣。’针其肩髃一穴，应时愈。贞观中，年一百三岁，太宗幸其家，视其饮食，访以药性，因授朝散大夫，赐几杖、衣服。其修撰《脉经》《针法》《明堂人形图》各一卷，至今行用焉。”《名医类案》所本当为《医说》。

许州扶沟现为河南省周口市扶沟县。甄权曾经因为其母亲患病而与其弟弟甄立言（545—?）发奋钻研医学，最终探求领悟到了医学的要旨。隋代文帝杨坚开皇（581—600）初年，曾担任秘书省勘正文字的官员，后来借口患病想辞职，被任命为鲁州（今曲阜）刺史。刺史是由监察官演化而成的州郡一级的行政长官。朝散大夫是散官，只是作为领取俸禄和享受某种礼遇的依据，并无实际职务，不负实际责任。坐几、手杖皆为老年人日用物品，古时常作为敬老之物。

《灵枢·经脉第十》载：“大肠手阳明之脉……上肩，出髃骨之前廉。”清代吴谦（1689—1748）《医宗金鉴·卷八十·刺灸心法要诀·周身名位骨度》载：“髃骨者，肩端之骨也，即肩胛骨头臼之上棱骨也。”故髃骨即指今肱骨头。东汉许慎（约58—约147）《说文解字·骨部》：“髃，肩前也。”清代段玉裁（约1735—1815）《说文解字注》：“腢，肩头也，腢即髃字……凡肩后统于背前为髃。髃之言隅也，如物之有隅也。”以此得名。

肩髃穴首载于西晋皇甫谧（215—282）《针灸甲乙经·卷之三·肩凡二十八穴第十三》：“肩髃，在肩端两骨间，手阳明、跷脉之会，刺入六分，留六呼，灸三壮。”《针灸甲乙经·卷之十·手太阴阳明太阳少阳脉动发肩背痛肩前臑皆痛肩似拔第五》：“肩中热，指臂痛，肩髃主之。”唐代孙思邈《备急千金要方·卷二十九·针灸上·明堂三人图第一·侧人明堂图·侧人手阳明大肠经二十穴远近法第三》："肩髃：在肩端两骨间。(《脉极篇》云：在肩外头近后，以手按之有解宛宛中；《外台》名扁骨)。"定位更明确。北宋徽宗赵佶（1082—1135）敕编的《圣济总录·卷第一百九十一·针灸门·手阳明大肠经第二》："肩髃：二穴，在肩端两骨间陷者宛宛中，举臂取之，手阳明、跷脉之会。疗偏风半身不遂，热风瘾疹，手臂挛急，捉物不得，挽弓不开，臂细无力，筋骨酸疼。可灸七壮至二七壮，以瘥为度。灸偏风不遂，可七七壮止，不宜多灸，恐手臂细。苦风病，筋骨无力久不瘥，当灸不畏细也，刺即泄肩臂热气。若患风痹，手臂不得伸引，刺之可使挽强习射如故。"这里的"挽弓不开"即当来源于本案。

明代杨继洲（约1522—1620）《针灸大成·卷六·手阳明经穴主治考正穴法》曰："肩髃（一名中肩井，一名偏肩）：膊骨头肩端上，两骨罅间陷者宛宛中，举臂取之有空。手阳明、阳蹻之会。《铜人》灸七壮，至二七壮，以瘥为度；若灸偏风，灸七七壮，不宜多，恐手臂细；若风病，筋骨无力，久不瘥，灸不畏细；刺即泄肩臂热气。《明堂》针八分，留三呼，泻五吸；灸不及针，以平手取其穴，灸七壮，增至二七壮。《素注》针一寸，灸五壮；又云：针六分，留六呼。主中风手足不随，偏风，风痪，风痿，风病，半身不遂，热风，肩中热，头不可回顾，肩臂疼痛臂无力，手不能向头，挛急，风热瘾疹，颜色枯焦，劳气泄精，伤寒热不已，四肢热，诸瘿气。唐鲁州刺史库狄嵚风痹，不能挽弓，甄权针肩髃，针进即可射。"明代高武（约15世纪—16世纪）《针灸聚英》所载文字与《针灸大成》相同，唯谓"足少阳、阳蹻之会"，误。

肩髃穴为治上肢风痹之要穴。《针灸聚英·卷四上》首载的《玉龙赋》云："风湿传于两肩，肩髃可疗。"《针灸大成·卷三·杨氏胜玉歌》曰："两手酸疼难执物，曲池合谷共肩髃。"

《针灸大成·卷三》引明代朱权（1378—1448）《乾坤生意·长桑君天星秘诀歌》曰："手臂挛痹取肩髃。"《针灸大成·卷三·策·头不多灸策》曰："欲拯手臂，则取肩髃、曲池。"

秦鸣鹤治唐高宗风眩

秦鸣鹤，侍医也。高宗苦风眩头重，目不能视，召鸣鹤诊之。鹤曰："风毒上攻，若刺头出少血即瘉矣（实）。"太后自帘中怒曰："此贼可斩，天子头上，岂试出血处耶？"上曰："医之议病，理也，不加罪。且吾头重闷，甚苦不堪，出血未必不佳。"命刺之。鸣鹤刺百会及脑户出血（脑户禁刺，非明眼明手不能）。上曰："吾眼明矣。"言未竟，后自帘中称谢曰："此天赐我师也。"赐以缯宝。

（录自《名医类案·卷六·首风》）

秦鸣鹤（生卒年不详）是唐高宗时期（650—683）的御医。唐高宗李治（628—683）患了比较严重的眩晕病，头昏重而目眩，不能睁眼视物，召太医秦鸣鹤前来诊治。秦鸣鹤诊视后说："这是风热之毒上攻头目，如果用针点刺头部出血即能痊愈。"皇后在帘内怒气冲冲地说："你这个医生应该被砍头！皇帝的头上能试着放血吗？"李治阻止说："医生议论治病之事是在讨论道理，不应该有罪。况且我的头目沉重苦闷，实在不能忍受，针刺头上出点血未必不好。"于是命令秦鸣鹤扎针。秦鸣鹤随即针刺百会和脑户二穴出血。李治说："我感觉眼睛亮多了。"话还没说完，皇后在帘内表示感谢说："这是老天爷恩赐的呀！"奖励给秦鸣鹤精致丝织品和珠宝。

本案原载于《旧唐书·卷五·本纪第五·高宗下》："（十一月）时天后自封岱之后，劝上封中岳。每下诏草仪注，即岁饥、边事警急而止。至是复行封中岳礼，上疾而止。上苦头重不可忍，侍医秦鸣鹤曰：‘刺头微出血，可愈。’天后帷中言曰：‘此可斩，欲刺血于人主首耶！’上曰：‘吾苦头重，出血未必不佳。’即刺百会，上曰：‘吾眼明矣。’……上疾甚，宰臣已下并不得谒见。……十二月，……气逆不能上马，……是夕，帝崩于真观殿。”事在弘道元年（683）。在唐高宗封禅泰山之后，皇后武曌（624—705）计划再行封中岳礼，但因唐高宗患病未能如愿。北宋司马光（1019—1086）主持编撰的《资治通鉴·卷二百三·唐纪十九·高宗弘道元年》转载为：“十一月丙戌，诏罢来年封嵩山，上疾甚故也。上苦头重，不能视，召侍医秦鸣鹤诊之。鸣鹤请刺头出血，可愈。太后在帘中，不欲上疾愈，怒曰：‘此可斩也，乃欲于天子头刺血！’鸣鹤叩头请命。上曰：‘但刺之，未必不佳。’乃刺百会、脑户二穴。上曰：‘吾目似明矣。’后举手加额曰：‘天赐也！’自负彩百匹以赐鸣鹤。”南宋王执中（约1140—1207）《针灸资生经·第一·百会穴》中载：“旧传秦鸣鹤针高宗头风。武后曰：岂有至尊头上出血之理。已而刺之，微出血，头痛立止。后亟取金帛赐之。是知此穴能治头风矣。《明堂经》治中风言语謇涩，半身不遂，凡灸七处，亦先于百会。北人始生子，则灸此穴，盖防他日惊风也。予旧患心气，偶睹阴阳书，有云：人身有四穴，最急应，四百四病皆能治之，百会盖其一也。因灸此穴而心气愈。后阅灸经，此穴果主心烦惊悸，健忘无心力。自是间或灸之。百病皆主，不特治此数疾而已也。”《医说·卷二针灸·针愈风眩》转载为：“秦鸣鹤为侍医。高宗苦风眩，头重，目不能视。武后亦幸灾异，逞其志，至是疾甚。召鸣鹤、张文仲诊之。鸣鹤曰：风毒上攻，若刺头出少血即愈矣。天后自帘中怒曰：此可斩也，天子头上岂是试出血处耶！上曰：医之议病，理不加罪，且吾头重闷，殆不能忍，出血未必不佳。命刺之。鸣鹤刺百会及脑户出血。上曰：吾眼明矣。言未毕，后自帘中顶礼拜谢之，曰：此天赐我师也。躬负缯宝，以遗鸣鹤。”

从文字考察，《名医类案》当引自《医说》。诸书记录略有出入，高宗所患或为头重，或为风眩，或为头风，或为头痛。总为头痛眩晕，病机当为劳心过度，肝阳上亢，故秦鸣鹤采用针刺放血之法泻其阳热。百会又称三阳五会，为督脉和足太阳经交会穴，《针灸资生经》：“凡灸头顶不得过七壮，缘头顶皮薄，灸不宜多，针二分得气即泻。”脑户亦为督脉和足太阳经交会穴，可平刺或放血。阳热得泻，肝阳暂平，故其目似明。

《医宗金鉴・卷八十・刺灸心法要诀・周身名位骨度》载：“颠者，头顶也。”清代张志聪（约1630—1674）《黄帝内经素问集注・卷七・骨空论篇第六十》注“巅上一灸之”云：“系督脉之百会穴。”《黄帝内经素问集注・卷七・水热穴论篇第六十一》注“岐伯曰：头上五行行五者，以越诸阳之热逆也”。云：“头上五行，每行有五穴，俱在头之颠顶。诸阳之气上升于头，故取刺以越诸阳之热逆。中行属督脉之上星、囟会、前顶、百会、后顶五穴。旁两行系足太阳经之五处、承光、通天、络却、玉枕十穴。又旁两行系足少阳经之临泣、目窗、正营、承灵、脑空十穴。”

百会穴首载于《针灸甲乙经・卷之三・诸穴・头直鼻中入发际一寸循督脉却行至风府凡八穴第二》：“百会，一名三阳五会，在前顶后一寸五分，顶中央旋毛中，陷容指，督脉、足太阳之会。刺入三分，灸五壮。”《黄帝内经太素・卷第五人合・四海合》载：“脑为髓之海，其输上在其盖，下在风府。”隋代杨上善（589—681）注：“其气上输脑盖百会之穴，下输风府也。”《备急千金要方・卷二十九・针灸上・明堂三人图第一・仰人明堂图・仰人头面三十六穴远近法第一》载：“百会：在前顶后一寸半顶中心。”《圣济总录・卷第一百九十二・针灸门・督脉》：“百会：一穴，一名三阳五会，在前顶后一寸五分，顶中央旋毛中，可容豆。督脉、足太阳交会于巅上。”

百会的主治证候，《圣济总录·卷第一百九十二·针灸门·督脉》载：“治小儿脱肛久不瘥，风痫中风，角弓反张，或多哭，言语不择，发即无时，盛即吐沫，心烦惊悸健忘，痎疟耳鸣耳聋，鼻塞不闻香臭。针入二分，得气即泻。可灸七壮至七七壮，即止。唐秦鸣鹤刺微出血，头痛立愈。凡灸头项，不过七七壮，缘头顶皮肤浅薄，灸不宜多。”《针灸大成·卷七》引明代李梴（生卒年不详）《医学入门·内集·卷一·针灸·治病要穴》：“百会：主诸中风等症，及头风癫狂，鼻病，脱肛，久病大肠气泄，小儿急慢惊风，痫症，夜啼，百病。”《针灸聚英·卷一下·督脉》总结为：“百会（一名三阳五会，一名巅上，一名天满）：前顶后一寸五分，顶中央旋毛中，可容豆，直两耳尖。……手足三阳、督脉之会。素注：针二分；铜人：灸七壮。……主头风中风，言语謇涩，口噤不开，偏风，半身不遂，心烦闷，惊悸健忘，忘前失后，心神恍惚，无心力，痎疟，脱肛，风痫，青风，心风，角弓反张，羊鸣，多哭，语言不择，发时即死，吐沫，汗出而呕，饮酒面赤，脑重鼻塞，头痛目眩，食无味，百病皆治。虢太子尸厥，扁鹊取三阳五会，有间太子苏；唐高宗头痛，秦鸣鹤曰：‘宜刺百会出血。’武后曰：‘岂有至尊头上出血之理。’已而刺之，微出血，立愈。”故其治总为虚实两端，虚证用灸，实证用针，或者放血。

脑户最早见于《素问》，《素问·气交变大论篇第六十九》载：“阴厥且格，阳反上行，头脑户痛，延及囟顶发热。”寒邪侵扰人体，使阳气反而上行，以致头后部脑户部位疼痛，连及脑顶部，身体发热。《素问·刺禁论篇第五十二》载：“刺头，中脑户，入脑立死。”针刺头部，如果误伤脑户穴，很快就会死亡，入脑是指刺入太深。《素问·至真要大论篇第七十四》在讨论太阳寒气偏胜时所言“腹满食减，热反上行，头项囟顶脑户中痛”，是说腹中满闷，饮食减少，热气上行，头项颠顶脑户等处都会疼痛。《针灸甲乙经·卷之三·头直鼻中入发际一寸循督脉却行至风府凡八穴第二》：“脑户，一名匝风，一名会颅，在枕骨上强间后一寸五分，督脉、足太阳之会，此别脑之会。刺入四分，不可灸，令人瘖。”（《素问·刺禁论》云：刺头，中脑户，入脑立死。王冰注云：灸五壮。又《骨空论》云：不可妄灸。《铜人经》云：禁不可针，针之令人痖。）但是在《针灸甲乙经》中亦有数处“刺脑户”的记载，如《针灸甲乙经·卷之七·太阳中风感于寒湿发痉第四》：“目不眴，刺脑户。”《针灸甲乙经·卷之八·五脏传病发寒热第一上》：“寒热，刺脑户。”《针灸甲乙经·卷之十一·阳厥大惊发狂痫第二》：“癫疾，骨痠，眩，狂，瘈疭，口噤，羊鸣，刺脑户。”《针灸甲乙经·卷之十二·寒气客于厌发瘖不能言第二》：“瘖不能言，刺脑户。”故《针灸甲乙经》本身关于脑户就已经存在是否可针、是否可灸的问题。此后，《千金药方》《千金翼方》《医心方》《医学纲目》等文献所载均有所差异。至《针灸大成·卷七·督脉经穴主治》总结为：“脑户（一名合颅）……《铜人》禁灸，灸之令人痖。《明堂》针三分。《素注》针四分。《素问》刺脑户，入脑立死。主面赤目黄，面痛，头重肿痛，瘿瘤。此穴针灸俱不宜。”脑户的别称在《针灸甲乙经》《外台秘要》《医心方》《太平圣惠方》等作会颅，在《圣济总录》《针灸资生经》《针灸大成》等作合颅。

关于针灸禁忌的穴位或部位，《针灸甲乙经·卷之五·针灸禁忌第一下》就有明确记载：“神庭禁不可刺；上关刺不可深，深则令人耳无所闻；颅息刺不可多出血；左角刺不可久留；人迎刺过深杀人；云门刺不可深，深则使人逆息不能食；脐中禁不可刺；伏菟禁不可刺（本穴云：刺入五分）；三阳络禁不可刺；复溜刺无多见血；承筋禁不可刺；然谷刺无多见血；乳中禁不可刺；鸠尾禁不可刺。上刺禁。头维禁不可灸；承光禁不可灸；脑户禁不可灸；风府禁不可灸；喑门禁不可灸，灸之令人喑；下关耳中有干擿抵，禁不可灸；耳门耳中有脓，禁不可灸；人迎禁不可灸；丝竹空禁不可灸，灸之不幸，使人目小及盲；承泣禁不可灸；脊中禁不可灸，灸之使人偻；白环俞禁不可灸；乳中禁不可灸；石门女子禁不可灸；气街禁不可灸，灸之不幸不得息；渊腋禁不可灸，灸之不幸生肿蚀；经渠禁不可灸，伤人神；鸠尾禁不可灸；阴市禁不可灸；阳关禁不可灸；天府禁不可灸，使人逆息；伏菟禁不可灸；地五会禁不可灸，使人瘦；瘈脉禁不可灸。”列出禁针十四穴或部位，禁灸二十四穴，后世不断总结、演变，如《针灸大成·卷四·禁针穴歌》：“脑户顖会及神庭，玉枕络却到承灵，颅息角孙承泣穴，神道灵台膻中明。水分神阙会阴上，横骨气冲针莫行，箕门承筋手五里，三阳络穴到青灵。孕妇不宜针合谷，三阴交内亦通论，石门针灸应须忌，女子终身孕不成。外有云门并鸠尾，缺盆主客深晕生，肩井深时亦晕倒，急补三里人还平。刺中五脏胆皆死，冲阳血出投幽冥，海泉颧髎乳头上，脊间中髓伛偻形。手鱼腹陷阴股内，膝髌筋会及肾经，腋股之下各三寸，目眶关节皆通评。”《针灸大成·卷四·禁灸穴歌》载：“哑门风府天柱擎，承光临泣头维平，丝竹攒竹睛明穴，素髎和髎迎香程。颧髎下关人迎去，天牖天府到周荣，渊液乳中鸠尾下，腹哀臂后寻肩贞。阳池中冲少商穴，鱼际经渠一顺行，地五阳关脊中主，隐白漏谷通阴陵。条口犊鼻上阴市，伏兔髀关申脉迎，委中殷门承扶上，白环心俞同一经。灸而勿针针勿灸，针经为此尝叮咛，庸医针灸一齐用，徒施患者炮烙刑。”《医宗金鉴·卷八十六·刺灸心法要诀·禁针穴歌》载：“禁针穴道要先明，脑户囟会及神庭，络却玉枕角孙穴，颅息承泣随承灵，神道灵台膻中忌，水分神阙并会阴，横骨气冲手五里，箕门承筋及青灵，乳中上臂三阳络，二十三穴不可针。孕妇不宜针合谷，三阴交内亦通论，石门针灸应须忌，女子终身无妊娠。外有云门并鸠尾，缺盆客主人莫深，肩井深时人闷倒，三里急补人还平，刺中五脏胆皆死，冲阳血出投幽冥。海泉颧窌乳头上，脊间中髓伛偻形。手鱼腹陷阴股内，膝髌筋会及肾经，腋股之下各三寸，目眶关节皆通评。”《医宗金鉴·卷八十六·刺灸心法要诀·禁灸穴歌》载：“禁灸之穴四十七，承光哑门风府逆，睛明攒竹下迎香，天柱素髎上临泣，脑户耳门瘈脉通，禾髎颧髎丝竹空，头维下关人迎等，肩贞天牖心俞同，乳中脊中白环俞，鸠尾渊液和周荣，腹哀少商并鱼际，经渠天府及中冲，阳池阳关地五会，漏谷阴陵条口逢，殷门申脉承扶忌，伏兔髀关连委中，阴市下行寻犊鼻，诸穴休将艾火攻。”今人张灿玾（1928—2017）、徐国仟（1921—1995）等在校注《针灸甲乙经》时指出“所谓刺禁，亦系古人经验之总结，其义有三，一者绝不可刺，一者禁深刺，一者禁多出血。另有些禁刺穴，由于后世对针具的不断改进，造成针伤的可能性减少，加以慎审从事，亦可酌情施针。……所谓灸禁，指直接灸而言，其义有三：一者头面部穴位，恐误损美容；二者邻近重要脏器及大血管等，恐误为内伤；三者个别穴位，可引起功能改变，如石门女子禁灸等。推而论之，凡与上述三者有关之腧穴，直接施灸时，均当注意。如必须施灸者，后世有非直接灸法，如隔物间接灸，或用艾卷相隔一定距离之灸法等，均可变通施用。”

金代张从正（1156—1228）详细讨论了头顶部位腧穴放血的应用。《儒门事亲·卷一·目疾头风出血最急说八》载：“《内经》曰：目得血而能视。……圣人虽言目得血而能视，然血亦有太过不及也。太过则目壅塞而发痛，不及则目耗竭而失睛。……夫目之内眦，太阳经之所起，血多气少；目之锐眦，少阳经也，血少气多；目之上网，太阳经也，亦血多气少；目之下网，阳明经也，血气俱多。然阳明经起于目两旁，交鼻頞之中，与太阳、少阳俱会于目。惟足厥阴肝经，连于目系而已。故血太过者，太阳、阳明之实也；血不及者，厥阴之虚也。故血出者，宜太阳、阳明。盖此二经血多故也。少阳一经，不宜出血，血少故也。刺太阳、阳明出血，则目愈明；刺少阳出血，则目愈昏。要知无使太过不及，以血养目而已。此《内经》所谓目得血而能视者，此也。凡血之为物，太多则益，太少则枯。人热则血行疾而多，寒则血行迟而少，此常理也。至于目者，肝之外候也。肝主目，在五行属木。然木之为物，太茂则蔽密，太衰则枯瘁。蔽密则风不疏通，故多摧拉；枯瘁则液不浸润，故无荣华。又况人之有目，如天之有日月也；人目之有翳，如日月之有云雾也。……治火之法，在药则咸寒，吐之下之；在针则神庭、上星、囟会、前顶、百会。血之翳者，可使立退；痛者，可使立已；昧者，可使立明；肿者，可使立消。……人年四十、五十，不问男女，目暴赤肿，隐涩难开者，以三棱针刺前顶、百会穴，出血大妙。……故年衰火胜之人，最宜出血。……余尝病目赤，或肿或翳，作止无时，偶至亲息帅府间，病目百余日，羞明隐涩，肿病不已。忽眼科姜仲安云：宜上星至百会，速以鈚针刺四五十刺，攒竹穴、丝竹穴上兼眉际一十刺，反鼻两孔内，以草茎弹之出血。三处出血如泉，约二升许。来日愈大半，三日平复如故。余自叹曰：百日之苦，一朝而解，学医半世，尚缺此法，不学可乎？……若大人目暴病者，宜汗、下、吐。以其血在表，故宜汗；以其火在上，故宜吐；以其热在中，故宜下。出血之与发汗，名虽异而实同，故录《铜人》中五穴照用。”《审视瑶函·卷首·前贤医案》认为“此则血实宜破之之法也”。

纪朋治一宫人病狂

开元中，有名医纪朋者，观人颜色谈笑，知病浅深，不持诊脉。帝闻之，召于掖庭中看一宫人，每日昃，笑歌号若狂疾，而足不能履地。朋视之曰："此必因食饱而太竭力，顿仆于地而然。"乃饮以云母汤，令熟寝，觉而失所苦。问之，乃言因太华公主载诞，宫中大陈歌吹，某乃主讴，惧其声不能清且长，吃豚蹄羹饱，而当筵歌大曲，曲罢觉胸中甚热，戏于砌台上，高而坠下，久而方苏，病狂，足不能步也。

（录自《名医类案·卷八·颠狂心疾》）

唐代开元年间（713—741），有一位名医叫纪朋（生卒年不详），通过观察人的颜色和谈笑，就可知道疾病的深浅，不需要依赖脉诊。唐玄宗（712—756）李隆基（685—762）听说后，就召见他到皇宫中诊视一位宫人。这位宫人每天太阳偏西的时候，就会像患了狂证一样大笑着唱歌，而他的脚无法着地。纪朋诊视后说："这一定是因为吃饱了以后过于用力，突然倒地而成了这样。"于是让他服用云母汤，熟睡了一觉，醒来后就痊愈了。之后询问这位宫人得病的缘由，才说是因为唐玄宗的第二十一女太华公主出生，宫中组织庆祝仪式。这位宫人担任主唱，害怕到时候声音不能清亮悠长，于是吃饱了猪蹄汤后再去唱大曲。唱完后就觉着胸中非常热，在砌台上活动，不小心从高处掉了下来，过了好长时间才清醒过来，就出现了狂乱而不能走路的现象。

本案原载于宋代唐慎微（1056—1136）《重修政和经史证类备用本草·卷三·云母》："《明皇杂录》记载开元中，有名医纪朋者，观人颜色谈笑，知病深浅，不待诊脉。帝闻之，召于掖庭中看一宫人，每日昃则笑歌啼号，若狂疾，而足不能履地。朋视之，曰：'此必因食饱而大促力，顿仆于地而然'，乃饮以云母汤，令熟寐，觉而失所苦。问之，乃言因太华公主载诞，宫中大陈歌吹，某乃主讴，惧其声不能清且长，吃豚蹄羹，饱而当筵歌大曲，曲罢觉胸中甚热，戏于砌台上，高而坠下，久而方苏，病狂，足不能及地。”《医说·卷五·心疾健忘·笑歌狂疾》亦言其引自《明皇杂录》：“开元中，有名医纪朋者，观人颜色谈笑，知病深浅，不待诊脉。帝闻之，召于掖庭中看一宫人，每日昃则笑歌啼号，若狂疾，而足不能履地。朋视之，曰：‘此必因食饱而大促力，顿仆于地而然’，乃饮以云母汤，令熟寐，觉而失所苦。问之，乃言因太华公主载诞，宫中大陈歌吹，某乃主讴，惧其声不能清且长，吃豘蹄羹，饱而当筵歌大曲，曲罢觉胸中甚热，戏于砌台上，高而坠下，久而方苏，病狂，足不能步也。”考察文字，《名医类案》当转引自《医说》。明代李时珍（1518—1593）《本草纲目·金石部第八卷·云母》：“慎微曰《明皇杂录》云：开元中，名医纪朋，观人颜色谈笑，知病深浅，不待诊脉。帝召入掖庭，看一宫人，每日昃则笑歌啼号，若狂疾，而足不能履地。朋视之，曰：‘此必因食饱而大促力，顿仆于地而然’，乃饮云母汤，熟寐而失所苦。问之，乃言太华公主载诞，某当主讴，惧声不能清长，因吃豘蹄羹，饱而歌大曲，唱罢觉胸中甚热，戏于砌台，因坠下，久而方苏，遂病此也。”

《难经·六十一难》：“望而知之谓之神，闻而知之谓之圣，问而知之谓之工，切而知之谓之巧。何谓也？然：望而知之者，望见其五色以知其病。闻而知之者，闻其五音以别其病。问而知之者，问其所欲五味以知其病所起所在也。切脉而知之者，诊其寸口，视其虚实，以知其病，病在何脏腑也。”通过望诊而知道病情的称为神，通过闻诊而知道病情的称为圣，通过问诊而知道病情的称为工，通过切脉而知道病情的称为巧。是说什么呢？望而知之的意思，就是通过观察患者的色泽变化来了解病情；闻而知之的意思，就是通过聆听患者的五声变化来了解病情；问而知之的意思，就是通过探询患者对五味的好恶来了解病情；切脉而知之的意思，就是通过切按患者的寸口脉，审察脉象的虚实，以了解病变在何脏何腑。纪朋医术高超，望闻即知他人病之所在。本案患者得之于饱食、伤气、惊悸。

《神农本草经·卷二·上药上品·云母》载："味甘，平，无毒。治身皮死肌，中风，寒热，如在车船上，除邪气，安五脏，益子精，明目。久服轻身，延年。"《重修政和经史证类备用本草·卷三·云母》引北宋苏颂（1020—1101）《本草图经》云："作片成层可析，明滑光白者为上。"明代缪希雍（1546—1627）《神农本草经疏·卷一·云母》载："石性镇坠，能使火下，火下则水上，是既济之象也，故安五脏，益子精，明目，久服轻身延年。"云母为主要含铝钾的硅酸盐，来源于硅酸盐类云母族矿物白云母，味甘性温，入心肝肺，可安神镇惊，现多研末用。

考《明皇杂录》为唐代郑处诲（生卒年不详）所著，记录了唐玄宗、肃宗（756—762）、代宗（762—779）时期的逸事，传至宋代已无完本，近代钱熙祚（？—1844）所辑守山阁丛书本较为完备，其"逸文"中所载为："开元中有名医纪朋者，吴人也。尝授秘诀于隐士周广，观人颜色谈笑，便知疾深浅，言之精详，不待诊侯。上闻其名，徵至京师，令于掖庭中召有疾者，俾周验焉。有宫人每日昃则笑歌啼号，若中狂疾，而又足不能及地。周视之曰：'此必因食且饱，而大促力，顷復仆于地而然也。'周乃饮以云母汤，既已，令熟寐，寐觉乃失所苦。问之，乃言尝因太华公主载诞三日，宫中大陈歌吹，某乃主讴者，惧其声不能清，且长食豘蹄美，遂饱而当筵歌数曲，曲罢，觉胸中甚热，戏于砌台，乘高而下，未及其半，復为后来者所激，因仆于地，久而方苏而病狂，因兹足不能及地也。"此文从宋代李昉（925—996）《太平广记·卷二百十九》、宋代范成大（1126—1193）《吴郡志·卷四十三》等辑出。则本案似应为纪朋之弟子周广（生卒年不详）的事迹。

第二部分　宋代脑病医案

宋代以钱乙、窦材、许叔微为代表，在医学专著中列举案例来印证学术观点，这种理论与实践结合的方式在后世被广泛采用。钱乙以儿科为最擅，窦材则将艾灸之法推上了一个前所未有的高度，许叔微以进士出身精研经方，在脑病领域均取得了显著成就。

钱乙通神儿必安，窦材藉灸美名传。
安时明道知生死，郝允恐思愈州监。
论瘘孙琳杜仲具，除痉杜壬独活痉。
叔微济世诸科擅，杨介都梁痛不难。

钱乙治皇子瘛疭

钱乙治皇子病瘛疭，国医莫能疗。闻乙有异能，召之，进黄土汤而愈。神宗问此何以能愈此疾。对曰："以土胜水，木得其平，则风自止。"帝悦，擢太医丞。

（录自《名医类案·卷十二·瘛疭》）

钱乙（约1032—1113）曾经治疗罹患瘛疭而其他太医都无法治疗的皇子。宋神宗赵顼（1048—1085）听说钱乙有非同常人的能力，于是召见他。皇子喝了钱乙配制的黄土汤就痊愈了。宋神宗询问黄土汤为什么能够治愈皇子的瘛疭之疾。钱乙回答说："因为土能制水，土旺则肝木得以制平，那么引起痉挛的风邪就自然平息了。"宋神宗对他的回答很满意，提升他为太医丞。

本案原载于宋代刘跂（生卒年不详）《钱仲阳传》："乙始以《颅囟方》著名，至京师视长公主女疾，授翰林医学。明年，皇子仪国公病瘛疭，国医未能治。长公主朝，因言钱乙起草野，有异能，立召入，进黄土汤而愈。神宗皇帝召见褒谕，且问黄土所以愈疾状。乙对曰：'以土胜水，木得其平，则风自止。且诸医所治垂愈，小臣适当其愈。'天子悦其对，擢太医丞，赐紫衣金鱼。"元代脱脱（1314—1356）等《宋史·卷四百六十二·列传第二百二十一·方伎下》转载为："皇子病瘛疭，乙进黄土汤而愈。神宗召问黄土所以能愈疾状。对曰：'以土胜水，木得其平，则风自止。'帝悦，擢太医丞，赐金紫。"钱乙最初以小儿科闻名于山东。元丰（1078—1085）年间，皇帝姊妹长公主的女儿患病，召他诊治，愈病有功。长公主奏请，拜授翰林医学官职。第二年，宋神宗的儿子仪国公赵佖（？—1106）患抽搐，御医不能治愈。长公主朝见神宗时，谈起钱乙虽出身民间，但有不同寻常的医技。神宗召钱乙入宫诊治而病愈。神宗亲自召见夸奖并询问黄土汤能治愈该病的情由时，钱乙回答说："……况且之前各位御医的治疗已使皇子接近病愈，我治疗时正赶上疾病就要痊愈了。"神宗对他的回答很满意，提升他为太医丞，赐给他紫袍和金鱼袋。可见钱乙道德高尚，非常谦虚且注意维护同僚，同时也获得了很高的褒奖。《本草纲目·土部第七卷·黄土》载："按刘跂《钱乙传》云：元丰中，皇子仪国公病瘛疭，国医未能治，长公主举乙入，进黄土汤而愈。神宗召见，问黄土愈疾之状。乙对曰：以土胜水，木得其平，则风自退尔。上悦，擢太医丞。"

金紫即紫衣金鱼，章服是对帝王官员所着衣服的底色和花纹的规定。宋代前期章服制度规定三品以上服紫、佩金鱼袋，称金紫；四品五品服绯、佩银鱼袋，称银绯。级别不够的可以特许服紫衣佩金鱼，称“赐紫佩金鱼袋”，以示荣耀。《宋史·卷一百五十三·志第一百六·舆服五》载：“宋因唐制，三品以上服紫，五品以上服朱，……中兴，仍元丰之制，四品以上紫，六品以上绯，……服绯、紫者必佩鱼，谓之章服。……鱼袋，其制自唐始，盖以为符契也。其始曰鱼符，左一，右一。左者进内，右者随身，刻官姓名，出入合之。因盛以袋，故曰鱼袋。宋因之，其制以金银饰为鱼形，公服则系于带而垂于后，以明贵贱，非復如唐之符契也。太宗雍熙元年，南郊后，内出以赐近臣，自是内外升朝文武官皆佩鱼。凡服紫者，饰以金；服绯者，饰以银。庭赐紫，则给金涂银者；赐绯亦有特给者。京官、幕职州县官赐绯紫者，亦佩。亲王、武官、内职将校皆不佩。”雍熙元年为公元984年。

瘛疭，即瘈疭。金代成无已（约1063—1156）《伤寒明理论·卷三·瘈疭第三十八》载：“瘈者，筋脉急也；疭者，筋脉缓也。急者则引而缩；缓者则纵而伸。或缩或伸，动而不止者，名曰瘛疭，俗谓之搐者是也。”黄土汤出自《金匮要略·卷中·惊悸吐衄下血胸满瘀血病脉证治第十六》：“下血，先便后血，此远血也，黄土汤主之。黄土汤方（亦主吐血、衄血）：甘草、干地黄、白术、附子（炮）、阿胶、黄芩各三两，灶中黄土半斤。上七味，以水八升，煮取三升，分温二服。”便血，先下大便然后出血的，称为远血，是因脾气虚寒，不能统血，血渗肠道而引起，故以黄土汤温脾摄血来治疗。钱乙以黄土汤治疗瘛疭，是取黄土汤温养脾胃之功，所谓异病同治。

钱乙经历坎坷，孝感乡里，医名卓著。《钱仲阳传》载：“钱乙，字仲阳，上世钱塘人，与吴越王有属。俶纳土，曾祖赟随以北，因家於郓。父颢，善针医，然嗜酒喜游。一旦匿姓名，东游海上，不复返。乙时三岁，母前亡。父同产姑嫁医吕氏，哀其孤，收养为子。稍长读书，从吕君问医。吕将殁，乃告以家世。乙号泣，请返迹父。凡五六返，乃得所在。又积数岁，乃迎以归。是时乙年三十余。乡人惊叹，感慨为泣下，多赋诗咏其事。后七年，父以寿终，丧葬如礼。其事吕君，犹事父。吕君殁，无嗣，为之收葬行服，嫁其孤女，岁时祭享，皆与亲等。乙始以《颅囟方》著山东。元丰中，长公主女有疾，召使视之，有功，奏授翰林医学，赐绯。”《宋史·卷四百六十二·列传第二百二十一·方伎下》载：“钱乙，字仲阳。本吴越王支属，祖徙北迁，遂为郓州人。父颖善医，然嗜酒喜游。一旦，东之海上不反。乙方三岁，母前死，姑嫁吕氏，哀而收养之。长诲之医，乃告以家世。即泣，请往迹寻，凡八九反。积数岁，遂迎父以归。时已三十年矣。乡人感慨，赋诗咏之。其事吕如事父。吕没无嗣，为收葬行服。”钱乙祖辈是杭州人，和钱镠（852—932）有宗属关系。钱镠在五代后梁太祖朱温（852—912）时，被封为吴越王。钱镠之孙钱俶（929—988）在宋太宗赵光义（939—997）太平兴国三年（978）将所据十三州献出归降北宋。钱乙的曾祖钱赟就跟着北上，在山东东平定居。钱乙的父亲是钱颢（颖），擅长针灸和医药，但是嗜好饮酒和交游。某一天就隐姓埋名，向东游历没有再回来。当时钱乙才三岁，母亲此前已经去世。钱乙的姑母嫁给了姓吕的医生，怜悯他孤幼将他作为儿子收养。开始读书后，就跟从养父吕先生学习医学。钱乙的姑母去世前才把他的家世告诉他。钱乙痛哭流涕，请求去找回父亲。共五六次往返，才找到父亲所在地。又过了几年，才接父亲还乡。这时候钱乙已经三十多岁了。同乡的人都很惊讶赞叹，感慨地为钱乙落泪，很多人赋诗来赞颂这件事。七年之后，父亲去世，钱乙按照礼法办理丧事下葬。钱乙侍奉吕先生，就像侍奉他父亲一样。吕先生没有子嗣，去世时钱乙为他装殓下葬服丧，为他的孤女主持婚嫁，每年按时供奉祭奠，都跟祭奠他父亲一样。

钱乙治徐氏子慢惊抽搐

钱氏治皇都徐氏子三岁病潮热，每日西则发搐，身微热而目微邪，及露睛，四肢冷而喘，大便微黄。钱与李医同治。钱问李曰："病何搐也？"李曰："有风。"曰："何身热微温？"曰："四肢所作。"曰："何目斜睛露？"曰："搐则目斜。"曰："何肢冷？"曰："冷厥必内热。"曰："何喘？"曰："搐之甚也。"曰："何以治之？"曰："凉惊丸，鼻中灌之，必搐止。"钱又问曰："即谓风病温热，搐引目斜露睛，内热肢冷，及搐甚而喘，并以何药治之？"李曰："皆此药也。"钱曰："不然。搐者，肝实也，故令搐。日西身微热者，肺气用事也。身温且热者为肺虚。所以目微斜露睛者，肝肺相胜也。肢寒冷者，脾虚也。肺若虚甚，脾母亦弱，木气乘脾，四肢即冷。治之当先用益黄散、阿胶散。得脾虚症退后，以泻青丸、导赤散、凉惊丸治之。"九日愈。

（录自《名医类案·卷十二·惊搐》）

北宋有四京，东京汴梁即开封是首都，西京洛阳、南京商丘、北京大名都是陪都。开封徐姓人家的儿子三岁患病，表现为潮热，下午就抽搐，身稍热，眼睛有些偏斜露出白睛，四肢发凉，气喘，大便略发黄。请钱乙和一位李姓医生一起诊治。钱乙问李医生："这个病为什么抽搐？"李医生说："这是有风邪。""为什么身体发热但只是略温？""四肢抽搐导致的。""为什么眼睛偏斜露出白睛？""抽搐就伴着眼睛偏斜。""为什么四肢发凉？""四肢发凉一定是内有热邪。""为什么气喘？""抽搐严重的表现。""拿什么治疗呢？""用嚏惊丸，灌在鼻子里，抽搐一定会终止。”钱乙就继续问：“既然叫风病，发热抽搐，眼斜露睛，内有热邪，四肢发凉，抽搐严重，并且气喘，总的该用什么药物治疗？”“都用这个嚏惊丸。”钱乙说：“不是这样。抽搐是肝气实，肝气实让人抽搐。下午身发微热，是申酉时乃肺主时所致。身体温热是肺虚，眼斜露睛是肝旺侮肺，四肢发凉是脾虚。肺脾很虚，用益黄散、阿胶散治疗。肺脾虚证纠正后，再用泻青丸、导赤散、凉惊丸治疗。”过了九天就痊愈了。

本案原载于《小儿药证直诀·卷中·记尝所治病二十三证》：“皇都徐氏子三岁病潮热，每日西则发搐，身微热而目微斜，反露睛，四肢冷而喘，大便微黄。钱与李医同治。钱问李曰：‘病何搐也？’李曰：‘有风。’曰：‘何身热微温？’曰：‘四肢所作。’曰：‘何目斜露睛？’曰：‘搐则目斜。’曰：‘何肢冷？’曰：‘冷厥必内热。’曰：‘何喘？’曰：‘搐之甚也。’曰：‘何以治之？’曰：‘嚏惊丸鼻中灌之，必搐止。’钱又问曰：‘既谓风病，温壮搐引，目斜露睛，内热肢冷，及搐甚而喘，并以何药治之？’李曰：‘皆此药也。’钱曰：‘不然，搐者肝实也，故令搐。日西身微热者，肺潮用事。肺主身温且热者，为肺虚。所以目微斜、露睛者，肝肺相胜也。肢冷者，脾虚也。肺若虚甚，用益黄散、阿胶散。得脾虚证退后，以泻青丸、导赤散、凉惊丸治之。’后九日平愈。”患儿潮热抽搐，日西而作，应该是肝旺乘脾侮肺所致，需分辨肝实为主，还是肺脾不足为主。《素问·生气通天论篇第三》载：“日西而阳气已虚。”钱乙认为日晚申酉属肺，肺潮用事，但患儿发热不壮，当以虚为主。查考所用方药，益黄散补脾，阿胶散补肺，泻青丸泻肝，导赤散清心，凉惊丸清热散风。故应以扶助肺脾为先，继则清心泻肝，清热散风。再参《小儿药证直诀·卷上·脉证治法·日晚发搐》：“因潮热，申、酉、戌时不甚搐而喘，目微斜视，身体似热，睡露睛，手足冷，大便淡黄水。是肺旺，当补脾治心肝。补脾，益黄散；治肝，泻青丸；治心，导赤散主之。”论中“肺旺”当为“肝旺”，所论与本案类似，但徐氏子兼有肺虚，故加阿胶散补肺。明代王肯堂（1552—1638）《证治准绳·幼科·集之二·肝脏部·脏腑旺时补泻法》曰：“因潮热发搐在申酉戌时者，此肺用事之时也，不甚搐而喘，目微斜视，身热如火，睡露睛，手足冷，大便淡黄水，是肝旺，当补脾，益黄散；治肝，泻青丸；治心，导赤散。”

嚏惊丸见南宋刘昉（生卒年不详）等辑撰的《幼幼新书·卷第九·惊风急慢·急慢惊风第一》：“《张氏家传》治小儿急慢惊风。嚏惊丸：牛黄、芦荟、熊胆各三皂皂大，生蟾酥（眉间取有，可用）十个，朱砂两皂皂大，龙、麝各用半皂皂大，雄黄五钱，全蝎半两（轻炒），白矾（枯过）、防风（焙）、荆芥穗各一两。上除脑、麝外，一处细研匀，然后别研脑、麝细，入前药内，再研，用蟾酥，少添数粒粳米饭和匀，丸如芥子大。每服一丸，用倒流水化药。如小儿手足牵搐，灌鼻内，良久，打嚏即愈。如未定，再灌之，三次下嚏，恶候也，别用药治之。如疮疹倒靥及疮平黑色斑出，急用鸡子壳盛酒半壳，生猪血半壳，合盛一壳，用药两三丸化在内，火灰内暖热温，时时服之。重午日取酥合药，灵验也。”

《小儿药证直诀·卷下·诸方》曰：“益黄散（又名补脾散）：治脾胃虚弱及治脾疳，腹大，身瘦。陈皮（去白）一两，丁香二钱（一方用木香），诃子（炮去核）、青皮（去白）、甘草（炙）各五钱，上为末，三岁儿一钱半，水半盏，煎三分，食前服。……阿胶散（又名补肺散）：治小儿肺虚气粗喘促。阿胶一两五钱（麸炒）、黍粘子（炒香）、甘草（炙）各二钱五分，马兜铃五钱（焙），杏仁七个（去皮尖炒），糯米一两（炒），上为末，每服一二钱，水一盏，煎至六分，食后温服。……泻青丸：治肝热搐搦，脉洪实。当归（去芦头，切，焙，秤)、龙脑（焙，秤)、川芎、山栀子仁、川大黄（湿纸裹煨)、羌活、防风（去芦头，切，焙，秤)，上件等分为末，炼蜜和丸鸡头大，每服半丸至一丸，煎竹叶汤同砂糖温水化下。……导赤散：治小儿心热，视其睡，口中气温，或合面睡，及上窜切牙，皆心热也。心气热则心胸亦热，欲言不能，而有就冷之意，故合面睡。生地黄、甘草（生)、木通各等分，上同为末，每服三钱，水一盏，入竹叶同煎至五分，食后温服。一本不用甘草，用黄芩。……凉惊丸：治惊疳。草龙胆、防风、青黛各三钱，钩藤二钱，黄连五钱，牛黄、麝香、龙脑各一字，面糊丸粟米大，每服三五丸，金银花汤下。”益黄散以陈皮、青皮理气和中，丁香温中理脾，诃子收涩固脱，甘草和中。清代张璐(1617—1701)《张氏医通·卷十五·专方·婴儿门上》曰：“益黄不用补益中州，反用陈、青二橘，辟除陈气，其旨最微。婴儿久泻，连绵不已，乳食积滞于内，故需二皮专理肝脾宿荫，即兼诃子以兜涩下脱，丁香以温理中州，甘草以和脾气，深得泻中寓补之法。”阿胶散，以阿胶养阴补肺，马兜铃、牛蒡子开宣肺气，杏仁降气止咳，甘草、糯米补土生金。泻青丸，以冰片苦寒散火，辛香开窍，泻火醒神；配栀子、大黄清热泻火，合羌活、防风祛风散火，加当归、川芎养血柔肝息风。导赤散，以生地凉血，竹叶、木通清心利水，生甘草解毒和中，导心与小肠之火由小便而出。凉惊丸，以龙胆草、青黛、钩藤清热平肝，牛黄清热豁痰开窍，防风散风，麝香、冰片芳香开窍。关于中药剂量，历代度量衡标准不一，应参照文献当时的标准。其中，“一字”的意思是用唐代开元通宝钱币抄取药末，填去其币上“开元通宝”四字之一的量。

钱乙治王氏子瘛疭

东都王氏子吐泻，诸医用药下之致虚，变慢惊，昏睡露睛，手足瘛疭而身冷。钱视曰："慢惊也。"与栝蒌汤。其子胃气实，即开目而身温。王疑其子不大小便，令诸医以药利之。医留八正散等剂服，不利而身复冷。钱曰："不当利小便，利之必身冷。"一二日，已身冷矣，因抱出。钱曰："不能食，胃中虚，若利大小便即死。久即脾胃俱虚，当身冷而闭目。幸胎气实而难衰也。"钱用益黄散、史君子丸四服，令微饮食，至日午，果能饮食。所以然者，谓利大小便，脾胃虚寒，当补脾，不可别攻也。后不语，医作失音治之。钱曰："既失音，何开目而能饮食，又牙不紧而口不噤也。"医不能晓。钱以地黄丸补肾。所以然者，用凉药利小便，致脾肾俱虚，今脾已实而肾尚虚，故补肾必安。治之半月而能言，一月而痊愈。

（录自《名医类案·卷十二·慢惊》）

开封王姓人家的儿子患上吐下泻，所请的各位医生用泻下药治疗，导致正气虚弱，演变成了慢惊风。表现为睡觉时白睛显露，手足抽搐，身体发冷。钱乙诊视后认为"这是慢惊风"，给予栝蒌汤治疗。患儿胃气充足，服药后就睁眼，身体转温。其父怀疑其子是大小便不通所导致的疾病，就让医生用药物利导。医生开了八正散等药，吃了几剂大小便也没有畅快，而身体又变冷了。其父又让钱乙来开利小便的药物。钱乙说："不应该利小便，利小便一定会导致身冷。"其父说："已经身体发冷了，这才抱来。"钱乙认为"不能进食说明脾胃虚弱，如果通利二便会害死他。之前他就脾胃虚弱，应该身冷闭眼，幸好他先天禀赋好，没有虚衰至极"，给予益黄散、使君子丸治疗，喝了四次，让患儿少进了一些饮食。到了中午，患儿果然能吃饭了。这其中的道理是说，通利二便会使脾胃虚寒，应该补益脾胃，而不应该攻伐脾胃。后来这个孩子又出现不能说话，其他医生按照失音来治疗。钱乙诊视后说："既然是失音，却能睁眼，胃口也好，又没有牙关发紧。"大家都不明白是为什么。钱乙给予地黄丸补肾，这是因为前者用清利药通利小便，导致脾肾都虚，目前脾虚已纠正，但肾虚仍在，所以补肾治疗就能取效。这样治疗了半个月就能说话了，一个月后就痊愈了。

本案原载于《小儿药证直诀·卷中·记尝所治病二十三证》："东都王氏子，吐泻，诸医药下之至虚，变慢惊。其候，睡露睛，手足瘛疭而身冷。钱曰：'此慢惊也。'与栝蒌汤。其子胃气实，即开目而身温。王疑其子不大小便，令诸医以药利之。医留八正散等，数服不利而身复冷。令钱氏利小便。钱曰：'不当利小便，利之必身冷。'王曰：'已身冷矣，因抱出。'钱曰：'不能食而胃中虚，若利大小便即死。久即脾胃俱虚，当身冷而闭目，幸胎气实而难衰也。'钱用益黄散、使君子丸，四服，令微饮食。至日午果能饮食。所以然者，谓利大小便，脾胃虚寒，当补脾，不可别攻也。后又不语，诸医作失音治之。钱曰：'既失音，开目而能饮食，又牙不紧，而口不紧也。'诸医不能晓。钱以地黄丸补肾。所以然者，用清药利小便，致脾肾俱虚，今脾已实，肾虚，故补肾必安。治之半月而能言，一月而痊也。"本案又见于《名医类案·卷十二·瘛疭》："钱仲阳治王氏子吐泻，诸医药下之至虚，变慢惊，手足瘛疭而身冷。医复与八正散。钱曰：'不能食而胃中虚，若利大小便即死。久则脾肾俱虚，当身冷而闭目。必用益黄散、史君子丸补脾。'遂能饮食。后又不语，钱以地黄补肾丸，一月而愈（琇按：此案已见前慢惊门而加详）。"《证治准绳·幼科·集之二·肝脏部·慢惊》所引与《小儿药证直诀》同。

该患儿原本罹患吐泻之病，脾胃已有所伤，又被通下误治，导致脾肾阳虚，失于温养，身冷瘛疭。《小儿药证直诀·卷上·脉证治法·慢惊》载："因病后，或吐泻脾胃虚损，遍身冷，口鼻气出亦冷，手足时瘛疭，昏睡，睡露睛。此无阳也，栝蒌汤主之。……亦有诸吐利久不差者，脾虚生风而成慢惊。"将慢惊风的病因病机归结为脾胃虚寒，所论与本案相合。《小儿药证直诀·卷下·诸方》载："栝蒌汤：治慢惊（学海按《本草纲目》引此云：治慢惊带有阳证者，白甘遂即蚤休也）。栝蒌根二钱、白甘遂一钱，上用慢火炒焦黄色，研匀，每服一字，煎麝香薄荷汤调下，无时。凡药性虽冷，炒焦用之，乃温也。"脾胃虚寒证应该温补脾胃，栝蒌汤内所用栝蒌根、蚤休都是寒冷之药，炒焦去其寒性，留其散结通便、息风定惊功用。但总不如理中丸、四君子之类符合治疗法则。在给予温运脾阳治疗后，饮食改善，开目而身温。因患儿大小便未通，其父做主采用八正散治疗，损伤阳气，故二便仍不利，且胃气损伤而不能食。钱乙认为不能再用利下之药，否则脾胃更加虚寒而有性命之忧，故给予益黄散、使君子丸补益中焦，健运脾胃。患儿遂脾胃渐复，目开能食，但还有不语，钱乙认为属肾虚不足。《小儿药证直诀·卷上·脉证治法·肾怯失音相似》载："病吐泻及大病后，虽有声而不能言，又能咽药，此非失音，为肾怯，不能上接于阳故也。当补肾，地黄丸主之。失音乃猝病耳。"故给予地黄丸滋补肾阴，最终获痊。

《小儿药证直诀·卷下·诸方》载："使君子丸：治脏腑虚滑及疳瘦下利，腹胁胀满，不思乳食。常服，安虫补胃，消疳肥肌。厚朴（去粗皮，姜汁涂，焙）、甘草（炙）、诃子肉（半生半煨）、青黛各半两（如是兼惊及带热泻入此味，如则变疳不调，不用此味），陈皮（去白）一分，使君子（去壳）一两（面裹煨熟，去面不用），上为末，炼蜜丸如小鸡头大，每服一丸，米饮化下。百日以上、一岁以下，服半丸，乳汁化下。……地黄丸：治肾怯失音，囟开不合，神不足，目中白睛多，面色晄白等方。熟地黄八钱，山萸肉、干山药各四钱，泽泻、牡丹皮、白茯苓（去皮）各三钱，上为末，炼蜜丸如梧子大，空心，温水化下三丸。”使君子丸为清热消疳杀虫之剂。地黄丸系《金匮要略》肾气丸去桂、附而成。钱乙认为“小儿纯阳，无烦益火”，故制地黄丸治小儿先天不足，肝肾阴虚之证。清代吴仪洛（1704—1766）《成方切用·卷二上·补养门》曰：“肾中水虚不能制火，此方主之。……熟地滋阴补肾，生血生精；山萸温肝逐风，涩精秘气；牡丹泻君相之伏火，凉血退蒸；山药清虚热于肺，补肺固肾；茯苓渗脾中之湿热，而通肾交心；泽泻泻膀胱水邪，而聪耳明目。壮水之主，以制阳光，即此方也。”

《小儿药证直诀·卷上·脉证治法·慢惊》又载：“凡急慢惊，阴阳异证，切宜辨而治之，急惊合凉泻，慢惊合温补。世间俗方，多不分别，误小儿甚多。又小儿伤于风冷，病吐泻，医谓脾虚，以温补之，不已，复以凉药治之，又不已，谓之本伤风，医乱攻之。因脾气即虚，内不能散，外不能解。至十余日，其证多睡露睛，身温，风在脾胃，故大便不聚而为泻。当去脾间风，风退则利止。宣风散主之。后用使君子丸补其胃。”钱乙指出了急惊风和慢惊风的本质区别为阴阳异证，治疗应该“急惊合凉泻，慢惊合温补。”

《小儿药证直诀·卷下·诸方》载：“宣风散：治小儿慢惊。槟榔二个，陈皮、甘草各半两，牵牛四两（半生半熟），上为细末，三二岁儿，蜜汤调下五分，以上一钱，食前服。……温白丸：治小儿脾气虚困，泄泻瘦弱，冷疳洞利，及因吐泻，或久病后成慢惊，身冷瘛疭。天麻（生）半两，白僵蚕（炮）、白附子（生）、干蝎（去毒）、天南星（锉，汤浸七次，焙）各一分，上同为末，汤浸，寒食面和丸如绿豆大，丸了仍与寒食面内，养七日取出。每服五七丸至二三十丸，空心煎生姜米饮，渐加丸数，多与服。”宣风散中所用，槟榔、牵牛子均为消积破滞之品，陈皮、甘草理气和中，是以消导助脾胃而治慢惊。温白丸所治，当为脾阳虚衰，土虚木旺，虚风内动，以天麻、僵蚕、全蝎平息内风，白附子、天南星祛风化痰，面性类土，服用时用生姜米饮，取其温中。

八正散最初见载于宋代陈师文（生卒年不详）等所著《太平惠民和剂局方·卷之六·治积热》：“治大人、小儿心经邪热，一切蕴毒，咽干口燥，大渴引饮，心忪面热，烦躁不宁，目赤睛疼，唇焦鼻衄，口舌生疮，咽喉肿痛。又治小便赤涩，或癃闭不通，及热淋、血淋，并宜服之。车前子、瞿麦、萹蓄（亦名地扁竹）、滑石、山栀子仁、甘草（炙）、木通、大黄（面裹，煨，去面，切，焙）各一斤。上为散，每服二钱，水一盏，入灯心，煎至七分，去滓，温服，食后，临卧。小儿量力少少与之。”《局方》一书，是与钱乙同时代的官方方书，具有一定的权威性，在当时的影响是很大的，以至于元代朱丹溪（1281—1358）专著《局方发挥》来纠正时弊。八正散应是在《局方》编撰之前就已经得到应用的方剂。车前子、瞿麦、萹蓄、滑石、木通诸药清热利湿通淋，栀子清泻三焦湿热，大黄通腑清热泻火，甘草调和诸药且可止茎中作痛，灯心草导热下行。

钱乙治李司户孙急惊抽搐

钱治李司户孙，生百日，发搐三五次。医者或作天吊，或作胎惊，或作惊痫，皆不应病。后钱用大青膏，如小豆许，作一服发之，复与涂囟法封之，及浴法（浴法见胎疾），三日而愈。何以然？婴儿初生，肌骨嫩怯，被风伤之，子不能任，故发搐。频发者轻，何者？客风在内，每遇不任，即搐。搐稀者，是内脏发病，不可救也。频搐者，宜散风冷，故用大青膏，不可多服，盖小儿易虚易实。多则生热，只一服而已。更当封浴，无不效者（《医学纲目》）。

（录自《名医类案·卷十二·惊搐》）

李司户的孙子出生百天就抽搐了数次。所请的医生有的认为是天吊，有的认为是胎惊，有的认为是惊痫，但都治疗无效。后来请钱乙诊治，给予大青膏，如小豆大小，服用一次来发散，又用涂囟法、浴体法治疗，三天就痊愈了。为什么会这样呢？人在初生时，属于婴儿期，肌肉筋骨都很娇嫩怯弱，被风邪所伤而不能承受，就会抽搐。为什么说频繁发作的病情轻一些呢？风邪客居在体内，只要有不能承受的时候，就会抽搐。抽搐发生稀疏的是内脏有病，不能挽救。频繁发作的抽搐，应当外散风冷，采用大青膏。同时注意不能过量服用，这是因为婴儿太弱小了，有易虚易实的生理特性。过量服用会产生内热，只需要服用一次即可，还需要配合涂囟法、浴体法治疗，没有无效的。

本案原载于《小儿药证直诀·卷中·记尝所治病二十三证》："李司户孙病，生百日，发搐三五次。请众医治，作天钓，或作胎惊痫，皆无应者。后钱用大青膏如小豆许，作一服发之。复与涂囟法封之，及浴法，三日而愈。何以然？婴儿初生，肌骨嫩怯，被风伤之，子不能任，故发搐。频发者，轻也。何者？客风在内，每遇不任即搐。搐稀者，是内脏发病，不可救也。搐频者，宜散风冷，故用大青膏。不可多服，盖儿至小，易虚易实，多即生热，止一服而已，更当封浴，无不效者。"文中"天钓"即"天吊"。天吊、胎惊、胎痫皆属痫病。宋代佚名《小儿卫生总微论方·卷四·惊痫论》载："小儿惊痫者，世俗之总名，须分轻重也。轻者但身热面赤，睡眠不安，悸惕上窜，不发搐者，此名惊也。重者上视身强，手足拳，发搐者，此名痫也。"其中，天吊强调了发作时双眼上视的表现，胎惊、胎痫强调了患病的先天性因素。《幼幼新书·卷第九·惊风急慢·急慢惊风第一》载："其曰天钓者，盖出于惊风之候也，以其手足搐搦，眼目上戴如鱼之着钓，遂以为名。大抵因惊而生热，因热而生风。指病则谓之惊风，指候则谓之天吊，治法亦同。"明代龚廷贤（1522—1619）《寿世保元·卷八·小儿初生杂症论方》曰："胎惊者，由孕妇调适乖常，饮食嗜欲，忿怒惊仆，母有所触，胎必感之，或外挟风邪，有伤于胎，故子乘母气，生下即病也。其候月内温壮，翻眼握拳，噤口咬牙，身腰强直，涎潮呕吐，抽搐惊啼，腮缩囟开，或颊赤，或面青眼合。"

《小儿药证直诀·卷上·脉证治法》载："百日内发搐：真者不过三两次必死，假者发频不为重。真者内生惊痫，假者外伤风冷。盖血气未实，不能胜任乃发搐也。欲知假者，口中气出热也。治之可发散，大青膏主之，及用涂囟浴体法。"按其真假之辨考之，则真者应为特发性癫痫或症状性癫痫，假者应为发热惊厥。该患儿应为外伤风冷，化热入里，热极生风，治疗当清热息风。钱乙主张给予大青膏，同时采用涂囟及浴体之法。《小儿药证直诀·卷下·诸方》载："大青膏：治小儿热盛生风，欲为惊搐，血气未实，不能胜邪，故发搐也。大小便依度，口中气热，当发之。天麻末一钱，白附子末（生）一钱五分，青黛（研）一钱，蝎尾（去毒，生，末）、乌蛇梢肉（酒浸焙干，取末）各一钱，朱砂（研），天竺黄（研），上同再研细，生蜜和成膏。每服半皂子大至一皂子大。月中儿粳米大。同牛黄膏、温薄荷水化一处服之。五岁以上，同甘露散服之。……玉露丸（又名甘露散）：治伤热吐泻，黄瘦。寒水石（软而微青黑，中有细纹者是）、石膏（坚白而墙壁手不可折者是好）各半两，甘草（生）一钱，上同为细末，每服一字或半钱、壹钱，食后，温汤调下。……涂囟法：麝香一字，薄荷叶半字，蝎尾（去毒为末）

半钱（一作半字），蜈蚣末、牛黄末、青黛末各一字，上同研，用熟枣肉剂为膏，新绵上涂匀，贴囟上，四方可出一指许，火上炙手频熨，百日内外小儿，可用此。……浴体法：治胎肥、胎热、胎怯。天麻末二钱，全蝎（去毒，为末）、朱砂各五钱，乌蛇肉（酒浸，焙干）、白矾各二钱，麝香一钱，青黛三钱，上同研匀。每用三钱，水三碗，桃枝一握、叶五七枚，同煎至十沸，温热浴之，勿浴背。”内服、外用之方所用药物均有的是天麻、青黛、蝎尾、乌蛇、朱砂。其中，天麻平肝息风，青黛清热解毒，全蝎息风止痉，蝎尾功效更著，乌蛇祛风通络，朱砂定惊安神。大青膏、甘露散为内服之方，膏药贴敷及洗浴疗法均属外治之法。大青膏以天竺黄清热豁痰、凉心定惊。甘露散以寒水石、石膏、甘草清热生津。小儿囟门未闭，于囟门以膏药贴敷可使药入脑，快捷取效。蜈蚣祛风定惊，牛黄清心化痰镇惊，而麝香、薄荷皆可透脑醒神，白矾寒涩收敛、燥湿解毒。大青膏中所用白附子似有不妥，因其虽能祛除风痰，但其性味辛温，需赖其余寒凉之药去温留辛，祛痰定惊。

《小儿卫生总微论方·卷四·惊痫论》载：“《千金》论痫证，大体只分三种。一曰风痫，因解脱衣袂，触冒风邪而作。其证先屈指如数乃发，口中气热，呵欠顿闷，手足摇动，治当发散。二曰惊痫，猛闻大声，或扑仆惊怖而作。其证先叫啼乃发，心神不宁，不可下之，下之内虚，则病益盛，治当安神去热。三曰食痫，因乳哺失节，或有积而作癖。其证先不乳而吐，先寒后热乃发。其证身体或温或热，多睡喜唾，吐逆腹胀。故小儿有癖积，脉大者必发痫，治当下之。此三种内，风惊二痫，时时有之，食痫者十中无一，下之便愈。”《小儿药证直诀·卷上·脉证治法》载：“伤风后发搐：伤风后得之，口中气出热，呵欠，顿闷，手足动摇。当发散，大青膏主之。小儿生本怯者，多此病也。伤食后发搐：伤食后得之，身体温，多唾多睡，或吐不思食而发搐。当先定搐，搐退，白饼子下之，后服安神丸。”

小儿“变蒸”学说最早见于西晋王叔和（201—280）《脉经·卷第九·平小儿杂病证第九》：“小儿是其日数应变蒸之时，身热而脉乱，汗不出，不欲食，食则吐哯者，脉乱无苦也。”变蒸的意思是变其情智，发其聪明，蒸其血脉，长其百骸，是小儿在两周岁内生长发育过程中的生理现象。小儿在生长发育过程中，按照一定的日数规律到了应该变蒸的时候，出现诸如身热而脉乱，汗不出，不想吃饭，食即呕吐乳汁等情况，虽然脉乱但是没有其他不适，这属于变蒸的表现。小儿“易虚易实”的特点最早见于《诸病源候论·卷之四十五·小儿杂病诸候·养小儿候》：“小儿脏腑之气软弱，易虚易实。”钱乙在理论上继承了前人的学术观点，总结了小儿“全而未壮”的生理特点，强调了“肌骨嫩怯”即脏腑柔弱，“易虚易实”也指出了易寒易热的变化。钱乙在《小儿药证直诀·卷上·诸疳》中指出“小儿之脏腑柔弱，不可痛击，大下必亡津液而成疳”。在本案中，钱乙也指出“不可多服，盖儿至小，易虚易实，多即生热，止一服而已”。

关于伤食所致诸疾，钱乙善用巴豆以下之，如白饼子、消积丸、紫霜丸等，下后以益黄散和之善后。《小儿药证直诀·卷上·脉证治法·初生三日内吐泻壮热》载：“不思乳食，大便乳食不消或白色，是伤食。当下之，后和胃。下用白饼子；和胃用益黄散主之。”《小儿药证直诀·卷上·脉证治法·咳嗽》载：“有嗽而吐痰涎、乳食者，以白饼子下之。”《小儿药证直诀·卷上·脉证治法·积痛》载：“口中气温，面黄白，目无精光，或白睛多，及多睡，畏食，或大便酸臭者。当磨积，宜消积丸；甚者，当白饼子下之。后和胃。”《小儿药证直诀·卷上·脉证治法·虚实腹胀》载：“腹胀由脾胃虚，气攻作也。实者闷乱喘满，可下之，用紫霜丸、白饼子。”

《小儿药证直诀·卷下·诸方》载："白饼子（又名玉饼子）：治壮热。滑石末一钱，轻粉五钱，半夏末一钱，南星末二钱，巴豆二十四个（去皮膜，用水一升，煮干研细）。上三味，捣罗为末，入巴豆粉，次入轻粉，又研匀，却入余者药末，如法令匀，糯米粉如绿豆大。量小儿虚实用药，三岁以下，每服三丸至五丸，空心，紫苏汤下，忌热物；若三五岁儿，壮实者不以此为，加至二十丸，以利为度。……消积丸：治大便酸臭。丁香九个，缩砂仁二十个，乌梅肉三个，巴豆二个（去皮油心膜）。上为细末，面糊丸黍米大。三岁以上三五丸，以下三二丸。温水下，无时。……紫霜丸：治消积聚。代赭石（煅，醋淬七次）、赤石脂各一钱，杏仁五十粒（去皮尖），巴豆三十粒（去皮膜心出油）。上先将杏仁巴霜入乳钵内，研细如膏，却入代赭、石脂末，研匀，以汤浸蒸饼为丸如粟米大。一岁服五丸，米饮汤下。一二百日内儿三丸，乳汁下。更宜量其虚实加减，微利为度。此药兼治惊痰诸证，虽下不致虚人。"方中皆有巴豆等峻下之物，但均制成巴豆霜，且强调要根据小儿虚实用药，以利为度或微利为度，虽下而不致虚人。

《小儿药证直诀·卷下·诸方》载："安神丸：治面黄颊赤，身壮热，补心。一治心虚肝热，神思恍惚。马牙硝五钱，白茯苓五钱，麦门冬五钱，干山药五钱，龙脑一字（研），寒水石五钱（研），朱砂一两（研），甘草五钱。上末之，炼蜜为丸，鸡头大，每服半丸，砂糖水化下，无时。"安神丸当是清心以安神，故言补心、安心，皆是清心。《小儿药证直诀·卷上·脉证治法·诸疳》载："心疳，面黄颊赤，身壮热，当补心，安神丸主之。"《小儿药证直诀·卷上·脉证治法·惊啼》载："邪热乘心也，当安心，安神丸主之。"

钱乙治李寺丞子急惊抽搐

李寺丞子三岁，病搐，自卯至巳，数医不效。后钱视之，搐目右视，大叫哭。李曰："何以搐右?"钱曰："逆也。"李曰："谓何?"曰："男为阳而本发左，女为阴而本发右。盖男目左视，发搐时无声，右视有声。女发时，右视无声，左视有声。所以然者，左肝右肺，肺金肝木，男目右视，肺胜肝也。金来刑木，二脏相战，故有声也。当泻其强，补其弱，心实者亦当泻之。肺虚不可泻，肺虚之候，闷乱哽气长出气。此病男反女，故男治易于女也。假令女发搐，目左视，肺之胜肝者，病在秋，即肺兼旺位，肝不为任，故叫哭，当大泻其肺，然后治心续肝。所以俱言目反右视者，乃肝主目也。凡搐者，风热相搏于内。风属肝，故引见之于目也。"钱用泻肝汤泻之。二日不闷乱，当知肺病退，后用地黄丸补肾。三服后，用泻青丸、凉惊丸，各二服。凡用泻心肝药，五日方愈，不妄治也。又言："肺虚不可泻者何?"曰："设令男目左视，木反克金，肝旺胜肺，而但泻肝。若更病在春夏，金气极虚，故当补肺，不可泻也。"

（录自《名医类案·卷十二·惊搐》）

李寺丞的儿子三岁，罹患抽搐，从早上卯时持续到上午巳时。请了好几位大夫都说没办法，后来就请钱乙诊视。患儿抽搐的时候眼睛向右凝视，大声哭叫。李寺丞问："为什么抽搐且向右看?"钱乙说："这是逆证。""为何是逆证呢?""男孩属阳而根本于左，女孩属阴而根本于右。像男孩抽搐发作时，眼睛向左凝视就没有声音，眼睛向右凝视就会有声音；女孩抽搐发作时，眼睛向右凝视就没有声音，眼睛向左凝视就会有声音。之所以这样是因为，肝居左属木，肺居右属金，男孩眼睛向右凝视是肺金克胜肝木，肺肝相争才有声音。应当补虚泻实，心气实的也应当同时泻。肺气虚的不能泻，肺气虚的表现为闷乱、哽气、长出气。这个病男女不同，男孩的治疗较女孩容易一些。假如是女孩患病，眼睛向左凝视，是肺金胜肝木，发病季节属秋天，正是肺金旺时而肝不能承受，所以又叫又哭，应该以泻肺为主，然后再治心治肝。之所以都说眼睛凝视，是因为肝开窍于目。抽搐大多是由于风热之邪，相搏于内而生。风属阳归于肝系，所以表现在眼睛上。”钱乙给予泻肺汤治疗。两天就不觉闷乱了，推测是肺脏病邪消退，之后再用地黄丸补肾。三服以后，再用泻青丸、凉惊丸，各服了二服。应用泻心肝之药，五天才能痊愈，不能胡乱治疗。又有人问：“为何肺虚的话就不能用泻法？”钱乙说：“假设男孩眼睛向左凝视，这是肝木反过来克制肺金，肝旺胜肺，就只需要泻肝。如果在春夏患病，肺金之气就很虚弱，所以应当补肺，而不可泻肺。”

本案原载于《小儿药证直诀·卷中·记尝所治病二十三证》：“李寺丞子三岁，病搐，自卯至巳。数医不治，后召钱氏视之。搐目右视，大叫哭。李曰：‘何以搐右？’钱曰：‘逆也。’李曰：‘何以逆？’曰：‘男为阳而本发左，女为阴而本发右。若男目左视，发搐时无声，右视有声；女发时，右视无声，左视有声。所以然者，左肝右肺，肝木肺金，男目右视，肺胜肝也；金来刑木，二脏相战，故有声也。治之，泻其强而补其弱。心实者，亦当泻之。肺虚不可泻。肺虚之候，闷乱，哽气，长出气。此病男反女，故男易治于女也。假令女发搐目左视，肺之胜肝，又病在秋，即肺兼旺位，肝不能任，故哭叫。当大泻其肺，然后治心续肝。所以俱言目反直视，乃肝主目也。凡搐者，风热相搏于内，风属肝，故引见之于目也。’钱用泻肺汤泻之，二日不闷乱，当知肺病退。后下地黄丸补肾，三服后，用泻青丸、凉惊丸各二服。凡用泻心肝药，五日方愈，不妄治也。又言：‘肺虚不可泻者何也？’曰：‘设令男目右视，木反克金，肝旺胜肺，而但泻肝，若更病在春夏，金气极虚，故当补其肺，慎勿泻也。’”故《名医类案》所引泻肝汤当为泻肺汤。

《证治准绳·幼科·集之二·肝脏部·诊》载：“李寺丞子三岁，发搐，自卯至巳，目右视，大叫哭。钱见曰：‘此逆也，男为阳，本发左视无声则顺，右视有声则逆，所以然者，左肝木也，右肺金也，逆则二脏相战，金木相击而有声也，治宜泻强补弱。假令女发搐，目左视，是肺来乘肝，肝不能任，故叫哭也，当泻其肺，后治其心，续治其肝；若病在秋（日西时同），肺兼旺位，当大泻其肺；若病在春（早晨时同），此肝旺之时尚不能胜肺，是肺强而肝火弱也，当补其肝肾，大泻其肺。若男发搐，目右视，是肝来胜肺而叫哭，当泻其肝心；若病在春夏（早晨日中时同），肝心旺时，当大泻其肝；若病在秋冬（日晡时同），此肺旺之时尚不能胜肝，是肝强而肺极虚也，当补其肺，大泻其肝。所以言目反视者，乃肝主目也，凡搐则是风热相搏于内，风属肝，故外见于目也。今此病男反女证，故稍易治于女也。’先泻其肺，以泻肺汤主之，二日不闷乱，知病退也。后用地黄丸补肾，三服后，用泻青丸各二服，以泻心肝，五日而愈。又：‘肺虚不泻者何也？’曰：‘假令男目右视，木克金，肝旺胜肺，而但泻肝，若更病在春夏，金气极虚，故当补其肺，慎勿泻也。’”文中“若病在春……是肺强而肝火弱也”，明代楼英（1320—1389）《医学纲目·卷之三十六·小儿部·肝主风》引文作“若病在春……是肺强而肝木弱也”。

《小儿药证直诀·卷上·脉证治法》载：“惊痫发搐：男发搐，目左视无声，右视有声；女发搐，目右视无声，左视有声：相胜故也。更有发时证。早晨发搐：因潮热，寅、卯、辰时身体壮热，目上视，手足动摇，口内生热涎，项颈急。此肝旺，当补肾治肝也。补肾，地黄丸；治肝，泻青丸主之。日午发搐：因潮热，巳、午、未时发搐，心神惊悸，目上视，白睛赤色，牙关紧，口内涎，手足动摇。此心旺也，当补肝治心。治心，导赤散、凉惊丸；补肝，地黄丸主之。日晚发搐：因潮热，申、酉、戌时不甚搐而喘，目微斜视，身体似热，睡露睛，手足冷，大便淡黄水。是肝旺，当补脾治心肝。补脾，益黄散；治肝，泻青丸；治心，导赤散主之。夜间发搐：因潮热，亥、子、丑时不甚搐而卧不稳，身体温壮，目睛紧斜视，喉中有痰，大便银褐色，乳食不消，多睡，不纳津液。当补脾治心。补脾，益黄散；治心，导赤散、凉惊丸主之。”以男女左右来解释小儿发搐时有声无声，无实际意义。钱乙认为“凡搐者，风热相搏于内”。外感风热，入里化火，逆传心包，内陷厥阴，热极生风，风火相煽，而出现抽搐痉厥。钱乙辨治小儿发搐突出了五脏生克乘侮及五脏主时理论。早晨发搐是肝旺而水不涵木，应补肾泻肝；日午发搐是心旺火盛肝虚，当补肝泻心；日晚发搐是脾虚心肝火旺，当补脾泻心肝；夜间发搐是脾虚心火盛，当补脾泻心。本案因病在秋，肺旺当令，故其治先泻肺，之后以地黄丸滋补肾阴，再用泻青丸、凉惊丸以清余热。泻肺汤未能在《小儿药证直诀》中查检到，但其所载泻白散，又名泻肺散，“治小儿肺热，气急喘嗽。地骨皮、桑白皮（炒）各一两，甘草（炙）一钱。上剉散入粳米一撮，水二小盏，煎七分，食前服”。前案钱乙治徐氏子病慢惊抽搐，涉及“日晚发搐”，后案钱乙治八太尉病急惊抽搐，涉及“日午发搐”。

钱乙治八太尉急惊抽搐

钱治七太尉方七岁，潮热数日欲愈。钱谓其父王曰：“七使潮热将安，八使预防惊搐。”王怒曰：“但使七使愈，勿言八使病。”钱曰：“八使过来日午间，即无苦也。”次日午前，果作急搐。召钱治之，三日而愈。盖见目直视而腮赤，必肝心俱热；更坐石机子，乃欲冷，此热甚也；肌肤素肥盛，脉又急促，故必惊搐。所言午时者，自寅至午，皆心肝用事时。治之泻心肝补肾，自安矣。

（录自《名医类案·卷十二·惊搐》）

广亲宅王爷家的七儿子七岁，罹患发热，请钱乙诊治数天，即将痊愈。但是钱乙对王爷说："老七的发热就要好了，但老八需要预防惊风抽搐。"王爷恼怒地说："只需要给老七看好病就行了，不要说老八要生病。"钱乙说："如果老八过了明天中午没有抽搐，那就没有事了。"第二天中午前，老八果然就突然抽搐了，再赶紧请钱乙来治疗，三天就痊愈了。这是因为钱乙看到老八眼睛向前直视，面颊发红，从而判断他心肝热甚；再加上他替换着坐石凳，是想凉快一些，这说明热的程度重；体质肥胖壮实，脉象急促，所以一定会发生抽搐。所谓发生在中午的缘由是从早上3时到下午1时都是心肝气旺的时候。治疗采用清泻心肝及补益肾水的方法，自然可以痊愈。

本案原载于《小儿药证直诀·卷中·记尝所治病二十三证》："广亲宅七太尉，方七岁，潮热数日欲愈。钱谓其父二大王曰：'七使潮热方安，八使预防惊搐。'王怒曰：'但使七使愈，勿言八使病。'钱曰：'八使过来日午间，即无苦也。'次日午前，果作急搐。召钱治之，三日而愈。盖预见目直视而腮赤，必肝心俱热；更坐石机子，乃欲冷，此热甚也；肌肤素肥盛，脉又急促，故必惊搐。所言语时者，自寅至午，皆心肝所用事时。治之，泻心肝补肾，自安矣。"宋朝为了加强对各世系宗亲的管理和教育，先后设立了睦亲宅、广亲宅等宗亲宅邸。宋真宗赵恒（968—1022）继位后，开始将徙居外州的宗室后裔陆续召还东京开封安置。睦亲宅是为宋太祖赵匡胤（927—976）、宋太宗赵光义的后裔修建的宅邸，原称南宫；广亲宅是为太祖太宗之弟秦王赵廷美（947—984）的后裔修建的宅邸，原称北宅。《宋史·卷一百六十五·志第一百一十八·职官五》：“咸平初，遂命诸王府官分兼南、北宅教授。南宫者，太祖、太宗诸王之子孙处之，所谓睦亲宅也。”

《证治准绳·幼科·集之二·肝脏部·脏腑旺时补泻法》载：“因潮热发搐在巳午未时者，此心用事之时也，心惕，目上视，白睛赤色，牙关紧急，口内涎生，手足动摇，此心旺也，当补肝治心，治心，导赤散、凉惊丸，补肝，地黄丸。广亲宅七太尉，方七岁，潮热数日，欲愈。钱谓父二大王曰：七使潮热将安，八使预防惊搐。王怒曰：但使七使愈，勿言八使病。钱曰：八使过来日午间，即无苦也。次日午前果作搐，急召钱治之，三日而愈。盖预见其目直视而腮赤，必肝心俱热，更坐石机子，乃欲就冷，此热甚也。又肌肤素肥盛而本实，其脉急促，故发搐。克言午时者，自寅至午，皆心肝用事之时，治之乃泻心肝补肾，自安矣。”清代陈梦雷（1669—1732）等所辑《古今图书集成医部全录·卷四百三十三·小儿惊痫门》：“钱氏《小儿直诀》曰：广亲宅七太尉，方七岁，潮热数日，欲愈。钱谓父二大王曰：七使潮热将安，八使预防惊搐。王怒曰：但使七使愈，勿言八使病。钱曰：八使过来日午间，即无苦也。次日午前果作搐，急召钱治之，三日而愈。盖预见其目直视而腮赤，必肝心俱热。更坐石机子，乃欲就冷，此热甚也。又肌肤素肥盛而本实，其脉急促，故发搐。克言午时者，自寅至午，皆心肝用事之时，治之乃泻心肝补肾，自安矣。”

钱乙认为，早晨寅卯属肝主时，日午巳午属心主时。心肝热甚，热极生风是本例的基本病机。《小儿药证直诀·卷上·脉证治法·急惊》载：“小儿热痰客于心胃，因闻声非常则动而惊搐矣。若热极，虽不因闻声及惊，亦自发搐。”治疗宜清心泄热，凉肝息风，滋补肾阴。

钱乙治五太尉急惊抽搐

五太尉，因坠秋千发惊搐，医以发热药治之不愈。钱曰："本急惊，后生大热，当先退其热。"以大黄丸、玉露散、惺惺丸，加以牛黄、龙、麝解之，不愈。至三日，肌肤尚热。钱曰："更二日不愈，必发斑疮。盖热不能出也。他医初用药发散，发散入表，表热而斑生。本初惊时，当用利惊药下之，今发散令逆也。"后二日，果斑出。以必胜散治之，七日愈。

（录自《名医类案·卷十二·惊搐》）

四王爷家的五儿子，因为荡秋千坠落受惊而出现抽搐，医生给予解表药物治疗没有痊愈。钱乙诊视后认为"这原本是因为骤受惊吓后产生的发热，应当先退其实热"，给予大黄丸、玉露散、惺惺丸，内含牛黄、龙脑、麝香等药，但未痊愈。到了第三天，触之肌肤仍发热。钱乙认为"再过两天没有痊愈的话，一定会出现斑疹。这是内热不能外出的原因。其他医生最初用解表药物发散，发散药是走肌表的，热邪在肌表聚集就会产生斑疹。原本在受到惊吓的时候，应该用利惊丸之类的药物泄热，但是采用解表药物导致了这样的逆证"。过了两天，果然斑疹显露出来了。又给予了必胜膏来治疗，七天后就痊愈了。

本案原载于《小儿药证直诀·卷中·记尝所治病二十三证》："四大王宫五太尉，因坠秋千发惊搐，医以发热药治之不愈。钱氏曰：'本急惊，后生大热，当先退其热。'以大黄丸、玉露散、惺惺丸，加以牛黄、龙、麝解之，不愈。至三日，肌肤上热。钱曰：'更二日不愈，必发斑疮，盖热不能出也。医初用药发散，发能入表，表热即斑生。本初惊时，当用利惊药下之，今发散乃逆也。’后二日，果斑出。以必胜膏治之，七日愈。”《幼幼新书·卷第十八·斑疹麻痘·疮疹论第一》载：“钱乙论热传疮疹云：四大王宫五太尉，因坠秋千发惊搐，医以发热药治之，不愈。钱氏曰：‘本急惊，后生大热，当先退其热。’以大黄丸、玉露散、惺惺丸加以牛黄、龙、麝解之，不愈。至三日，肌肤尚热。钱曰：‘更二日不愈，必发斑疮，盖热不能出也。他医初用药发散，发散入表，表热即斑生。本初惊时，当用利惊药下之，今发散乃逆也。’后二日，果斑出。以必胜膏治之，七日愈。”《古今图书集成医部全录·卷四百九十七·痘疹门》载：“五太尉因坠秋千，患急惊发搐，或用表散之药，不愈，此急惊当先退其热，以大黄丸、玉露散、惺惺丸加牛黄、龙、麝解之。至三日肌肤尚热，余曰：再二日不愈，必发斑疮。已而果然。服必胜散七日而愈。此乃初因悮散其表，内热不止而斑自生也。”

《小儿药证直诀·卷上·脉证治法·急惊》载：“因闻大声或大惊而发搐，发过则如故，此无阴也。当下，利惊丸主之。小儿急惊者，本因热生于心。身热面赤引饮，口中气热，大小便黄赤，剧则搐也。盖热盛则风生，风属肝，此阳盛阴虚也。故利惊丸主之，以除其痰热。不可与巴豆及温药大下之，恐蓄虚热不消也。”钱乙认为，小儿“成而未全……全而未壮”，骤受惊吓，惊则气乱，引动肝风，发为惊搐，应当镇惊安神、平肝息风，利惊丸是首选。《小儿药证直诀·卷下·诸方》载：“利惊丸：治小儿急惊风。青黛、轻粉各一钱，牵牛末五钱，天竺黄二钱，上为末，白面糊丸，如小豆大，二十丸，薄荷汤下。一法炼蜜丸，如芡实大一粒，化下。”青黛咸寒入肝，凉血定惊；轻粉辛寒入肝肾，下痰通滞；牵牛子苦寒入肺肾大肠，峻下痰水；天竺黄甘寒入心肝肺，清心豁痰定惊。总成清热劫痰之凉下峻剂。钱乙同时强调了不能使用巴豆及温药大下之，故应当寒下泄热，中病即止。前医误用解表之剂，使热不得泄而阴液反伤。在前医误治产生逆证后，钱乙给予大黄丸、玉露散、惺惺丸来清泄内热，安神镇惊。《小儿药证直诀·卷下·诸方》载：“大黄丸：治诸热。大黄、黄芩各一两，上为末，炼蜜丸如绿豆大。每服五丸至十丸，温蜜水下。量儿加减。……大惺惺丸：治惊疳百病及诸坏病，不可具述。辰砂（研）、青礞石、金牙石各一钱半，雄黄一钱，蟾灰二钱，牛黄、龙脑各一字（别研），麝香半钱（别研），蛇黄三钱（醋淬五次），上研匀细，水煮，蒸饼为丸，朱砂为衣，如绿豆大。百日儿每服一丸，一岁儿二丸，薄荷温汤下，食后。……小惺惺丸：解毒，治急惊，风痫，潮热及诸疾虚烦，药毒上攻，躁渴。腊月取东行母猪粪（烧灰存性）、辰砂（水研飞）、脑麝各二钱，牛黄一钱（各别研），蛇黄（西山者，烧赤，醋淬三次，水研飞，干用）半两，上以东流水作面糊丸，桐子大，朱砂为衣，每服二丸，钥匙研破，温水化下。小儿才生，便宜服一丸，除胎中百疾，食后（学海按：《聚珍本》脑麝分为二物，云猪粪、辰砂各半两，龙脑、麝香各二钱）。”大黄丸以大黄、黄芩清泄里热，玉露散寒水石、石膏清热降火，惺惺丸则有大小之分，大惺惺丸是攻痰消积之剂，小惺惺丸是清热解毒祛痰之剂，本案所用，当为小惺惺丸。诸方皆以温汤送服，意在顾护脾胃，加蜜取其缓，薄荷取其散。

误用解表药物将热邪引至肌表，郁结积聚而致出现斑疹，之后用必胜膏治疗获痊。《小儿药证直诀·卷下·诸方》载：“牛李膏（一名必胜膏）：治同前方。牛李子，上杵汁，石器内密封，每服皂子大，煎杏胶汤化下。”必胜膏与百祥丸均治疗“治疮疹倒压黑陷。”其中，“压”应为“靥”，意为隐约显露，指疮疹因热毒严重而内陷，属于逆证。牛李子，即鼠李，苦凉入肝肾，清热利湿，消积通便。《神农本草经·卷四·下药下品》载其“治寒热，瘰疬疮”。《小儿卫生总微论方·卷八·疮疹论》载：“牛李膏（又名必胜膏），上以牛李子不拘多少（须于九月后取之，乃野生道边，至秋结实，黑子成穗，九月后乃得成熟者，气全故也），烂研，绢滤取汁，于石银器中熬成膏。可丸时秤，每膏二两，入研细麝香末半钱和匀，丸桐子大。每二岁儿一丸，或丸作皂子大。量大小分减用。以浆水煎杏胶汤化下。凡疮疹黑紫倒靥者，不过再服，当取下恶血，或如鱼子恶物。其疮黑陷于皮下者，即红大而出。”文中“杏胶汤”似应为“桃胶汤”，因牛李膏方前列有桃胶汤。再查考《本草纲目·木部·第三十六卷·鼠李》所引亦为桃胶汤：“时珍曰：牛李，治痘疮黑陷及出不快，或触秽气黑陷。古昔无知之者，惟钱乙《小儿直诀》必胜膏用之。云牛李子即鼠李子，九月后采黑熟者，入砂盆擂烂，生绢捩汁，用银、石器熬成膏，瓷瓶收贮，常令透风。每服一皂子大，煎桃胶汤化下。如人行二十里，再进一服，其疮自然红活。入麝香少许尤妙。如无生者，以干者为末，水熬成膏。又《九卫生方》亦云：痘疮黑陷者，用牛李子一两（炒研），桃胶半两，每服一钱，水七分，煎四分，温服。”

钱乙治一妇目张不瞑

又乳妇因悸而病。既愈，目张不得瞑。乙曰：“煮郁李酒饮之使醉，即愈。所以然者，目系内连肝胆，恐则气结，胆衡不下。郁李能去结，随酒入胆，结去胆下，则目能瞑矣。”饮之，果验。

（录自《宋史·卷四百六十二·列传第二百二十一·方伎下》）

又有一位哺乳期妇女因心慌害怕而患病。病已愈，但睁着眼不能合上而无法入寐。钱乙说：“煮郁李酒给她喝，让她醉了，就能好。之所以这样，是因为眼睛内连着肝胆，惊恐使气机郁结，胆气横逆不下。郁李能祛除气结，随着酒进入胆腑，气结祛除，胆气顺畅，眼睛就能合上了。”给她喝了郁李酒，果然效验。

本案原载于《钱仲阳传》：“又乳妇因大恐而病，病虽愈，目张不得瞑。人不能晓，以问乙。乙曰：‘煮郁李酒饮之，使醉则愈。所以然者，目系内连肝胆，恐则气结，胆衡不下，惟郁李去结，随酒入胆，结去胆下，目则能瞑矣。’如言而效。”清代沈源（生卒年不详）《奇症汇·卷之一·目》转载为：“钱乙治一妇，因恐而病，既愈，目张不瞑，乙曰：煮郁李仁酒饮之，使醉即愈。所以然者，目系内连肝胆，恐则气结，胆横不下，用郁李润能散结，随酒入胆，结去胆下，则目瞑矣。”

郁李酒见载于《圣济总录·卷第一百二十·口齿门·齿风肿痛》：“治齿风肿痛，呼吸风冷，其痛愈甚，龈膥肿赤。郁李酒方：郁李根、细辛（去苗叶）各一两，椒（去闭口及目，炒出汗）半两，槐白皮、柳白皮各一把。上五味，除椒外细剉，每用药一两，酒升半，煎三五沸，去滓，热漱冷吐。”但似乎不应是钱乙所用之郁李酒。郁李仁见载于《神农本草经·卷四·下药下品》：“味酸平，无毒，治大腹水肿，面目四肢浮肿，利小便水道。”《本草纲目·木部·第三十六卷·郁李》载：“郁李甘苦而润，其性降，故能下气利水。”郁李性味辛苦甘平，入脾、大肠、小肠，有润肠通便、利水消肿之功。故钱乙可能是以郁李泡酒，取郁李通下、酒能行散之性。

庞安时治一人发狂

庞安时治一富家子。窃出游娼，邻有斗者，排动屋壁。富人子大惊惧，疾走，惶惑突入市。市方陈刑尸，富人子走仆尸上，因大恐。到家发狂，性理遂错，医巫百方不能已。庞为剂药，求得绞囚绳烧为灰，以调药，一剂而愈。

（录自《名医类案·卷八·颠狂心疾》）

庞安时（约 1042—1099）曾治疗过一个富家子弟。这个富家子弟悄悄外出狎妓嫖娼的时候，旁边邻家正好发生争斗，扰动了墙壁，这个富家子弟就很害怕，恐慌疑惑地跑出去。他慌慌张张地跑到集市里，被绊倒后恰巧仆在了刚刚被处死的囚犯尸体上，因此就更加害怕了。等他跑到家里，就情绪失控，理智错乱而发狂了。此后请了许多医生和巫师，想了许多办法都不能恢复。请庞安时诊治，庞安时嘱其家人设法得到了执行绞刑用的绳子，烧成灰烬，用来调配药物。服用了一剂，这个富家子弟就痊愈了。

本案原载于宋代张耒（1054—1114）《明道杂志》："蕲水县有高医庞安时者，治疾无不愈，其处方用意，几似古人，自言心解，初不从人授也。蕲有富家子窃出游倡，邻人有鬬者，排动屋壁，富人子方惊惧，疾走出，惶惑突入市，市方陈刑尸，富人子走仆尸上，因大惊。到家发狂，性理遂错，医巫百方不能已。庞为剂药，求得绞囚绳烧为灰，以调药，一剂而愈。庞得他人药，尝之入口，即知此何物及其多少，不差也。"《明道杂志》是张耒所撰的笔记，记录了作者当时闻及的文人逸事。

庞安时是湖北蕲春人，《宋史·卷四百六十二·列传第二百二十一·方伎下》载："儿时能读书，过目辄记。父，世医也，授以《脉诀》。安时曰：'是不足为也。'独取黄帝、扁鹊之脉书治之，未久，已能通其说，时出新意，辨诘不可屈，父大惊，时年犹未冠。"说明庞安时自幼聪慧过人，与《明道杂志》"自言心解，初不从人授也"一致。其尝言："世所谓医书，予皆见之，惟扁鹊之言深矣。盖所谓《难经》者，扁鹊寓术于其书，而言之不祥，意者使后人自求之欤！予之术盖出于此。以之视浅深，决死生，若合符节。且察脉之要，莫急于人迎、寸口，是二脉阴阳相应，如两引绳，阴阳均，则绳之大小等，此皆扁鹊略开其端，而予参以《内经》诸书，考究而得其说。审而用之，顺而治之，病不得逃矣。”可见其融汇经典，而又颇有己见。本案中，患者是私自外出，所行为不齿之事，内心自然有所顾虑，又接连受到惊吓，以至于出现精神行为异常。庞安时所治，关键的药剂未能记载流传，而有资闲谈的内容却保留了下来。“绞囚绳烧为灰以调药”，如若作为心理暗示，当使患者知晓，方能有效。

庞安时之所以被称为“高医”，是因其疗效卓著。《明道杂志》谓其“治疾无不愈”，“得他人药，尝之入口，即知此何物及其多少，不差也”。他精通医术，得到其他医生为患者开具的药物，亲自尝一下，就能够判断出是什么药物，各有多少。《宋史》谓其“为人治病，率十愈八九。踵门求诊者，为辟邸舍居之，亲视药物，必愈而后遣；其不可为者，必实告之，不复为治”。他为人治病，大都十有八九痊愈；他还为登门求医的患者腾出居住的房间，亲自察看患者的药物，经常等患者痊愈后才让他们回家；对于无法救治的患者，则如实告知病情，不再治疗。庞安时对自己也做出了准确的判断：“年五十八而疾作，门人请自视脉，笑曰：‘吾察之审矣，且出入息亦脉也。今胃气已绝，死矣。’遂屏却药饵。后数日，与客坐语而卒。”五十八岁的时候，他罹患疾病，学生请求他给自己诊病，他笑着说：“我已经仔细地研究过了，而且呼吸出入也是脉象。现在我的胃气已绝，该死了。”于是他不再服用药物。过了几天，坐着与客人谈话时去世了。

杜壬治郝质子妇产后病痉

杜壬治郝质子妇，产四日，瘛疭，戴眼，弓背反张。壬以为痉病，与大豆紫汤、独活汤而愈（立斋治瘛疭以大温补，此治风，想瘛疭有微甚之不同耳）。政和间，余妻方分娩，犹在蓐中，忽作此症，头足反接，相去几二尺。家人惊骇，以数婢强拗之，不直。适记所云，而药囊有独活，乃急为之。召医未至，连进三剂，遂能直。医至即愈矣，更不须用大豆紫汤，古人处方，神验屡矣（二方在《千金》四卷）。

（录自《名医类案·卷十一·产后》）

郝质的儿媳在分娩后四天，出现手足抽搐、两目上视、角弓反张，遂请杜壬（生卒年不详）诊视。杜壬认为是痉病，给予服用大豆紫汤、独活汤，其痉病获得痊愈。在北宋政和年间（1111—1117），叶梦得（1077—1148）的妻子也是分娩后不久，尚在产褥期，忽然出现了痉病，角弓反张，头足相距几乎只有二尺。家里人都很惊慌害怕，让几个女婢强行按捺，也无法纠正。正好想起《医准》里所载的类似情况，而药囊里正好有独活等药，于是赶紧煎汤服下。请的医生到来之前，连续服用了三剂，角弓反张就缓解了。等医生到来，就不用再服用大豆紫汤了，古人传下来的处方，屡屡获得好的效果。

本案原载于宋代叶梦得《避暑录话·卷上》："妇人疾莫大于产蓐，仓卒为庸医所杀者多矣。亦不素讲故也。旧尝见杜任作《医准》一卷，记其平生治人用药之验。其一记郝质子妇产四日，瘛疭，戴眼，弓背反张。任以为痉病，与大豆紫汤、独活汤而愈。政和间，余妻才分娩，犹在蓐中，忽作此证，头足反接，相去几二尺。家人惊骇，以数婢强拗之，不直。适记所云，而药囊有独活，乃急为之。召医未至，连进三剂，遂能直。医至则愈矣，更不复用大豆紫汤，古人处方，神验类尔。但世医用之不当，其疾每易之。自是家人有临乳者应所须药物必备，不可不广告人。二方皆在《千金》第三卷。"

政和是北宋徽宗赵佶（1082—1135）的年号。明代武之望（1552—1629）《济阴纲目·卷之十二》及《证治准绳·女科·

卷之五》《古今医案按·卷九》等文献均曰引自宋代洪迈（1123—1202）《夷坚志》，但案中所言时间为政和间，并不在洪迈生活的时期，故引文并不准确。再检今传本《夷坚志》内未见到相关记载。杜壬为宋代医家，其生活时期当在北宋政和以前，文献中对其活动记载不多。清代徐松（1781—1848）《宋会要辑稿·职官三六》："熙宁六年十月二十一日，以郓州医人杜壬为翰林医学，仍赐绯。壬医术有名于京东，知郓州邵亢荐之，召赴阙，试于御药院，诸医称其能，故有是命。"可知杜壬为山东东平县人。熙宁（1068—1077）是宋神宗赵顼的年号，在政和之前。《宋会要辑稿》是徐松任编修时从《永乐大典》中辑录出来的，保存了许多史料线索。

案中所载大豆紫汤、独活汤，今均见于《备急千金要方·卷第三妇人方中·中风第三》："大豆紫汤，产后大善，治产后百病及中风痱痉，或背强口噤，或但烦热苦渴，或头身皆重，或身痒，剧者呕逆直视。此皆因虚风冷湿及劳伤所为。大豆紫汤方：大豆五升，清酒一斗。上二味，以铁铛猛火熬豆，令极热，焦烟出，以酒沃之，去滓，服一升，日夜数过，服之尽，更合独活汤。所以尔者，产后多虚著风，以独活消风去血也，重者十剂，小汗则愈。一以去风，二则消血结。如妊娠伤折，胎死在腹中三日，服此酒即瘥。……独活汤：治产后中风，口噤不能言方。独活五两，防风、秦艽、桂心、白术、甘草、当归、附子各二两，葛根三两，生姜五两，防已一两。上十一味，㕮咀，以水一斗二升，煮取三升，去滓，分三服。"再参《千金要方·卷第三妇人方中·中风第三》所载独活紫汤："治产后百日，中风痉，口噤不开，并治血气痛，劳伤，补肾。方：独活一斤，大豆五升，酒一斗三升。上三味，先以酒渍独活再宿，若急须，微火煮之，令减三升，去滓，别熬大豆极焦使烟出，以独活酒沃之，去豆，服一升，日三夜二。"可以认为独活紫汤是大豆紫汤和独活的合方。方中大豆炒焦则苦，以酒沃之则辛，苦辛和合以胜湿。独活应是汉唐时期治疗产后痉病的要药，从中推测当时认为产后发痉是外受风寒湿所致。目前认为妇女产后发生痉病多是因为失血伤津，阴血亏虚，筋脉失于濡养，应以养血生津、柔筋缓急为治。

《神农本草经·卷一·上药上品》载："独活味苦平。治风寒所击，金疮，止痛，贲豚，痫，痓，女子疝瘕。"痓，意为痉挛。清代邹澍（1790—1844）《本经疏证·卷二》在比较独活、防风时引明代刘潜江（约1585—1665）《本草述》语："《易》曰：'本乎天者亲上，本乎地者亲下。'《素问》曰：'辛甘发散为阳，酸苦涌泄为阴。'先哲曰：'非辛无以至天，非苦无以至地。'防风、独活气味俱薄，性浮以升，而防风先辛后甘，辛胜于甘，故其为义，本于辛以上升，乃合甘而还中土，以畅其散发之用。独活先苦次辛，苦多辛少，辛后有甘，故其为义，本于苦以入阴，变为辛以上行，得甘之助而气乃畅。故防风自上达于周身，独活则自下达于周身矣。……'贲豚，痫痓，女子疝瘕'是在下之病，在下之病其治应升，降则顺流而下矣。惟防风具升之体，得降之用；独活具降之体，得升之用。所谓升中有降，降中有升，是以独活能达气于水中，而散阴之结；防风能畅气于火中，而散阳之结。上行极而下，下行极而上，斯阴阳得交，愈后无余患也。虽然风行周身，骨节疼痛及百节痛风，非特风病，亦必兼湿，兹二味者，固亦能兼治湿欤！盖风非湿不生，湿非风不化，譬之长夏郁蒸，旋起大风。郁蒸者，本由风而成；大风者，亦由郁蒸而起。故独活能治风，然其所治之风，是湿化风，本于阴者也。防风亦能治湿，然其所治之湿，是风化湿，本于阳者也。独活散湿以化风，然时与防风合奏散风之功；防风祛风以行湿，然时与独活协为除湿之助。若仅以谓风能胜湿，风能燥湿者，亦浅之乎二味之治矣。……独活畅水中之阳，以杜湿之根；

防风通阳中之阴，即除湿以绝风之源，此所以无间久新之百节痛风，及骨节痛烦满，由于风行周身者，均可分析治之矣。独活畅阴以达阳，防风散阳以畜阴。畅阴以达阳者，俾阳出阴中以上际，其升之机藉于肝。散阳以畜阴者，俾阳依阴中以下蟠，其降之机举在肺，故曰：'金木者，生成之终始。'是独活之用在肝，防风之用在肺，不可胥于是见耶！"从性味升降角度辨析论述了独活和防风的功用，颇得要领。

《名医类案》所言立斋是指明代温补学派的代表医家薛己（1487—1559），其所习用的十全大补汤出于金代李东垣（1180—1251）《医学发明·诸脉按之无力所生病证》："人参，肉桂，川芎，熟地黄，茯苓（去皮），白术，甘草，黄芪，当归（去芦），白芍药。上件一十味，剉为粗末，每服二钱，水一盏，入生姜三片，枣二枚，同煎至七分，去滓，温服，不拘时候。"朱丹溪《丹溪先生心法·卷五·产后九十二》曰："产后无得令虚，当大补气血为先，虽有杂证，以末治之。"明代张景岳（1563—1640）《景岳全书·人集·三十九卷·妇人规下·产后类》曰："产后发痉，乃阴血大亏证也。……凡遇此证，速当察其阴阳，大补气血，用大补元煎，或理阴煎，及十全大补汤之类，庶保其生。"《景岳全书·德集·五十三卷·古方八阵·补阵》曰："十全大补汤治气血俱虚、恶寒发热、自汗盗汗、肢体困倦、眩晕惊悸、晡热作渴、遗精白浊、二便见血、小便短少、便泄闭结、喘咳下坠等证。即前八珍汤加黄芪、肉桂各一钱。"宋代陈自明（1190—1270）《妇人良方大全·卷十九·产后门·产后虚极生风方论第五》曰："产后生风，因去血过多，气无所主，以致唇青，肉冷汗出，目眩神昏，急服济危上丹。若投以风药，则误甚矣。"明代薛己批注："前症若心脾血气俱虚，用十全大补汤。如不应，加附子、钩藤钩；若肝经血虚，用逍遥散加钩藤。经云：脾之荣在唇，心之液为汗。若心脾二脏虚极，急用参附汤救之。”薛己批注《妇人良方大全·卷十九·产后门·产后汗多变痉方论第八》：“前症因去血过多，元气亏极，或外邪相搏，以致牙关紧急，四肢痉强，或阴火内动，或腰背反张，肢体抽搐。……由亡血过多，筋无所养。……急以十全大补汤治之。如不应，急加附子，多有复苏者。”薛己批注《妇人良方大全·卷十九·产后门·产后瘛疭方论第十二》：“瘛者，筋脉拘急也；疭者，筋脉张纵也。经云：肝主筋而藏血。盖肝气为阳为火，肝血为阴为水。前症因产后阴血去多，阳火炽盛，筋无所养而然耳。”故言“立斋治瘛疭以大温补”。

郝允治州监军病悲思

（附：太医院某治李大谏父病喜）

州监军病悲思。郝允告其子曰：“法当得悸即愈。”时通守李宋卿御史严甚，监军向所惮也。允与子请于宋卿。一造问，责其过失。监军惶怖汗出，疾乃已。

（录自《名医类案·卷二·郁》）

州监军罹患了悲思之病。郝允（生卒年不详）对他的儿子说：“道理上讲应该是遇到恐惧的事情就可以痊愈。”当时通守李宋卿对属下要求非常严格，监军平素就有所畏惧。郝允和州监军的儿子就求见李宋卿，请求他帮助治疗。李宋卿就找了个借口，责备州监军的失误。州监军因为害怕就全身冒汗，之后他的悲思之病就痊愈了。

本案原载于《邵氏闻见后录·卷第二十九》：“州监军病悲思，郝允告其子曰：法当得悸即愈。时通守李宋卿御史严甚，监军内所惮也。允与其子请于宋卿。一造问，因责其过失，监军惶怖汗出，疾乃已。”宋代邵伯温（1056—1134）《邵氏闻见录·

卷第十七》曰："郝老本河朔人，既死，张峋子坚志其墓，载其平生所治病甚异。"宋代邵博（？—1158）《邵氏闻见后录·卷第二十九》曰："郝翁者，名允，博陵人。少代其兄长征河朔，不堪其役，遁去。月夜行山间，惫甚，憩一树下。忽若大羽禽飞止其上，熟视之，一黄衣道士也。允拜手乞怜，道士曰：'汝郝允乎？'因授以医术。晚迁郑圃，世以'神医'名之。远近之人，赖以活者，四十余年。非病者能尽活之也，尽其术精良可信。"河朔，指河套地区；博陵，今河北定州；郑圃，今河南中牟。文献记载的郝允习医经历并不可靠，但提示他应该是有师承关系的。《医说·卷二·神医·郝翁精于医》转引了《邵氏闻见后录》郝允的习医经历，同时《医说·卷七·奇疾·病悲思》也转引了本案："州监军病悲思。郝允告其子曰：'法当甚悸即愈。'时通守李宋卿御吏严甚，监军内所惮也。允与其子请于宋卿。一造问，责其过失。监军皇怖汗出，疾乃已。"故文中"御史"当为"御吏"，指对属下要求严格。因管束严厉方才有所惮，而心存畏惧。州监军是指州兵马都监。通守当指通判，为地方行政长官知州的副手。在宋代，州通判"佐郡守之治，入则贰政，出则按县"，负责兵民、钱谷、户口、赋役、狱讼等州府公事政务，同时有监察官吏之权，俗谓"监州"。

清代陆以湉（1802—1865）《冷庐医话·卷三·七情》曰："《素问·阴阳应象大论》云：'悲胜怒，恐胜喜，怒胜思，喜胜忧，思胜恐。'此即五行生克之理也。古贤治病，若文挚之怒齐王，华元化之怒郡守，皆宗此旨。戴人、丹溪治案尤多，然亦有不拘克制之说者。如《邵氏闻见录》云：州监军病悲思，郝允告其子曰：'法当得悸即愈。'时通守李宋卿御史严甚，监军向所惮也，允与子请于宋卿，一造问，责其过失，监军惶怖出，疾乃已，此恐胜忧。《簪云楼杂记》云：鹿邑李大谏，世为农家，获售于乡，父以喜故，失声大笑，及举进士，其笑弥甚，历十年，擢谏垣，遂成痼疾，宵旦不休，太医院某，令家人给其父曰：大谏已殁。其父恸绝几殒，如是者十日，病渐瘳，佯为邮语曰：大谏治以赵大夫，绝而复苏。其父因不悲，而笑症永不作，此悲胜喜也。盖医者，意也，苟得其意，不必泥其法，所谓神而明之，存乎其人也。”郝允是北宋初期医家，所治本案是属于以恐制悲忧的例子。《簪云楼杂记》是清初陈尚古（生卒年不详）所撰的琐闻杂记，其所载太医院某所治是以悲制喜的例子。这些都是灵活应用情志之法治愈情志所病的例子。

杨介治王定国头痛

王定国病风头痛，至都梁求明医杨介老治之。连进三丸，即时病失。恳求其方，则用香白芷一味，洗晒为末，炼蜜丸弹子大，每嚼一丸，二茶清或荆芥汤化下，遂名都梁丸。其药治头风眩晕，女人胎前产后头痛，及血风头痛皆效。（《百一选方》。按：此方惟阳明风热宜之，余不可服。）

（录自《续名医类案·卷十六·头》）

王定国罹患头痛，就到盱眙请杨介（生卒年不详）诊视。连着服用了三丸，头痛病就痊愈了。王定国向杨介请教所服丸方，其方是将白芷洗净晒干，研末炼蜜为丸，制成弹子大小，每次嚼服一丸，用清茶或荆芥汤送服。都梁是江苏泗州（今为盱眙）的古称，于是将其方命名为都梁丸。都梁丸治疗头痛头晕、妇女妊娠及分娩后头痛等都有效。

本案原载于南宋王璆（生卒年不详）《是斋百一选方·卷之九·第十二门》：“王定国因被风吹，项背拘急，头目昏眩，太阳并脑俱痛，自山阳舟至泗州求医，杨吉老既诊脉，即与药一弹丸，便服，王因疑话，经一时再作，并进两丸，病若失去。王甚喜，问为何药，答曰：公如道得其中一味，即传此方。王思索良久，自川芎、防风之类，凡举数种，皆非。但一味白芷耳。王益神之。此药初无名，王曰：是药处自都梁名人，可名都梁丸也。大治诸风眩晕，妇人产前产后，乍伤风邪，头目昏重，及血风头痛，服之令人目明。凡沐浴后服一二粒甚佳。暴寒乍暖，神思不清，伤寒头目昏晕，并宜服之。香白芷（大块，择白色新洁者，先以棕刷刷去尘土，用沸汤泡洗四五遍），上为细末，炼蜜和丸，如弹子大，每服一丸，多用荆芥点腊茶细嚼下，食后。常服诸无所忌，只干嚼咽亦可。"这一诊疗过程富有戏剧性，但也表明杨介认证准确，仅白芷一味三丸即愈。

杨介，字吉老，江苏泗州人，寓居楚州（今淮安），宋代名医。宋代赵与时（1172—1228）《宾退录·卷第四》："庆历间，广西戮欧希范及其党，凡二日，剖五十有六腹。宜州推官吴简皆视，详之为图，以传于世。"所言之图即《欧希范五藏图》。崇宁年间（1102—1106）泗州杀刑犯，郡守李夷行遣医生、画工剖腹观察绘图，由杨介在《欧希范五藏图》的基础上校正为《存真环中图》。日本丹波元胤（生卒年不详）《中国医籍考·卷十六·藏象》引僧幻云《史记标注》所载："介取以校之，其自喉咽而下，心肺肝脾胆胃之系属，小肠大肠腰肾膀胱之营叠其中，经络联附，水谷泌别，精血运输，源委流达，悉如古书，无少异者。"此内景图多为后世引用，促进了解剖学和针灸学的发展。元代孙焕（生卒年不详）于至元癸酉（1273）重刻《玄门脉诀内照图》时所撰《华佗先生内照图·序》："一日复见宋人杨介存真图，曰此华佗所作也。佗虽立图，而解注颇简，因取介图左注说，参附其中。"

白芷，又称香白芷。《神农本草经·卷三·中药中品·白芷》载："味辛温，无毒。治女人漏下赤白，血闭阴肿，寒热，风头侵目泪出，长肌肤，润泽。"金代张元素（生卒年不详）

《医学启源·卷下·药类法象·风升生》引《主治秘要》云："味辛性温，气味俱轻，阳也，阳明经引经之药，治头痛在额，及疗风通用，去肺经风。"《本草纲目·草部·第十四卷·白芷》载："白芷，色白味辛，行手阳明庚金；性温气厚，行足阳明戊土；芳香上达，入手太阴肺经。肺者，庚之弟，戊之子也。故所主之病不离三经。如头目眉齿诸病，三经之风热也；如漏带痈疽诸病，三经之湿热也；风热者辛以散之，湿热者温以除之。为阳明主药，故又能治血病胎病，而排脓生肌止痛。"明末倪朱谟（生卒年不详）《本草汇言·卷之二·草部·芳草类》云："白芷，上行头目，下抵肠胃，中达肢体，遍通肌肤，以至毛窍而利泄邪气。如头风头痛，目眩目昏；如四肢麻痛，脚弱痿痹；如疮溃糜烂，排脓长肉；如两目作胀，痛痒赤涩；如女人血闭，阴肿漏带；如小儿痘疮，行浆作痒，白芷皆能治之。但色白味辛，其气芳香，能通九窍，入手足阳明、手太阴三经，专发阳明表邪为汗，不可缺此。其所主之病皆三经之证也。如头目昏眩之证，三经之风寒也；眉目口齿之证，三经之风热也；漏带疮疡之证，三经之风湿也。白芷具春升发陈之令，洁齐生物，风可以散，寒可以祛，湿可以燥，热可以清，备治四邪、标本兼宜者也。第性味辛散，如头痛麻痹、眼目、漏带痈疡诸证，不因于风湿寒邪而因于阳虚气弱者、阴虚火炽者，俱禁用之。"清代徐大椿（1693—1771）《神农本草经百种录·中品》云："凡驱风之药，未有不枯耗精液者，白芷极香，能驱风燥湿，其质又极滑润，能和利血脉，而不枯耗，用之则有利无害者也。"

窦材治一人半身不遂

（附：窦材治一人左半身不遂）

窦材治一人，病半身不遂，先灸关元五百壮，一日二服八仙丹，五日一服换骨丹。觉患处汗出，来日病减四分，一月全愈。再服延寿丹半斤，保元丹一斤，五十年病不作。《千金》等方，不灸关元，不服丹药，惟以寻常药治之，虽愈难久。

（录自《续名医类案·卷十三·瘫痪》）

窦材（1076—1146）治疗一位罹患半身不遂的患者，先艾灸关元穴五百壮，同时每天服用两次八仙丹，每五天服用一次换骨丹。患者头天夜间发现半身不遂的肢体出汗，第二天病情就减轻了四成，一个月后就痊愈了。接着再服用了延寿丹半斤，保元丹一斤，五十年都没有复发。即便是用《千金方》等方药，如果外不灸关元，内不服丹药，只是用寻常药物治疗，虽然能痊愈，但也难以持久。

本案原载于《扁鹊心书·卷中·中风》："一人病半身不遂，先灸关元五百壮，一日二服八仙丹，五日一服换骨丹。其夜觉患处汗出，来日病减四分，一月全愈。再服延寿丹半斤，保元丹一斤，五十年病不作。《千金》等方，不灸关元，不服丹药，惟以寻常药治之，虽愈难久。"窦材，南宋真定（今河北正定）人，著《扁鹊心书》三卷，认为"人以脾为母，以肾为根"，治疗应以"灼艾第一""保扶阳气为本"。这是一例内外并治的病例，外用艾灸，内服丹药。分析窦材的治疗思维，仍以正气不足、风痰寒湿邪气为患立意。窦材认为"真气虚，为风邪所乘，客于五脏之俞，则为中风偏枯等证。若中脾胃之俞，则右手足不用；中心肝之俞，则左手足不用。大抵能任用，但少力麻痹者为轻，能举而不能用者稍轻，全不能举动者最重。邪气入脏则废九窍，甚者卒中而死；入腑则坏四肢，或有可愈者"。本案灸药并重，治疗量均很大，强调了祛病固本的理念。

八仙丹、换骨丹、延寿丹、保元丹等均载于《扁鹊心书·神方》，八仙丹即八仙丸，延寿丹即保命延寿丹。《扁鹊心书·

神方》载："八仙丸：治脾胃久冷，大便泄泻，肠中疠痛，米谷不化，饮食不进等。附子（炮）、高良姜、荜茇、砂仁、肉豆蔻各一两，生姜三两，厚朴四两（姜汁制）。为末，醋糊丸桐子大，米饮下，五十丸。……换骨丹：治中风半身不遂，言语謇涩，失音中风者。先灸脐下三百壮，服金液丹一斤，再服此药。当归、芍药、人参、铁脚威灵仙各二两，南星三两，乳香（去油）、没药（去油）各二两，麻黄（去节）三斤（另煎汁和上药）。上各为末，先将前五味和匀，后入乳香、没药，以麻黄膏和匀为丸，如弹子大。每以无灰酒下一丸，出汗，五日一服。仍常服延寿丹、金液丹。……保命延寿丹：此丹治痈疽，虚劳，中风，水肿，臌胀，脾泄，久痢，久疟，尸厥，两胁连心痛，梦泄，遗精，女人血崩、白带，童子骨蒸劳热，一切虚羸，黄黑疸，急慢惊风百余种欲死大病，皆能治之。一粒胜金液丹十粒，久服延年益寿。硫黄、明雄黄、辰砂、赤石脂、紫石英、阳起石（火煅醋淬三次）各二两，研作粗末，同入阳城罐，盖顶，铁丝扎定，盐泥封固厚一寸，阴干。掘地作坑，下埋一半，上露一半，烈火煅一日夜，寒炉取出。研细，醋丸梧子大。每服十粒，空心送下。童男女五粒，小儿二三粒，俱见成效。……金液丹（一名保元丹，一名壮阳丹），余幼得王氏《博济方》云：此丹治百种欲死大病，窃尝笑之，恐无是理。比得扁鹊方，以此冠首，乃敢遵用，试之于人，屡有奇效，始信圣人立法非不神也，乃不信者自误耳。此方古今盛行，莫有疑议，及孙真人著《千金方》，乃言硫黄许多利害，后人畏之，遂不敢用。亦是后人该堕夭折，故弃大药而求诸草木，何能起大病哉。余观今人之病皆以温平药，养死而不知悔，余以此丹起数十年大病于顷刻，何有发疽之说，孙真人之过也。凡我同志请试验之，自见奇效。此丹治二十种阴疽，三十种风疾，一切虚劳，水肿，脾泄，注下，休息痢，消渴，肺胀，大小便闭，吐衄，尿血，霍乱，吐泻，目中内障，尸厥，气厥，骨蒸潮热，阴证，阴毒，心腹疼痛，心下作痞，小腹两胁急痛，胃寒，水谷不化，日久膀胱疝气膨膈，女人子宫虚寒，久无子息，赤白带下，脐腹作痛，小儿急慢惊风，一切疑难大病，治之无不效验。舶上硫黄十斤，用铜锅熬化，麻布滤净，倾入水中，再熬再倾，如此七次，研细，入阳城罐内，盖顶铁丝扎定，外以盐泥封固八分厚阴干。先慢火煅红，次加烈火，煅一炷香，寒炉取出，埋地中三日，去火毒，再研如粉，煮蒸饼为丸，梧子大。每服五十丸或三十丸，小儿十五丸。气虚人宜常服之，益寿延年功力最大。一切牛马六畜吐食者，灌硫末立愈，一切鸡鹅鸭瘦而欲死者，饲以硫末。可以立愈且易肥。作蒸饼法：清明前一日，将干面打成薄饼，内放干面，包裹阴干。"

窦材强调在中风的防治方面，正气是关键因素，应注意正气的培固。《扁鹊心书·卷上·附窦材灸法》云："中风半身不遂，语言謇涩，乃肾气虚损也，灸关元五百壮。"《扁鹊心书·卷中·中风》还记录了另外一例中风："一人患左半身不遂，六脉沉细无力。余曰：'此必服峻利之药，损其真气，故脉沉细。'病者云：'前月服捉虎丹，吐涎二升，此后稍轻，但未全愈耳。'余叹曰：'中风本因元气虚损，今服吐剂，反伤元气，目下虽减，不数日再作，不复救矣。'不十日果大反，复求治于余，虽服丹药竟不能起。"《续名医类案·卷十三·瘫痪》也选录了本案："一人患左半身不遂，六脉沉细无力。窦曰：'此必服峻利之药，损其真气，故脉沉细。'病者云：'前月服捉虎丹，吐涎二升，此后稍轻，但未全愈耳。'窦叹曰：'中风本因元气虚损，今服吐剂，反伤元气，目下虽减，不数日再作，不复救矣。'不十日果大反，复求治，虽服丹药竟不能起。"该例患者六脉沉细无力说明其正气不足。反思其治疗均为吐法祛痰，致使元气损伤，最终尽管服用药物也未能挽回。窦材十分重视艾灸在中风防治方面的作用，《扁鹊心书·卷中·中风》云："先灸关元五百壮，五日便安。次服保元丹一二斤，以壮元气；再服八仙丹、八风汤则终身不发。若不灸脐下，不服丹药，虽愈不过三五年，再作必死。然此证最忌汗、吐、下，损其元气必死。”

《扁鹊心书·神方》载：“八风汤：治中风半身不遂，言语謇塞，口眼㖞斜。先灸脐下三百壮，后服此药永不再发。若不加灸，三年后仍发也。当归、防己、人参、秦艽、官桂、防风、钗斛、芍药、黄芪、甘草、川芎、紫菀、石膏、白鲜皮、川乌、川羌活、川独活、黄芩、麻黄（去节）、干姜、远志各等分，剉为末。每服五钱，水酒各半，煎八分，食前服。”

捉虎丹又名一粒金丹，出于金代刘完素（约 1110—1200）《黄帝素问宣明论方·卷十三·诸痛门·诸痛总论》：“一粒金丹：治腰膝走注疼痛如虎啮。草乌头、五灵脂各一斤，木鳖子四两，白胶香半斤，地龙四两（去土，炒），细墨一两，乳香一两，当归二两（焙），没药二两，麝香一钱。上为末，再研一千下，糯米面糊和丸，如桐子大，每服一丸至二丸，温酒下。吃药罢，遍身微汗者验。”

艾灸以壮为计数单位，《千金要方·卷第二十九·灸例第六》云：“凡言壮数者，若丁壮遇病，病根深笃者，可倍多于方数。其人老小羸弱者，可复减半。依扁鹊灸法，有至五百壮千壮，皆临时消息之。”北宋沈括（1031—1095）《梦溪笔谈·卷十八·技艺》云：“医用艾一灼谓之一壮者，以壮人为法。其言若干壮，壮人当依此数，老幼羸弱量力减之。”医疗上把燃烧一个艾炷叫作一壮的原因，是以身体强壮的人所能接受的治疗量作为参照标准。所谓若干壮，是说体质壮实的人应该按照这个标准，老、幼、瘦、弱的人则要根据体质状况适当减少壮数。

窦材治一人头风眩晕

（附：华佗治曹操头风）

窦材治一人，头风发则旋晕呕吐，数日不食。为针风府穴，向左耳入三寸，去来留十三呼，病患头内觉麻热，方令吸气出针，服附子半夏汤，永不发。华佗针曹操头风，亦针此穴，立愈。但此穴入针，人即昏倒。其法向右耳横下针，则不伤大筋而无晕，乃《千金》妙法也。（此针法奇妙，须与高手针家议之，方得无误。）

（录自《续名医类案·卷三·头晕》）

有一个人患头风，发作的时候除头痛外，还有眩晕、呕吐，连着几天都无法进食。窦材诊视，针刺风府穴，向左耳方向刺入三寸，得气留针，当患者感觉头内有麻热感时，嘱其吸气的同时出针，并口服汤剂附子半夏汤，此后未再复发。东汉末年曹操（155—220）患头风，华佗（约145—208）治疗时也是针刺的风府穴，马上见效。但是，针刺风府穴有令人即刻昏倒的风险，其关键是避开颈部大的动静脉及延髓，从而避免昏倒，确实是非常好的方法。

本案原载于《扁鹊心书·卷中·头晕》："一人头风，发则旋晕呕吐，数日不食。余为针风府穴，向左耳入三寸，去来留十三呼，病人头内觉麻热，方令吸气出针，服附子半夏汤，永不发。华佗针曹操头风，亦针此穴，立愈。但此穴入针，人即昏倒。其法向左耳横下针，则不伤大筋而无晕，乃《千金》妙法也。"在本案前的医论中，窦材认为"此证因冷痰聚于脑，又感风寒，故积而不散，令人头眩眼晕，呕吐痰涎，老年人宜服附子半夏汤，少壮人宜服半夏生姜汤。若用凉剂则暂时有效，痰愈凝而愈固，难以速效矣”。本案患者为老年人，所患为胃虚冷痰上攻于脑。

窦材在本案中指出风府穴是治疗头痛眩晕的要穴，但是在颈项部有延髓及重要的大血管分布，所以一定要注意针刺的方法，“不伤大筋而无晕”。《续名医类案》所载“其法向右耳横下针”应从《扁鹊心书》为“其法向左耳横下针”。《千金要方》及《千金翼方》均未见关于风府穴的特殊针刺要求。《千金要方·卷第二十九·用针略例第五》曰：“针皮毛腠理者，勿伤肌肉；针肌肉者，勿伤筋脉；针筋脉者，勿伤骨髓；针骨髓者，勿伤诸络。……针伤筋膜者，令人愕视失魂；伤血脉者，令人烦乱失神；伤皮毛者，令人上气失魄；伤骨髓者，令人呻吟失志；伤肌肉者，令人四肢不收，失智。”

本案中所言曹操头风事，见于西晋陈寿（233—297）《三国志·卷二十九·魏书二十九·方技传》：“太祖闻而召佗，佗常在左右。太祖苦头风，每发，心乱目眩，佗针鬲，随手而差。”后《名医类案·卷六·首风》转引为“魏王操苦头风，作辄心乱目眩。华佗针膈（膈上痰），随手而愈（《魏志》）”。曹操患头风，听说华佗医术高明，就召留华佗在身边。每当头痛发作时，华佗针刺膈俞，随手而愈。《三国志》记录的穴位不是风府穴，而是膈俞穴。后世其他文献则记录为脑空穴，涉及伤风项急时为风府穴。《针灸资生经·第一·偃伏三》云：“脑空……曹操患头风，发即心乱目眩，华佗针立愈。”《针灸聚英·卷一下·足少阳胆经》云：“曹操患头风，发即心乱目眩，华佗针脑空立愈。”《针灸大成·卷七·足少阳经穴主治》云：“脑空……魏武帝患头风，发即心乱目眩，华佗针脑空立愈。”《针灸大成·卷七·督脉经穴主治》云：“风府……昔魏武帝患伤风项急，华佗治此穴得效。”《针灸资生经·第六·目眩》云：“风府治头痛、颈项急、目眩。”《针灸资生经·第六·头痛》云：“风府治头痛，颈项急不得顾，目眩。”

膈俞为八会穴之血会，可分清泌浊、活血通脉。膈俞首载于《灵枢·背腧第五十一》：“膈俞在七焦之间。”膈俞在第七椎骨两旁。《针灸甲乙经·卷之三·背自第一椎两旁侠脊各一寸五分下至节凡四十二穴第八》云：“膈俞，在第七椎下两旁相各一寸五分，刺入三分，留七呼，灸三壮。”《针灸甲乙经·卷之八·五藏传病发寒热第一上》云：“咳而呕，鬲寒食不下，寒热，皮肉骨痛，少气不得卧，胸满支两胁，膈上兢兢，胁痛腹䐜，胃脘暴痛，上气，肩背寒痛，汗不出，喉痹，腹中痛，积聚，默然嗜卧，怠惰不欲动，身常湿，心痛无可摇者，膈俞主之。”明代张景岳《类经图翼·七卷·经络五·足太阳膀胱经穴》云：“膈俞，在七椎下去脊中二寸，正坐取之。为血之会。刺三分，留七呼，灸三壮（一云灸至百壮）。主治心痛，周痹，膈胃寒痰暴痛，心满气急，吐食反胃，痃癖五积，气块血块，咳逆，四支肿痛，怠惰嗜卧，骨蒸，喉痹，热病汗不出，食不下，腹胁胀满。此血会也，诸血病者，皆宜灸之，如吐血衄血不已、虚损昏晕、血热妄行、心肺二经呕血、脏毒便血不止。”《针灸大成·卷六·足太阳经穴主治》云：“鬲俞，七椎下两旁相去脊各一寸五分，正坐取之。《难经》曰：‘血会鬲俞。’疏曰：‘血病治此。盖上则心俞，心生血，下则肝俞，肝藏血，故鬲俞为血会。’又足太阳多血，血乃水之象也。《铜人》针三分，留七呼，灸三壮。《素问》刺中鬲，皆为伤中，其病难愈，不过一岁必死。主心痛，周痹，吐食翻胃，骨蒸，四肢倦惰，嗜卧，痃癖，咳逆，呕吐，鬲胃寒痰，食饮不下，热病汗不出，身重常温，不能食，食则心痛，身痛肿胀，胁腹满，自汗盗汗。”《难经·四十五难》云：“血会鬲俞。”宋代侯自然（生卒年不详）《难经注疏》指出血病治取鬲俞，鬲俞为血聚汇之处，是由于其上下邻近心俞、肝俞，心主血，肝藏血。

关于文献所载足太阳膀胱经在背部第一侧线、第二侧线诸穴的定位问题存在争议。《类经图翼·三卷·经络一·骨度》《医宗金鉴·卷八十·正骨心法要旨·骨度尺寸》均言："脊骨内阔一寸。凡云第二行夹脊一寸半、三行夹脊三寸者，皆除脊一寸外，净以寸半三寸论。故在二行当为二寸，在三行当为三寸半。"这里就存在文献所言"一寸半""三寸"是以后正中线为起点（去脊中），还是以内阔一寸之脊骨边缘为起点（去脊）的问题。《针灸大成·卷四·中指取寸》："背部……第二行，侠脊各一寸半，除脊一寸，共折作四寸，分两旁。第三行，侠脊各三寸，除脊一寸，共折作七寸，分两旁。"支持"去脊"说。《千金要方·卷第二十九·伏人明堂图·脊中第二行二十一穴远近法第六》《千金翼方·卷第二十六·针灸上·伏人脊中第二行二十一穴第七》所言各穴皆谓"在第某椎下两旁各一寸半"，《千金要方·卷第二十九·伏人明堂图·脊中第三行十三穴远近法第七》《千金翼方·卷第二十六·针灸上·伏人脊中第三行十三穴第八》所言各穴皆谓"在第某椎下两旁各三寸"。再参《千金要方·卷第二十九·伏人明堂图·脊中第一行十一穴远近法第五》《千金翼方·卷第二十六·针灸上·伏人脊中第一行十一穴第六》所言各穴皆谓"在第某椎下节间"；《针灸资生经·第一·背俞第二行四十四穴》所言各穴皆谓"在某椎下两旁各寸半"，《针灸资生经·第一·背俞第三行左右二十八穴》所言各穴皆谓"在某椎下两旁各三寸"；《针灸聚英·卷一上·足太阳膀胱经》所言各穴皆谓"某椎下两旁相去脊中各一寸五分""某椎下两旁相去脊中各三寸"。以上文献则支持"去脊中"说。

风府为督脉与足太阳和阳维脉之会，可通调诸阳、清热疏风。风府首载于《灵枢·本输第二》："七次脉项中央之脉，督脉也，名曰风府。"从颈前正中线起，次于第七行，居于后项正中而属于督脉的，是风府穴。《灵枢·海论第三十三》云："脑为髓之海，其输上在于其盖，下在风府。”脑是髓所聚之海，其输注的要穴，在上是百会，在下是风府。《素问·骨空论篇第六十》云：“风从外入，令人振寒，汗出头痛，身重恶寒，治在风府，调其阴阳，不足则补，有余则写。大风颈项痛，刺风府，风府在上椎。”风邪从外侵入人体，使人出现寒战、出汗、头痛、身重、怕冷等症状，应取风府穴治疗，调整其阴阳平衡，正气不足的用补法，邪气有余的用泻法。如果是感受较甚的风邪，出现颈项部疼痛，应针刺风府穴。风府穴在颈椎第一椎上方。《素问·气府论篇第五十九》云：“足太阳脉气所发者七十八穴：……风府两旁各一……”足太阳膀胱经脉气所发的穴位有七十八个，其中风府穴两旁各有一个，指风池穴。《素问·疟论篇第三十五》云：“邪客于风府，循膂而下，卫气一日一夜，大会于风府，……每至于风府则腠理开，腠理开则邪气入，邪气入则病作。……”《灵枢·岁露论第七十九》云：“邪客于风府，病循膂而下，卫气一日一夜，常大会于风府，……每至于风府则腠理开，腠理开则邪气入，邪气入则病作。……”两文论述疟病，极为类似。邪气侵入风府，沿着脊背向下，卫气环行了一日一夜，会合于风府，……每当卫气运行到风府时，腠理就会开发，邪气侵入就会发病。《针灸大成·卷七·督脉经穴主治》云：“风府（一名舌本），项后入发际一寸，大筋内宛宛中，疾言其肉立起，言休立下。足太阳、督脉、阳维之会。《铜人》针三分，禁灸，灸之使人失音。《明堂》针四分，留三呼。《素注》针四分。主中风，舌缓不语，振寒汗出，身重恶寒，头痛，项急不得回顾，偏风半身不遂，鼻衄，咽喉肿痛，伤寒狂走欲自杀，目妄视，头中百病，马黄黄疸。”

《扁鹊心书·神方》云：“附子半夏汤：治胃虚、冷痰上攻、头目旋晕、眼昏呕吐等证。川附、生姜各一两，半夏、陈皮（去白）各二两，共为末，每服七钱，加姜七片，水煎服。”推测窦材所治病证以风痰为主，而曹操所患病证以痰瘀为主。《扁鹊心书·神方》半夏生姜汤当为生姜半夏汤："生姜半夏汤：治风痰上攻，头眩眼花，痰壅作嗽，面目浮肿。生姜、半夏各三两。共捣饼阴干为末。每服四钱，加姜五片，水煎温服。"

窦材灸中脘治痫病两案

窦材治一人，病痫三年余，灸中脘五十壮即愈。又一妇病痫已十年，灸中脘五十壮愈。凡人有此疾，惟灸法取效最速，药不及也。

（录自《续名医类案·卷二十一·痫》）

一个人患痫病三年多了，艾灸中脘穴五十壮就痊愈了。还有一位妇人患痫病已经十年了，艾灸中脘穴五十壮也痊愈了。凡是患有痫病的，只有艾灸获效是最快的，内服药物也比不上艾灸。

本案原载于《扁鹊心书·卷下·痫证》："一人病痫三年余，灸中脘五十壮即愈。一妇人病痫已十年，亦灸中脘五十壮愈。凡人有此疾，惟灸法取效最速，药不及也。"两例均以艾灸中脘穴五十壮而愈。窦材认为"有气痫者，因恼怒思想而成，须灸中脘穴而愈"。痫病主要是痰邪为患，中脘是足阳明胃经的募穴、八会穴之腑会，为治疗脾胃疾患要穴。脾胃健则运化如常，痰邪无以内生。窦材还论述了痫病的遗传性，"有胎痫者，在母腹中，母受惊，惊气冲胎，故生子成痫疾，发则仆倒，口吐涎沫，可服延寿丹，久而自愈"。

《针灸甲乙经·卷之三·腹自鸠尾循任脉下行至会阴凡十五穴第十九》载："中脘（一名太仓），胃募也，在上脘下一寸，居心蔽骨与脐之中，手太阳、少阳、足阳明所生，任脉之会。刺入一寸二分，灸七壮。"《针灸甲乙经·卷之八·五脏六腑胀第三》载："胃胀者，腹满胃脘痛，鼻闻焦臭，妨于食，大便难。……胃胀者，中脘主之。"《针灸甲乙经·卷之九·脾胃大肠受病发腹胀满肠中鸣短气第七》载："腹胀不通，寒中伤饱，食欲不化，中脘主之。"《针灸甲乙经·卷之九·寒气客于五脏六腑发卒心痛胸痹心疝三虫第二》载："心痛身寒，难以俯仰，心疝气冲冒，死不知人，中脘主之。"《针灸甲乙经·卷之十·水浆不消发饮第六》载："溢饮胁下坚痛，中脘主之。"《类经图翼·八卷·经络六·任脉穴》载："中脘（一名太仓，一名胃脘，一名上纪），在上脘下一寸，脐上四寸，居岐骨与脐之中。胃之募也，为府之会，手太阳、少阳、足阳明所生，任脉之会。刺八分，灸七壮（一云二七壮至百壮）。孕妇不可灸。主治心下胀满，伤饱食不化，五隔五噎，翻胃不食，心脾烦热疼痛，积聚，痰饮，面黄，伤寒饮水过多，腹胀气喘，温疟霍乱吐泻，寒热不已，或因读书得奔豚气上攻，伏梁，心下寒癖结气，凡脾冷不可忍，心下胀满，饮食不进不化，气结疼痛雷鸣者，皆宜灸之。此为府会，故凡府病者当治之。"

窦材治一人风狂

窦材治一人得风狂，已五年，时发时止，百法不效。窦为灌睡圣散三钱，先灸巨阙五十壮，醒时再服。又灸心俞五十壮，服镇心丹一料。病患已久，须大发一回方愈。后果大发，一日全好。

（录自《续名医类案·卷二十一·颠狂》）

一个人患精神异常，已经五年了，有时发作，有时好一些，多种治疗无效。窦材给其服用睡圣散三钱，艾灸巨阙穴五十壮，醒过来继续服用睡圣散；再艾灸心俞五十壮，服用镇心丹。窦材认为：罹患该病时间长了，肯定要大发作一次才能痊愈。后来果然大发作了一次就痊愈了。

本案原载于《扁鹊心书·卷中·风狂》："一人得风狂已五年，时发时止，百法不效。余为灌睡圣散三钱，先灸巨阙五十壮，醒时再服；又灸心俞五十壮，服镇心丹一料。余曰：病患已久，须大发一回方愈。后果大发，一日全好。"窦材认为，"此病由于心血不足，又七情六欲损伤包络，或风邪客之，故发风狂，言语无伦，持刀上屋"。心血不足是正气不足的基础，外感内伤均可诱发风狂。一般治法是"先灌睡圣散，灸巨阙二三十壮，又灸心俞二穴各五壮，内服镇心丹、定志丸"。《素问·灵兰秘典论第八》云："心者，君主之官，神明出焉。"在人体内，心的重要性就好比君主，人们的聪明智慧都是从心生出来的。巨阙是心之募穴，心俞是心之俞穴，两者相配为俞募配穴法，一阴一阳，前后呼应，分别清浊，勘定变乱，宁心安神。

睡圣散出自《扁鹊心书·神方》："人难忍艾火灸痛，服此即昏睡，不知痛，亦不伤人。山茄花（八月收）、火麻花（八月收）。收此二花时，必须端庄闭口，齐手足采之。若二人去，或笑，或言语，服后亦即笑，即言语矣。采后共为末，每服三钱，小儿只一钱，茶酒任下。一服后即昏睡，可灸五十壮，醒后再服再灸。"由于窦材强调多壮艾灸，患者因痛楚常无法耐受，所以采用灸前麻醉，即用睡圣散内服使患者昏睡，然后施灸。山茄花即曼陀罗花，火麻花即大麻花。两者外科用作麻药。八月中火麻花已过时，应当是七月采收。

镇心丹即镇心汤，《扁鹊心书·神方》载："治心气不足，为风邪鬼气所乘，狂言多悲，梦中惊跳。人参、茯苓、石菖蒲（桑叶水拌炒）、远志、木香、丁香各一钱，甘草、干姜各五钱，大枣三枚。水煎空心服。"窦材认为患者邪气久居，须大发作一次使邪气得以外发方可邪去正安。本案后尚有另一案："又一妇人产后得此证，亦如前灸，服姜附汤而愈。”妇人生产之后，气血俱虚，阴阳均亏，艾灸及姜附汤均以回阳固脱，使阳生阴长立意。《扁鹊心书·神方》载：“姜附丹：此丹补虚助阳消阴，治伤寒阴证，痈疽发背，心胸作痛，心腹痞闷，喉痹，颐项肿，汤水不下，及虚劳发热，咳嗽吐血，男妇骨蒸劳热，小儿急慢惊风，痘疹缩陷，黑泡水泡斑，脾劳面黄肌瘦，肾劳面白骨弱，两目昏翳内障，脾疟久痢，水泻米谷不化，又能解利两感伤寒，天行瘟疫，山岚瘴气及不时感冒。生姜（切片）五两，川附子（炮，切片，童便浸，再加姜汁炒干）五两，共为末。每服四钱，水一盏，煎七分，和渣服。若治中风不语，半身不遂，去附子用川乌去黑皮，制法与附子同。”

巨阙首见于《针灸甲乙经·卷之三·腹自鸠尾循任脉下行至会阴凡十五穴第十九》：“巨阙，心募也，在鸠尾下一寸，任脉气所发。刺入六分，留七呼，灸五壮。”《类经图翼·八卷·经络六·任脉穴》载：“巨阙，在鸠尾下一寸，心之募也，刺六分，留七呼，灸七壮（一曰刺三分，灸七七壮）。主治上气咳逆，胸满气短，九种心疼，冷痛引少腹，蚘痛，痰饮咳嗽，霍乱腹胀，恍惚发狂，黄疸，中隔不利，烦闷卒心痛，尸厥蛊毒，息贲呕血，吐痢不止，牛痫。”

心俞首见于《灵枢·背腧第五十一》：“心腧在五焦之间。”心俞在第五椎骨两旁。《针灸甲乙经·卷之三·背自第一椎两旁侠脊各一寸五分下至节凡四十二穴第八》载：“心俞，在第五椎下两旁相各一寸五分，刺入三分，留七呼，禁灸。”《针灸甲乙经·卷之八·五脏六腑胀第三》载：“心胀者，烦心短气，卧不得安。……心胀者，心俞主之。”《针灸甲乙经·卷之八·五藏传病发寒热第一》载：“寒热心痛，循循然与背相引而痛，胸中悒悒不得息，咳唾血，多涎，烦中善饐，食不下，咳逆，汗不出，如疟状，目䀮䀮，泪出悲伤，心俞主之。”《类经图翼·七卷·经络五·足太阳膀胱经穴》载："心俞，在五椎下，去脊中二寸，正坐取之。刺三分，留七呼。按《甲乙经》曰禁灸，故世医皆谓可针不可灸，殊不知刺中心一日死，乃素问之所戒，又岂可易针耶。《千金方》言风中心，急灸心俞百壮，服续命汤。又吐逆不得食者灸百壮，是又当权其缓急也。主治偏风半身不遂，食噎积结寒热，心气闷乱，烦满恍惚，心惊汗不出，中风偃卧不得，冒绝发痫悲泣，呕吐咳血，发狂健忘。此穴主泻五脏之热，与五脏俞同。"

窦材治一人病郁

一人功名不遂，神思不乐，饮食渐少，日夜昏默已半年矣，诸医不效。此病药不能治，令灸巨阙百壮、关元二百壮，病减半；令服醇酒，一日三度，一月全安。盖醺酣忘其所慕也。（原注：失志不遂之病，非排遣性情不可，以灸法操其要，醉酒陶其情，此法妙极。）

（录自《续名医类案·卷十·郁症》）

有一个人因为未能考取功名，郁郁寡欢，闷闷不乐，不思饮食，整天沉默寡言，已经半年多了，请了好几位医生看，效果都不好。窦材诊视后认为，这个病服药是无效的，应该用艾灸之法。于是艾灸巨阙穴百壮、关元穴二百壮，病就好了一半；嘱其一天三顿喝好酒，一个月就全好了。这是因为喝酒酣醉可以使人忘掉羡慕忧郁的事情。

本案原载于《扁鹊心书·卷中·神痴病》："一人功名不遂，神思不乐，饮食渐少，日夜昏默已半年矣，诸医不效。此病药不能治，令灸巨阙百壮、关元二百壮，病减半；令服醇酒，一日三度，一月全安。盖醺酣忘其所慕也。"该例是因所欲不遂而致的郁病。窦材认为，“凡人至中年，天数自然虚衰，或加妄想忧思，或为功名失志，以致心血大耗，痴醉不治，渐至精气耗尽而死，当灸关元穴三百壮，服延寿丹一斤。此证寻常药饵皆不能治，惟灸艾及丹药可保无虞。”清代胡珏（生卒年不详）批注：“此乃失志之证，有似痴呆，或如神祟，自言自笑，神情若失，行步若听，非大遂其志不能愈，故愈者甚少。”各种原因引起心神失主而使心神涣散，根本之治在于“遂其志”，而现实生活往往是难遂其志，所以痊愈的很少。窦材之治，一方面艾灸心之募穴巨阙以扶助心神，艾灸关元以温补元阳，合而交通心肾；另一方面排遣性情，“醉酒陶其情”，正所谓“何以解忧，唯有杜康”。目前是不主张长期大量酗酒的。

关元首见于《内经》。《灵枢·寒热第二十一》：“身有所伤血出多，及中风寒，若有所堕坠，四支懈惰不收，名曰体惰。取其小腹脐下三结交。三结交者，阳明、太阴也，脐下三寸关元也。”身受外伤，失血过多，又受风寒，或者从高处坠下，使四肢瘦弱活动无力，这是所谓的体惰。杨上善注《太素·卷第二十六·寒热·寒热杂说》：“可取之足阳明足太阴于脐下小肠募关元穴也。三结者，足之三阴太阴之气，在脐下与阳明交结者也。”《素问·气穴论篇第五十八》载：“下纪者，关元也。”《素问·骨空论篇第六十》载：“灸寒热之法，……脐下关元三寸灸之，……”《针灸甲乙经·卷之八·五脏传病发寒热第一上》载：“灸寒热之法，……脐下关元三寸灸之……”张景岳认为此处的灸寒热之法主要是治疗虚劳性疾病的，《类经·二十一卷·灸寒热》注：“此下灸寒热之法，多以虚劳为言，然当因病随经而取之也。”

《针灸甲乙经·卷之三·腹自鸠尾循任脉下行至会阴凡十五穴第十九》载：“关元，小肠募也，一名次门，在脐下三寸，足三阴任脉之会。刺入二寸，留七呼，灸七壮。”《针灸甲乙经·

卷之八·经络受病入肠胃五脏积发伏梁息贲肥气痞气奔豚第二》载："奔豚，寒气入小腹，时欲呕，伤中溺血，小便数，背脐痛引阴，腹中窘急欲凑，后泄不止，关元主之。"《针灸甲乙经·卷之八·水肤胀鼓胀肠覃石瘕第四》载："石水，痛引胁下胀，头眩痛，身尽热，关元主之。"《针灸甲乙经·卷之九·三焦膀胱受病发少腹肿不得小便第九》载："胞转不得溺，少腹满，关元主之。"《针灸甲乙经·卷之九·足厥阴脉动喜怒不时发癫疝遗溺癃第十一》载："暴疝，少腹大热，关元主之。"《针灸甲乙经·卷之十二·妇人杂病第十》载："女子绝子，衃血在内不下，关元主之。"《类经图翼·八卷·经络六·任脉穴》载："关元（一名次门，一名下纪），在脐下三寸。此穴当人身上下四旁之中，故又名大中极，乃男子藏精女子畜血之处。小肠募也，足三阴阳明任脉之会。刺八分，留七呼，灸七壮。《甲乙经》云刺二寸。《气府论》注曰刺一寸二分。一曰可灸百壮至三百壮。《千金》曰妇人刺之则无子。主治积冷诸虚百损，脐下绞痛，渐入阴中，冷气入腹，少腹奔豚，夜梦遗精，白浊，五淋七疝，溲血小便赤涩，遗沥，转胞不得溺，妇人带下瘕聚，经水不通，不妊，或妊娠下血，或产后恶露不止，或血冷月经断绝。"

窦材治一小儿惊啼

窦材治一小儿，因观神戏受惊，时时悲啼，如醉不食，已九十日，危甚。令灸巨阙穴五十壮，即知人事。曰："适间心上有如火滚下即好。"服镇心丸而愈。

（录自《续名医类案·卷二十九·受惊》）

一个小儿因为看神话戏，受到惊吓，不时悲伤啼哭，影响进食已经有九至十天了，很危急。窦材艾灸巨阙穴五十壮，患儿神志就清楚了。窦材说："要是正好感觉心上有火滚落下来就能好转。"之后服用镇心丸痊愈。

本案原载于《扁鹊心书·卷中·神痴病》："一小儿因观神戏受惊，时时悲啼如醉，不食已九十日，危甚。令灸巨阙五十壮，即知人事。曰：'适间心上有如火滚下即好。'服镇心丸而愈。"清代胡珏批注："惊则神无所倚，痰涎入客包络，宫城受伤，心不安宁，故肺气来乘，而虚火上蒸。"小儿心神怯弱，受惊而使心神不安，神无所倚。灸法之妙，在于扶助怯弱，固宫守城。镇心丸即镇心汤，参见前窦材治一人病风狂案。

许叔微治范子默中风

范子默自壬午五月间口眼㖞斜，灸听会等三穴即正。右手足麻无力，灸百会、发际等七穴愈。次年八月间，气塞涎上，不能语，金虎丹、腻粉服至四丸半，气不通，涎不下，药从鼻中出，魂魄飞扬，如坠江湖中，顷刻欲绝。灸百会、风池等左右颊车共十二穴，气遂通，吐涎几一碗许，继又十余行，伏枕半月余，遂平。尔后又觉意思少异于常，心中愦乱，即便灸百会、风池等穴立效。《本事方》云：十二穴，谓听会、颊车、地仓、百会、肩髃、曲池、风市、足三里、绝骨、发际、大椎、风池也。用之立效。

（录自《续名医类案·卷二·中风》）

壬午即北宋徽宗赵佶崇宁一年（1102），其后即癸未。范子默从五月开始出现口眼㖞斜，许叔微（1079—1154）艾灸其听会等三处穴位就纠正了。右侧肢体麻木无力，艾灸百会、发际等七处穴位也痊愈了。第二年八月，气机阻塞，痰涎上壅，不能说话，给予金虎丹加大腻粉用量，服用到四丸半，但是气机仍然不同，痰涎仍然上壅，药物都从鼻子流出来，魂飞魄散，马上就要气绝了。于是艾灸百会、风池等左右共十二穴，气机渐通，吐痰差不多一碗多，之后又大便十几次，卧床半个多月才恢复。这之后如果感觉神志和平常有些不一样，心中烦乱时，就艾灸百会、风池等穴位，马上就可恢复。《普济本事方》中说，所谓十二穴是指听会、颊车、地仓、百会、肩髃、曲池、风市、足三里、绝骨、发际、大椎、风池。按照这个方法施治，马上见效。

本案原载于《普济本事方·卷一·中风肝胆筋骨诸风》："范子默记崇宁中，凡两中风，始则口眼㖞斜，次则涎潮闭塞，左右共灸十二穴得气通。十二穴者，谓听会、颊车、地仓、百会、肩髃、曲池、风市、足三里、绝骨、发际、大椎、风池也，依而用之，无不立效。"许叔微，字知可，号白沙，又号近泉，真州白沙（今江苏仪征）人，宋代杰出的医学家，人称许学士。著有《伤寒百证歌》《伤寒发微论》《伤寒九十论》《普济本事方》《普济本事方后集》传世，另著《活法》《辨类》《仲景脉法三十六图》等书，现已散佚。

《续名医类案·卷二·中风》又引《医学纲目》云："许叔微云：范子默记崇宁中，凡两中风。始则口眼㖞斜，次则涎潮闭塞。左右共灸十二穴得气通。十二穴者，谓听会、颊车、地仓、百会、肩髃、曲池、风市、足三里、绝骨、发际、大椎、风池也。依而用之，无不效。"名为灸中风十二穴。《针灸资生经·卷四·中风》载为："范子默自壬午五月间口眼㖞斜，灸听会等三穴即正。右手足麻无力，灸百会、发际等七穴得愈。（癸）未年八月间，气塞涎上，不能语，金虎丹加腻粉服至四丸半，气不通，涎不下，药从鼻中出，魂魄飞扬，如坠江湖中，顷欲绝，灸百会、风池等左右共十二穴，气遂通，吐几一碗许，继又下十余行，伏枕半月余遂平。尔后方觉意思少异于常，心中愦乱，即便灸百会、风池等穴立效。《本事方》云：十二穴者，谓听会、颊车、地仓、百会、肩髃、曲池、风市、足三里、绝骨、发际、大椎、风池也。依而用之，立效。”《针灸资生经》所载比《普济本事方》还要详细，则王执中应有之本。

金虎丹见载于《圣济总录·卷六·卒中风》：“治卒中风，涎潮发搐。”方由天竺黄末、雄黄（研，水飞）、白矾（研）各二两，丹砂（研，水飞）、天雄（炮裂，去皮脐）、腻粉（研）各一两，龙脑半钱（研），牛黄一分（研）等组成，“上八味，为细末，炼蜜和得所，秤一两二钱，为十丸。大人中风用药一丸，入腻粉少许，新汲水化下。常服，每丸分四服，小儿分八服，新汲水化下。”方中天竺黄甘寒，清热豁痰、凉心定惊。雄黄辛苦平，有毒，祛痰镇惊。白矾，酸涩寒，吐利风热痰涎、燥湿收敛。丹砂即朱砂，甘寒，镇惊安神。天雄辛温，通行十二经。腻粉即轻粉，辛苦寒有毒。龙脑即冰片，辛苦寒。牛黄清热解毒镇惊。合而成凉开豁痰之剂，服后可能会出现上吐下利祛痰外出的表现。

《针灸资生经·卷四》曰：“气塞涎上不能语，中风候也。巢氏《病源》常论之，古方虽谓但得偃卧闷绝汗出者，心中风之候。恐未尽也。范公灸得气通，盖灸百会之力。其吐几一碗下十行者，岂服金虎丹加腻粉所致耶。”《诸病源候论·卷一·风病诸候上·中风候》曰：“心中风，但得偃卧，不得倾侧，汗出，若唇赤汗流者可治，急灸心俞百壮。若唇或青或黑，或白或黄，此是心坏为水，面目亭亭，时悚动者，皆不可复治，五六日而死。”《备急千金要方·卷八·论杂风状第一》曰：“心中风者，其人但得偃卧，不得倾侧，闷乱冒绝汗出者，心风之证也。若唇正赤尚可治，急灸心俞百壮，服续命汤。若唇或青或白或黄或黑者，此为心已坏为水，面目亭亭，时悚动者，不可复治，五六日死。”中风之候，影响到神志，心液绝汗，色候不一，则属危证。本例之要，在于气塞不通，百会之灸，最为要紧。

听会，首载于《针灸甲乙经·卷之三·耳前后凡二十穴第十一》：“听会，在耳前陷者中，张口得之，动脉应手，少阳脉气所发，刺入四分，灸三壮。”《类经图翼·八卷·经络六·足少阳胆经穴》曰：“听会（一名听河，一名后关），在耳前陷中，客主人下一寸动脉宛宛中，去耳珠下开口有空，侧卧张口取之。刺四分，灸三壮。主治耳聋耳鸣，牙车脱臼，齿痛，中风瘛疭㖞斜。”《针灸大成·卷七·足少阳经穴主治》曰：“听会，耳微前陷中，上关下一寸，动脉宛宛中，张口得之。……主耳鸣耳聋，牙车臼脱，相离一二寸，牙车急不得嚼物，齿痛，恶寒物，狂走瘛疭，恍惚不乐，中风口㖞斜，手足不随。”

颊车，首载于《灵枢·经脉第十》：“胃足阳明之脉，起于鼻之交頞中，……出大迎，循颊车，上耳前……”足阳明胃经的经脉，起自于鼻孔两旁的迎香穴，循行过程中出大迎穴，沿颊车穴，上至耳前。《素问·气穴论篇第五十八》在论述人体三百六十五气穴时指出的“曲牙二穴”，《素问·气府论篇第五十九》在论述足少阳脉气所发者六十二穴时指出的“耳下牙车之后各一”，均是指颊车穴。《针灸甲乙经·卷之三·面凡三十九穴第十》曰：“颊车，在耳下曲颊端陷者中，开口有孔，足阳明脉气所发，刺入三分，灸三壮。”《类经图翼·八卷·经络四·足阳明胃经穴》曰：“颊车（一名机关，一名曲牙），在耳下曲颊端，近前陷中，侧卧开口取之。刺三分，灸三壮。一曰灸七壮，至七七壮，炷如小麦。主治中风牙关不开，失音不语，口眼㖞斜，颊肿牙痛，不可嚼物，颈强不得回顾。凡口眼㖞斜者，㖞则左泻右补，斜则左补右泻。”

地仓，首载于《针灸甲乙经·卷之三·面凡三十九穴第十》：“地仓（一名会维），侠口傍四分，如近下是，蹻脉、手足阳明之会，刺入三分。”《针灸甲乙经·卷之十·热在五脏发痿第四》曰：“口缓不收，不能言语，手足痿躄不能行，地仓主之。”《类经图翼·八卷·经络四·足阳明胃经穴》曰：“地仓（一名会维），夹口吻旁四分外如近，下微有动脉；若久患风，其脉亦有不动者。手足阳明任脉阳跷之会。刺三分，留五呼，灸七壮，或二七壮，重者七七壮。病左治右，病右治左。艾炷宜小如粗钗脚，若过大，口反㖞，却灸承浆即愈。主治偏风口眼㖞斜，牙关不开，齿痛颊肿，目不得闭，失音不语，饮食不收，水浆漏落，眼瞤动，远视䀮䀮，昏夜无见。”《针灸大成·卷六·足阳明经穴主治》曰：“病左治右，病右治左，宜频针灸，以取尽风气。口眼㖞斜者，以正为度。”

风市，在《针灸甲乙经》中未见记载，至《针灸资生经·第一·足少阳》见载：“风市二穴，在膝外两筋间，立舒下两手著腿，当中指头陷中。疗冷痹脚胫麻，腿膝酸痛，腰重起坐难。予冬月当风市处多冷痹，急擦热手温之，略止。日或两三痹，偶谬刺以温针，遂愈。信乎能治冷痹也。不特治冷痹，亦治风之要穴。”《针灸大成·卷七·足少阳经穴主治》曰：“风市，膝上外廉两筋中，以手著腿，中指尽处是。针五分，灸五壮。主中风腿膝无力，脚气，浑身搔痒，麻痹，厉风疮。”

足三里，首载于《灵枢·本输第二》：“胃……入于下陵，下陵，膝下三寸，胻骨外三里也，为合。”《灵枢·邪气脏腑病形第四》曰：“胃合于三里，……取之三里者，低跗。……胃病者，腹䐜胀，胃脘当心而痛，上支两胁，膈咽不通，食饮不下，取之三里也。”胃的合穴在足三里，明代马莳（生卒年不详）《黄帝内经灵枢注证发微》：“取三里者，将足之跗而低下着地而取之，不使之举足。”取足三里穴时应该使足背低平。胃病出现腹部胀满，胃脘部疼痛，两胁支撑，胸膈和咽喉不通利，饮食不下，可取足三里进行治疗。《针灸甲乙经·卷之三·足阳明及股凡三十穴第三十三》曰：“三里，土也，在膝下三寸，䯒外廉，足阳明脉气所入也，为合，刺入一寸五分，留七呼，灸三壮。”

《类经图翼·八卷·经络四·足阳明胃经穴》曰："三里（即下陵，出《本输篇》），在膝眼下三寸，胻骨外廉，大筋内宛宛中，坐而竖膝低跗取之，极重按之，则跗上动脉止矣。足阳明所入为合。刺五分，留七呼，灸三壮。千金云：灸二百壮至五百壮。一云小儿忌灸三里，三十外方可灸，不尔反生疾。秋月不宜出血，恐土虚也。主治胃中寒，心腹胀痛，逆气上攻，脏气虚惫，胃气不足，恶闻食臭，腹痛肠鸣，食不化，大便不通，腰痛膝弱不得俯仰，小肠气。此穴主泻胃中之热，与气冲、巨虚上下廉同。"《针灸大成·卷六·足阳明经穴主治》曰："三里，膝下三寸，䯒骨外廉大筋内宛宛中，两筋肉分间，举足取之，极重按之，则跗上动脉止矣。足阳明胃脉所入为合土。……主胃中寒，心腹胀满，肠鸣，脏气虚惫，真气不足，腹痛食不下，大便不通，心闷不已，卒心痛，腹有逆气上攻，腰痛不得俯仰，小肠气，水气蛊毒，鬼击，痃癖，四肢满，膝胻痠痛，目不明，产妇血晕。"

绝骨，首载于《灵枢·本输第二》："胆出于窍阴，……阳辅，外踝之上，辅骨之前，及绝骨之端也，为经。"在论述阳辅穴的位置时讲到了绝骨。《灵枢·经脉第十》曰："胆足少阳之脉，……其直者，……直下抵绝骨之端，……"在论述足少阳胆经经脉循行时讲到了绝骨。《难经·四十五难》曰："髓会绝骨。"绝骨又名悬钟，《针灸甲乙经·卷之三·足少阳及股并阳维四穴凡二十八穴第三十四》曰："悬钟，在足外踝上三寸动者脉中，足三阳络，按之阳明脉绝乃取之。刺入六分，留七呼，灸五壮。"《千金翼方·卷第二十六·针灸上·足少阳胆经十五穴第二十八》曰："悬钟（一名绝骨），在外踝上三寸动者中。"《类经图翼·八卷·经络六·足少阳胆经穴》曰："悬钟（一名绝骨），在足外踝上三寸，当骨尖前动脉中，寻按取之。……为髓之会。刺六分，留七呼，灸五壮。主治心腹胀满，胃热不食，喉痹咳逆，头疸，中风，虚劳，颈项痛，手足不收，腰膝痛，脚气筋骨挛。”《针灸大成·卷七·足少阳经穴主治》：“悬钟（一名绝骨），足外踝上三寸动脉中，寻摸尖骨者是。足三阳之大络。按之阳明络绝，乃取之。……主心腹胀满，胃中热，不嗜食，脚气，膝胻痛，筋骨挛痛足不收，逆气，虚劳寒损，忧恚，心中咳逆，泄注，喉痹，颈项痛，肠痔瘀血，阴急，鼻衄，脑疽，大小便涩，鼻中干，烦满狂易，中风手足不随。”

大椎，首载于《素问·气府论篇第五十九》：“督脉气所发者二十八穴：……大椎以下至尻尾及傍十五穴……”《针灸甲乙经·卷之三·背自第一椎循督脉下行至脊骶凡十一穴第七》曰：“大椎，在第一椎上陷者中，三阳督脉之会，刺入五分，灸九壮。”《类经图翼·八卷·经络六·督脉穴》曰：“大椎（一名百劳），在第一椎上陷者中，一曰平肩。手足三阳督脉之会。刺五分，留五呼，灸五壮。一云以年为壮。大椎为骨会，骨病者可灸之。主治五劳七伤乏力，风劳食气，痎疟久不愈，肺胀胁满，呕吐上气，背膊拘急，项颈强不得回顾。一云能泻胸中之热及诸热气。若灸寒热之法，先大椎，次长强，以年为壮数。一云治身痛寒热风气痛。一云治衄血不止，灸二三十壮，断根不发。”《针灸大成·卷七·督脉穴主治》曰：“大椎，一椎上，陷者宛宛中。……主肺胀胁满，呕吐上气，五劳七伤乏力，温疟痎疟，气注背膊拘急，项颈强不得回顾，风劳食气，骨热，前板齿燥。”

风池，见于《灵枢·热病第二十三》：“所谓五十九刺者，……风池二……”风池是可以治疗热病的五十九各穴位中的两个。《针灸甲乙经·卷之三·头自发际中央傍行凡五穴第六》曰：“风池，在颞颥后发际陷者中，足少阳、阳维之会。刺入三分，留三呼，灸三壮。”《针灸资生经·第一·偃伏三》作：“风池二穴，在脑空后发际陷者中。针七分，留七呼，灸三壮。”《类经图翼·八卷·经络六·足少阳胆经穴》曰：“风池，在耳后颞颥后脑空下发际陷中按之引耳，一云耳后陷中后发际大筋外廉。足少阳阳维之会。刺四分，灸三壮七壮，炷不用大。主治中风，偏正头痛，伤寒热病汗不出，痎疟，颈项如拔，痛不得回，目眩赤痛泪出，衄衄耳聋，腰背俱痛，伛偻引项，筋力不收，脚弱无力。”《针灸大成·卷七·足少阳经穴主治》曰：“风池，耳后颞颥后脑空下，发际陷中，按之引于耳中。手足少阳、阳维之会。……主洒淅恶寒，伤寒温病汗不出，目眩苦，偏正头痛，痎疟，颈项如拔，痛不得回顾，目泪出，欠气多，鼻衄衄，目内眦赤痛，气发耳塞，目不明，腰背俱疼，腰伛偻引颈筋无力不收，大风中风，气塞涎上不语，昏危，瘿气。”

许叔微表兄头风

予中表兄，病头风二十余年，每发头痛如破，数日不食，百方不能疗。医田滋见之，曰：“老母病此数十年，得一药遂愈。”就求之，得十丸，日服一枚。十余日，滋复来，云：“头痛平日食何物即发？”答云：“最苦饮酒食鱼。”滋取鱼酒令恣食。云：“服此药十枚，岂复有头痛耶？”如其言食之，竟不发，自此遂瘥。予与滋相识数岁，临别以此方见遗。

（录自《普济本事方·卷二·头痛头晕方》）

许叔微的一个表兄罹患头痛二十多年，每次发作时，头痛严重像要破开一样，好几天都不能进食，吃了许多药未能痊愈。医生田滋知道了，说：“我的老母亲也患这个病几十年，得到一种药给治好了。”表兄当即求治，得到十粒丸药，每天服一丸。过了十几天，田滋再次来的时候，问表兄：“你平常吃什么东西能引发头痛？”回答说：“最苦恼喝酒吃鱼。”田滋就拿来酒和鱼，让表兄随便吃，声称：“这个药都吃了十粒了，哪还能再出现头痛呢？”果然像他说的，喝酒吃鱼居然也没有引发头痛，从此头痛就痊愈了。我和田滋相识好几年，临别的时候田滋把这个方子送给了我。

本案见载于《普济本事方·卷二·头痛头晕方》“硫黄丸”条后，案中此方即指硫黄丸。“硫黄丸：治头痛（《沈存中方》）。硫黄二两（研细），硝石一两。上水丸如指头大，空心腊茶嚼下”。本案之后又载：“陈州怀医有此药丸，如梧桐子大，每服十五丸，着腊懵冒者冰冷水服，下咽即豁然清爽，伤冷即以沸艾汤下。”《素问·五藏生成篇第十》云：“头痛巅疾，下虚上实，过在足少阴、巨阳，甚则入肾，徇蒙招摇，目瞑耳聋。”头痛颠顶的疾病，属于下虚上实，病在足少阴、足太阳两经，如果病势加剧，就会传入肾脏，眼花头摇，目暗耳聋。硫黄酸温，补火助阳，以温下虚；硝石苦寒，涤结除积，以去上实。沈存中即沈括（1031—1095），宋代浙江杭州钱塘，著有方书，后人将其与苏轼（1037—1101）所著方书合刊为《苏沈良方》。

许叔微认为，“下虚者，肾虚也，故肾厥则头痛；上虚者，肝虚也，故肝厥则头晕。徇蒙者，如以物蒙其首，招摇不定，目眩耳聋，皆晕之状也。故肝厥头晕，肾厥巅痛，不同如此。治肝厥，钩藤散在前”。《普济本事方·卷二·头痛头晕方》中记载“钩藤散：治肝厥头晕，清头目。钩藤、陈皮（去白）、半夏（汤浸洗七遍，薄切，焙干）、麦门冬（略用水浥去心）、茯苓（去皮）、茯神（去木）、人参（去芦）、甘菊花（去萼梗）、防风（去钗股）各半两，甘草一分（炙），石膏一两（生）。上为粗末，每服四钱，水一盏半，生姜七片，煎八分，去滓，温服。”清代叶天士（1666—1745）《普济本事方释义·卷二》云：“钩藤气味甘微寒，入手、足厥阴。陈皮气味辛温，入手、足太阴。半夏气味辛温，入胃。麦冬气味甘寒微苦，入手太阴、少阴。茯苓气味甘平淡渗，入胃。茯神气味甘平，入心。人参气味甘温，入脾、胃。甘菊花气味辛凉，入肝、胆。防风气味甘辛温，入手、足太阳。甘草气味甘平，入脾。石膏气味辛寒，入手、足阳明。又兼生姜之达表。此肝厥头晕，致眼目昏花，治以疏肝泄风凉剂，必佐以参苓等补药之护中，斯邪不胜正，病必去也。”关于肾厥头痛，《普济本事方·卷二·头痛头晕方》中记载了“玉真丸：治肾气不足，气逆上行，头痛不可忍，谓之肾厥，其脉举之则弦，按之石坚。硫黄二两，石膏（硬者不煅，研）、半夏（汤浸洗七次）各一两，硝石一分（研）。上为细末，研匀，生姜汁糊丸如梧子大，阴干。每服三十丸，姜汤或米饮下。更灸关元穴百壮，《良方》中硫黄丸亦佳”。

许叔微治一人病痉

（附：许叔微治一亲项背不能转侧）

许叔微治一人，项强筋急不可转侧，自午后发，黄昏时定，此肝肾二脏受风也。谓此必先从足起，少阴之筋，自足至项。筋者，肝之合。日中至黄昏，阳中之阴，肺也。自离至兑，阴旺阳弱之时，故《灵宝毕法》云：离至乾，肾气绝而肝气弱，肝肾二脏受邪，故发于此时。用宣州木瓜二个，取盖去瓤，没药二两，乳香二钱半，二味入木瓜缚定，饭上蒸三四次，烂研成膏。每用三钱，入生地黄汁半盏，无灰酒二盏，暖化温服，及都梁丸服之而愈。

（录自《续名医类案·卷三·痉》）

有一个人颈项部发僵，肌肉拘急，不能转身，午后开始加剧，到了黄昏才减轻，许叔微认为这是肝肾二脏受到风邪所致。肌肉拘急的症状一定是从足部开始，因为足少阴肾经的经筋从足至项。肝，在体合筋，从中午到黄昏，属于阳中之阴，归为肺，此时阴旺阳弱，所以《灵宝毕法》说：从中午到晚上这段时间，肝肾二脏之气逐渐不足，其受到邪气侵扰而罹患疾病，都在这个时段表现出来。用两个木瓜，打开一个盖子状的口，挖掉瓤子，放入乳香、没药，盖上盖子固定好，放在饭上蒸三四次，捣烂成膏。用的时候取三钱，兑好生地黄汁和无灰酒，加热后温服。同时还服用了都梁丸，病就痊愈了。

本案原载于《普济本事方·卷一·中风肝胆筋骨诸风》："木瓜煎：治筋急项强不可转侧。宣州木瓜二个（取盖去穰），没药二两（研），乳香一分（乳钵坐水盆中，研）。上二味，纳木瓜中，用盖子合了，竹签定之，饭上蒸三四次，烂研成膏子。每服三五匙，地黄酒化下，生地黄汁半盏，无灰上酝二盏和之，用八分一盏，热暖化膏。有人患此病，自午后发，黄昏时定。予曰：此患必先从足起。《经》言：十二经络各有筋，惟足少阳之筋，自足至顶，大抵筋者肝之合也。日中至黄昏，天之阳，阳中之阴也。又曰：阳中之阴，肺也，自离至兑，阴旺阳弱之时。故《灵宝毕法》云：离至乾，肾气绝而肝气弱，肝肾二脏受阴气，故发于是时。予授此方，三服而愈。"《素问·阴阳应象大论篇第五》《素问·五运动大论篇第六十七》云："肝生筋……在体为筋。"肝血能够养筋，在人体中为筋。《素问·宣明五气篇第二十三》云："肝主筋。"《灵枢·五色第四十九》指出"肝合筋"，肝主宰筋。《素问·至真要大论篇第七十四》指出"诸痉项强，皆属于湿"，凡是痉病颈项强直，都是因湿而病。《普济本事方释义·卷一》云："木瓜气味酸平，入手足太阴，能行下焦，治霍乱转筋诸恙。没药气味苦平，通瘀血，入足阳明。乳香气味辛微温，入手足少阴，宣通瘀痹。病致筋急项强不能转侧者，得木瓜之收敛正气，通行下焦，又兼二味之通瘀伸经，生地黄汁之润下，酒之辛温上升，使经络之中安妥，病何由得留哉。"古人在发酵酿酒时加入石灰来防酒酸，所以无灰酒是指不加石灰的酒。加入石灰的酒能聚湿生痰，所以以酒入药时采用无灰酒。都梁丸即以白芷为丸，参见宋代杨介治王定国头痛案。《灵宝毕法》，全名《秘传正阳真人灵宝毕法》，又名《钟离授吕公灵宝毕法》，相传为吕洞宾之师、五代道士钟离权撰，是钟吕丹法嫡传西山派丹法主要经典。

《普济本事方·卷二·治肺肾两经病》在“椒附散”条下还记录了一例“项背不能转侧”者：“一亲患项筋痛，连及背胛不可转，服诸风药皆不效。予尝忆《千金髓》有肾气攻背项强一证，予处此方与之，两服顿瘥。自尔与人皆有验。盖肾气自腰夹脊上至曹溪穴，然后入泥丸宫。曹溪一穴，非精于搬运者不能透，今逆行至此不得通，用椒以引归经则安矣。肾气上达，椒下达。诗言：椒聊且；贻我握椒。皆是此意也。曹溪穴，即风府穴是也，在项发际上一寸大筋内宛宛中。治头痛颈项急，不得回顾，针入三分，禁不可灸，不幸使人失音。道家般运有夹脊双关图，令精气逆流，朝会于泥丸宫，泥丸即顶心是也，名百会穴，是第一。”一位亲属患脖筋疼痛，牵连背部肩胛不能转动，服用各种祛风药物没有效果。许叔微想起唐代孙思邈《千金髓方》中记载着肾气攻背项强一证，于是就开了这个方子，服用两剂就痊愈了。从此后别人使用也都有效。肾气从腰部发出，沿着脊向上到达曹溪穴，然后进入泥丸宫。曹溪穴是只有精通道家般运术才能运通的，现在经气逆行到这里无法通过，用川椒来引气归经才行。肾气是上达的，而川椒是下达的。《诗经·陈风·东门之枌》云：“视尔如荍（音荞），贻我握椒。”我看你像锦葵花一样美丽，你就送我一把花椒吧；《诗经·唐风·椒聊》云：“椒聊且（音居），远条且。”椒树所凭借的（果实）将要离去，那较远的枝条也将要离去，都说的是川椒。曹溪穴就是风府穴，在后发际正中直上一寸枕骨和第一颈椎之间，可治疗头痛、颈项拘急，不能回头看的疾患，针刺入三分，禁止艾灸，如出意外可使人发不出声音。道家的般运术中有夹脊双关图，让精气逆流，聚会在泥丸宫，泥丸即头顶正中，称为百会穴。

椒附散“治肾气上攻，项背不能转侧。大附子一枚，六钱以上者（炮，去皮脐，末之）。上每末二大钱，好川椒二十粒，用白面填满，水一盏半，生姜七片，同煎至七分，去椒入盐，通口空心服。”附子通行十二经，性善走；川椒辛温，《本草纲目·果部第三十二卷·蜀椒》认为其可“散寒除湿，解郁结，消宿食，通三焦，温脾胃，补右肾命门”。两者温补肾阳，散寒止痛，升降相因，可治项背不能转侧。《普济本事方释义·卷二》云：“附子气味咸辛大热，入手足少阴。川椒气味辛热，入足厥阴。病因下焦空虚，肾气不安其位，反上攻项背，不能转移。微佐以盐，使其引归经络。”通口是指晨起漱口后，口腔干净通畅的状态。

道家的般（搬）运术也叫遁术、五鬼搬运，可能源于西周时代。南朝刘宋时期范晔（398—445）《后汉书·卷八十二下·方术列传第七十二下·左慈》记载了左慈精通此术的六个故事：钓取松江鲈鱼、取用蜀中生姜、搬运百人酒肉、被捕穿墙逃走、集市同形逃遁、群羊变羝逃遁。清代蒲松龄（1640—1715）《聊斋志异·卷一》所载“种梨”“劳山道士”等，纪晓岚（1724—1805）《阅微草堂笔记·卷一·滦阳消夏录一》所载“般运术”等皆属此类。

许叔微治董生不寐

许叔微治四明董生者，患神气不宁，卧则魂飞扬，身虽在床，而神魂离体，惊悸多魇，通宵不寐，更数医莫效。许诊视之，问曰：“医作何病治之?”董曰：“众皆以为心病。”许曰：“以脉言之，肝经受邪，非心也。肝经因虚，邪气袭之，肝藏魂者也，游魂为变。平人肝不受邪，卧则魂归于肝，神静而得寐。

今肝有邪，魂不得归，是以卧则飞扬，若离体也。肝主怒，故小怒则剧（论症精确）。”董生欣然曰：“前此未之闻也，虽未服药，似觉沉疴去体矣，愿求药以治之。”许曰：“公且持此说，与众医议所治之方，而徐质之。”阅旬日复至云：“医遍考古今方书，无与对病者。”许乃为处二方，服一月而病悉除。方以真珠母为君，龙齿佐之（方内以人参为臣，方妙）。真珠母入肝为第一，龙齿与肝同类故也。龙齿、虎睛，今人例以为镇心药，殊不知龙齿安魂，虎睛定魄，各言其类也。东方苍龙木也，属肝而藏魂；西方白虎金也，属肺而藏魄。龙能变化，故魂游而不定，虎能专静，故魄止而能守。许谓治魄不宁者，宜以虎睛，治魂飞扬者，宜以龙齿。万物有成理而不失，亦在夫人达之而已。

（录自《名医类案·卷六·不寐》）

浙江宁波有一位姓董的儒生，罹患神气不宁，躺下后感觉自己神魂离体，灵魂出窍，因而害怕担忧，心慌不安，噩梦连篇，整夜睡不着。换了数位医生都未见效，请许叔微诊视。许叔微问他：“前几位医生如何诊治的呀？”董生说：“都认为是心病。”许叔微说：“从脉象来看，是邪气犯肝，并非心病。肝经不足的情况下，邪气犯肝，肝是藏魂之所，魂失所藏而出现这些表现。正常情况下，肝不受邪侵，躺下后魂就回归于肝，心神安静就能够睡着。现在肝受邪侵，魂不归肝，所以躺下就感觉像神魂离体一样。肝主怒，所以稍一发怒就加剧。”董生听了很高兴，说：“在此之前没有人这么给我说过，现在虽然还没吃药，好像已经好了一大半，我愿意服用您开的药来治疗。”许叔微说：“你可以拿我的观点和其他医生讨论，在前人方书中慢慢查检。”过了十几天，董生来找许叔微，说：“大家找遍了古今医书，没有描述过我这个病的。”于是，许叔微才开了两个方子，服用了一个月，董生就痊愈了。方中用珍珠母为君药，配伍龙齿。这是因为珍珠母入肝经，龙齿与肝同气相求。现在人们习惯把龙齿、虎睛当作镇心药，却不知道龙齿安魂，虎睛定魄，各是各的归属。肝系涵盖东方苍龙，属木，藏魂，肺系涵盖西方白虎，属金，藏魄。龙能行云布雨而变化，所以魂是游而不定的，虎能据守待猎而专静，所以魄是止而能守的。许叔微认为治疗魄不宁时适合用虎睛，治疗魂飞扬时适合用龙齿。天地万物有固有的规律，也在于人能通晓掌握才行。

本案原载于《普济本事方·卷一·中风肝胆筋骨诸风》："绍兴癸丑，予待次四明，有董生者，患神气不宁，每卧则魂飞扬，觉身在床而神魂离体，惊悸多魇，通夕无寐。更数医而不效。予为诊视，询之曰：'医作何病治？'董曰：'众皆以为心病。'予曰：'以脉言之，肝经受邪，非心病也。肝经因虚，邪气袭之，肝藏魂者也，游魂为变。平人肝不受邪，故卧则魂归于肝，神静而得寐。今肝有邪，魂不得归，是以卧则魂扬若离体也。肝主怒，故小怒则剧。'董欣然曰：'前此未之闻，虽未服药，已觉沉疴去体矣，愿求药法。'予曰：'公且持此说，与众医议所治之方而徐质之。'阅旬日复至，云：'医遍议古今方书，无与病相对者。'故予处此二方以赠，服一月而病悉除。此方大抵以珍珠母为君，龙齿佐之。珍珠母入肝经为第一，龙齿于肝相类故也。龙齿、虎睛，今人例作镇心药，殊不知龙齿安魂，虎睛定魄，各言类也，东方苍龙木也，属肝而藏魂；西方白虎金也，属肺而藏魄。龙能变化，故魂游而不定；虎能专静，故魄止而有守。予谓治魄不宁者宜以虎睛；治魂飞扬者宜以龙齿。万物有成理而不识，亦在夫人达之而已。"绍兴（1131—1162）是南宋高宗赵构（1107—1187）的年号。癸丑是1133年。四明是指今浙江宁波地区。当时许叔微正在四明等待任职补缺。

此二方指珍珠丸与独活汤。《普济本事方·卷一·中风肝胆筋骨诸风》云："治肝经因虚内受风邪，卧则魂散而不守，状若惊悸。珍珠丸：珍珠母三分（研如粉，同碾），当归（洗去芦，薄切，焙干后秤）、熟干地黄（酒洒，九蒸九曝，焙干）各一两半，人参（去芦）、酸枣仁（微炒，去皮，研）、柏子仁各一两（研），犀角（镑为细末）、茯神（去木）、沉香、龙齿各半钱。上为细末，炼蜜为丸，如梧子大，辰砂为衣。每服四五十丸，金银薄荷汤下，日午夜卧服。独活汤：独活（黄色如鬼眼者，去芦，洗，焙，秤）、羌活（去芦）、防风（去钗股）、人参（去芦）、前胡（去苗，净洗）、细辛（华阴者去叶）、五味子（拣）、沙参、白茯苓（去皮）、半夏曲、酸枣仁（微炒，去皮，研）、甘草各一两（炙）。上为粗末。每服四大钱，水一盏半，生姜三片，乌梅半个，同煎至八分去滓，不拘时候。”

《灵枢·本神第八》云：“随神往来谓之魂，并精而出入者谓之魄。”随着神的往来活动而出现的知觉机能叫作魂，跟精气一起出入而产生的运动机能叫作魄。《素问·六节藏象论篇第九》云：“肺者，气之本，魄之处也……肝者，罢极之本，魂之居也。”肺是气的根本，是藏魄的所在；肝是四肢的根本，是藏魂的所在。许叔微认为卧则魂归于肝，神静而得寐，故首先辨证认为病属于肝，而非心病。其次，患者董生是文化程度较高的人，故需从理论上使其认同方能获效。再者，讨论魂魄异治，认识也是非常独到的。患者整夜无寐，许叔微认为这是因为肝经不足，邪气袭之，肝受邪气，魂不得归于肝而游于外，神亦不得归于其舍，故神魂游荡，所以卧则魂飞扬若离体也。肝主怒，所以稍怒则加剧。多魇，即梦中多惊。参照治疗用药，以方测证，患者所受当为风邪。

许叔微指出珍珠母入肝经为第一要药，可重镇安神，平肝潜阳，以为君药。龙齿重镇安魂，当归、熟地、酸枣仁、柏子仁养血安神，人参、茯神益气以养血安神，犀角、沉香引药入经，独活汤散入肝经之风邪。服药时间，一是日午，一是夜卧，充分利用休息前口服起效及时发挥作用。治疗前与患者的充分沟通也是重要因素，尤其是具有一定文化知识背景的患者。《普济本事方释义·卷一》云：“（珍珠丸）此安神息风之方也。珍珠母气味咸寒，入足厥阴，以之为君。熟地黄气味甘寒微苦，入足少阴，当归气味苦辛甘微温，入手少阴，二味为臣。人参气味甘微温，入足阳明；柏子仁气味苦辛微温，入足厥阴；枣仁气味苦平，入手少阴；茯神气味甘平，入手少阴；犀角气味苦酸咸寒，入足厥阴；龙齿气味凉涩，入足厥阴；沉香气味辛微温，入足少阴。以之为佐使者，因肝虚受邪，内风鼓动，致神魂不守。藉水之滋养，肝风得息，飞扬者得以镇静，使坎离交合，神旺气和，自然安适矣。”又云：“（独活汤）此祛风养正之方也。独活气味苦辛甘平，气味俱薄，浮而升，阳也，入足厥阴、少阴，引经之风药，故以之为君。防风气味辛甘温，入手足太阳之风药；细辛气味辛温，气厚于味，阳也，入足厥阴、少阴，引经之药；枣仁气味苦平，入手少阴；前胡气味苦辛、微寒，阳中之阴，降也，入手足太阴、阳明之风药，其功长于下气；半夏气味苦辛微温，沉而降，阴中阳也，入足阳明，除痰散逆；五味子气味酸苦咸微温，收敛散逆之气，入足少阴；沙参气味甘苦微寒，能补五脏之阴，入足厥阴；羌活之气味与独活同，入足太阳，兼能利水；甘草气味甘平，兼通入十二经络，诸味得之，皆能缓其性，乃君子之品也；茯苓气味甘平淡渗，入足阳明，引诸药达于至阴之处；人参气味甘微温，入足阳明，能补五脏之阳，使身中正气大旺，外邪不能侵犯矣。”

清代俞震在《古今医案按·卷六·不寐》指出“肝胆之不寐易治，而心之不寐难瘥”。临床所见，“病者辗转床褥，必求其寐，愈不肯寐，更生烦恼，去寐益远”。故治疗不寐需终止失眠、焦虑的状态。“慈山先生《老老恒言》云：‘寐有操纵二法。操者，如贯想头顶，默数鼻息，返观丹田之类，使心有所著，乃不纷驰，庶可获寐；纵者，任其心游思于杳渺无朕之区，亦可渐入朦胧之境。’此诚慧心妙悟，可补轩岐所不逮”。《老老恒言》是清代曹庭栋（1700—1785）所著的养生学专著，其所录的“操纵”方法可归属于放松疗法中的想象放松法。人的情绪反应包括主观体验、生理反应、表情。放松疗法通过改变生理反应来改变主观体验，即通过训练使被训练者能随意放松自己的肌肉来缓解紧张、焦虑的情绪。

许叔微治癫狂三案

许叔微《本事方》云：军中有一人犯法，褫衣将受刀，得释，神失如痴，与惊气丸一粒，服讫而寝，及觉，病已失矣。江东张提辖妻，因避寇，失心已数年，授以方随愈。又黄山沃巡检妻，狂厥逾年，更十余医不愈，亦授其方，去附子，加铁粉，不终剂而愈。铁粉非但化痰镇守，至如推抑肝邪特异。若多恚怒，肝邪太盛，铁粉能制之。《素问》言阳厥狂怒，治以铁落，金制木之意也。

（录自《名医类案·卷八·颠狂心疾》）

军队中有一个人违犯了军法，被脱了衣服等待砍头，后来又被释放了，于是精神异常像傻了一样，给予一颗惊气丸，服用之后睡了一觉，醒来后就好了。江东提辖张载扬的妻子，因为躲避流窜的土匪，精神异常已经三年了，服用这个方子后痊愈了。黄山巡检沃彦的妻子，罹患狂厥一年多，换了十几位医生也没有治愈，也是用这个方子，去附子，加铁粉，没有喝完就痊愈了。生铁落不但能够重镇化痰，而且能够抑制过亢的肝气。如果经常生气发火，肝气太旺，生铁落也能制约它。《素问·病能论篇第四十六》讲阳厥狂怒，治以铁落，是金能克木的意思。

本案原载于《普济本事方·卷二·治心小肠脾胃病》“惊气丸”条后：“戊申年，军中一人犯法，褫衣将受刃，得释，神失如痴，予与一粒，服讫而寐，及觉，病已失矣。江东提辖张载扬，其妻因避寇，失心已数年，予授此方，不终剂而愈。又黄山沃巡检彦，其妻狂厥者逾年，更十余医而不验，予授此方，去附子加铁粉，亦不终剂而愈。铁粉非但化涎镇心，至如摧抑肝邪特异，若多恚怒，肝邪太盛，铁粉能制伏之。《素问》言：阳厥狂怒，治以铁落饮，金制木之意也，此亦前人未尝论及。”此三案皆以惊吓得之，所谓惊心动魄，神不守舍，治以行气化痰、重镇安神之法。戊申年是1128年。提辖是宋代州、郡设置的武官，主管统辖军队、训练教阅、督捕盗贼等。巡检是宋代在京师府界东西两路、京城四门、沿边、沿江、沿海等地设置巡检司的官员，主管训练甲兵、巡逻州邑等。

惊气丸“治惊忧积气，心受风邪，发则牙关急紧，涎潮昏塞，醒则精神若痴。附子（炮，去皮脐）、南木香、白僵蚕（去丝嘴，炒）、花蛇（酒浸，去皮骨，炙）、橘红、天麻（去芦）、麻黄（去根节）各半两，干蝎一两（去毒），紫苏子一两（淘洗），天南星（洗浸，薄切片，姜汁浸一夕）半两，朱砂（水飞）一分（留少许作衣）。上为末，入研脑麝少许，同研极匀，炼蜜杵丸如龙眼大。每服一粒，金银薄荷汤化下，温酒亦得。此予家秘方也”。《普济本事方释义·卷二》云：“苏子气味辛温，入手太阴、足厥明，能降逆下气。附子气味辛咸大热，入手足少阴。南木香气味辛温，入足厥阴。白僵蚕气味咸辛平，入手足阳明，引经之药。白花蛇气味甘咸温，能截惊定搐，搜风透骨。橘红气味苦辛温，入手足太阴。天麻气味辛平，入足阳明、厥阴，能息风，止头晕。麻黄气味辛温，入手太阴、足太阳，表散药中之峻利者也。天南星气味苦辛温，入手足太阴。干蝎气味甘平，入足厥阴。因惊致病，必用朱砂之苦微温入心，再佐以麝香之辛香走窍，薄荷或酒之上升作引，则降气、温经、疏风、搜逐而疾去矣。”

之后去附子是因狂兼热邪，加生铁落是加强重镇之力。《普济本事方释义·卷二》云：“铁粉气味咸平，入足厥阴，能安神强志。”生铁落，辛凉，入肝心，可平肝镇惊。《素问·病能论篇第四十六》云：“帝曰：有病怒狂者，此病安生？岐伯曰：生于阳也。帝曰：阳何以使人狂？岐伯曰：阳气者，因暴折而难决，故善怒也，病名曰阳厥。帝曰：何以知之？岐伯曰：阳明者常动，巨阳少阳不动，不动而动大疾，此其候也。帝曰：治之奈何？岐伯曰：夺其食即已，夫食入于阴，长气于阳，故夺其食即已。使之服以生铁洛为饮，夫生铁洛者，下气疾也。”有一种使人狂怒的病，发生于阳气过盛。阳气因为突然有所挫折，而难以疏解，所以容易发怒，这个病叫阳厥。正常人阳明经脉象人迎穴是跳动的，太阳经脉和少阳经脉其动是隐匿的。如果平素不怎么搏动而突然搏动太快，这就是阳厥善怒而狂的证候。治疗阳厥，减少膳食摄入就可痊愈。这是因为饮食入胃，能够助长阳气，所以减少饮食摄入，阳明气衰，就能治好阳厥。再给服用生铁落，因为生铁落是能去除癫狂一类疾患的。

减少膳食摄入可动员体内的脂肪分解来供能。脂肪分解所产生的酮体，包括乙酰乙酸、β－羟丁酸、丙酮，可以作为替代葡萄糖的供能物质为脑组织提供能量。酮体替代葡萄糖为脑组织供能，可减少脑组织的兴奋性而具有一定的抗癫痫作用。利用这一点，从20世纪20年代开始，提出了生酮饮食即高脂肪低糖类饮食来应用于癫痫的治疗，取得了一定的效果。这也说明了夺食的治疗作用。

许叔微治王仲礼妹热入血室

许学士治一妇，病伤寒，发寒热，遇夜则如见鬼状，经六七日，忽然昏塞，涎响如引锯，牙关紧急，瞑目不知人，病势危困。许视之曰："得病之初，曾值月经来否？"其家云："经水方来，病作而经遂止，后一二日发寒热，昼虽静，夜则有鬼祟，从昨日不省人事。"许曰："此乃热入血室证，仲景云：'妇人中风，发热恶寒，经水适来，昼则明了，暮则谵语，如见鬼状，发作有时，此名热入血室。'医者不晓，以刚剂与之，遂致胸膈不利，涎潮上脘，喘急息高，昏冒不知人。当先化其痰，后除其热。"乃急以一呷散投之，两时顷，涎下得睡，即省人事；次授以小柴胡汤加生地，三服而热除，不汗而自解矣。

（录自《名医类案·卷十一·热入血室》）

王仲礼的妹妹罹患伤寒，恶寒发热，到了晚上就出现幻觉，像看到鬼一样，过了六七天，忽然神志昏愦，闭着眼睛，牙关紧闭，喉中痰涎壅盛，病情危重。请许叔微诊视，问其家人："刚得病的时候，是否正值月经来潮？"家人说："正赶上来月经，得了病月经就没了，过了一两天就恶寒发热，白天虽然安静一些，但到了晚上就像有鬼作祟一样，从昨天开始不省人事。"许叔微说："这是热入血室证，张仲景说过，妇人患中风，发热恶寒，正赶上月经来潮，白天明白，晚上胡言乱语，就像见到鬼一样，发作有规律，这叫作热入血室。医生如果不知道，给予攻邪药物服用，就会使胸膈不利，痰涎壅盛于上，气息喘促，神志昏蒙，不省人事。应该先化痰，再清热。"于是赶紧给予服用一呷散，过了两个时辰，痰涎就减少了，睡了一觉就清醒了。接着服用小柴胡加地黄汤，三剂后未再发热，没有用汗法就痊愈了。

本案原载于《普济本事方·卷八·伤寒时疫上》“小柴胡加地黄汤”条后：“辛亥中寓居毗陵，学官王仲礼，其妹病伤寒发寒热，遇夜则如有鬼物所凭，六七日忽昏塞，涎响如引锯，牙关紧急，瞑目不知人，疾势极危，召予视。予曰：‘得病之初，曾值月经来否？’其家云：‘月经方来，病作而经遂止，得一二日，发寒热，昼虽静，夜则有鬼祟。从昨日来涎生不省人事。’予曰：‘此热入血室证也。仲景云：妇人中风，发热恶寒，经水适来，昼则明了，暮则谵语，如见鬼状，发作有时，此名热入血室。医者不晓，以刚剂与之，遂致胸膈不利，涎潮上脘，喘急息高，昏冒不知人。当先化其涎，后除其热。’予急以一呷散投之，两时顷，涎下得睡，省人事；次授以小柴胡汤加地黄汤，三服而热除，不汗而自解矣（一呷散附卷末）。”辛亥是1131年，毗陵是今常州地区的古称，学官是指主管学务的官员或官学教师。

《伤寒论·卷第四·辨太阳病脉证并治下第七》云：“妇人中风，七八日续得寒热，发作有时，经水适断者，此为热入血室，其血必结，故使如疟状，发作有时，小柴胡汤主之。”妇女患中风病，已经七八天，又出现恶寒发热之证，而且发作有定时，月经恰巧在此时停止的，这就是热入血室，邪热与血必然结滞，所以才出现寒热如疟，而且发作有一定的时间，应当用小柴胡汤治疗。《伤寒论·卷第四·辨太阳病脉证并治下第七》云：“妇人伤寒，发热，经水适来，昼日明了，暮则谵语，如见鬼状者，此为热入血室，无犯胃气，及上二焦，必自愈。”妇女患伤寒病，发热，恰逢月经来潮之时，白天神志清楚，到了黄昏就谵语，好像见鬼一样，这也是热入血室，治疗上不要损伤胃气，也不要损伤中上二焦，病必然会自愈。

前人对血室有不同的认识。金代成无己（约1063—1156）认为血室指冲脉，《伤寒明理论·卷三·热入血室第四十五》

云："人身之血室者，荣血停止之所，经脉留会之处，即冲脉是也。"明代方有执（1523—1593）、清代程钟龄（1662—1735）同意此说。明代张景岳认为血室指子宫，《类经附翼·三卷·求正录·三焦胞络命门辨》云："子宫者……医家以冲任之脉盛于此，则月事以时下，故名之曰血室。"后世同意此说者众多。清代柯韵伯（生卒年不详）认为血室指肝经，《伤寒来苏集·伤寒论注·卷三·阳明脉证上》云："血室者，肝也，肝为藏血之脏，故称血室。"目前多数学者认为血室指血分，热入血室即热入血分。妇人经期胞门开，感邪化热入血；肝藏血而开窍于目，故所见之状反映血分之病；血分属阴，邪气盛实，故遇夜则发。

小柴胡加地黄汤"治妇人室女伤寒发热，或发寒热，经水适来或适断，昼则明了，夜则谵语，如见鬼状。亦治产后恶露方来，忽尔断绝。柴胡一两一分（去苗，洗净），人参（去芦）、半夏（汤洗七次）、黄芩（去皮）、甘草（炙）、生干地黄各半两。上粗末，每服五钱，水二盏，生姜五片，枣二枚，同煎至八分，去滓温服"。《普济本事方释义·卷八》云："柴胡气味辛甘平，入足少阳。人参气味甘温，入足阳明。半夏气味辛温，入足阳明。黄芩气味苦寒，入手太阴、少阳。甘草气味甘平，入足太阴，能缓诸药之性。生干地黄气味甘苦微寒，入手足少阴、厥阴。姜、枣之辛甘，入荣卫。妇人病伤寒，或发寒热，经水适来适断，昼则明了，夜则谵语，如见鬼状，谓之热入血室。外邪已入血分，更恐其深入至阴之处，故用小柴胡汤加生地，以凉其血分，则热缓而神安矣。"

《普济本事方·卷八》云："一呷散，即《九籥卫生方》驱风妙应散，疗危恶诸风，角弓反张，失音不语，牙关紧急，涎潮发搐，目瞪直视，精神昏塞。大天南星（不拘多少）。上选腊辰日，以河水露星宿下浸四十九日，浸毕取出，用米泔水洗去滑，焙干为细末。每服大人用一钱，小儿一字，并生姜薄荷汤调服。

如牙关紧急，口紧不开，即斡开口，先以此药末揩牙，须臾口开，即温温灌之。”

许叔微治一妇热入血室

一妇人患热入血室证，医者不识，用补血调气药，治之数日，遂成血结胸，或劝用前药。许公曰：“小柴胡已迟不可行也，无已，刺期门穴斯可矣。予不能针，请善针者治之。”如言而愈。或问：“热入血室何为而成结胸也?”许曰：“邪气传入经络，与正气相搏，上下流行，遇经水适来适断，邪气乘虚入于血室，血为邪所迫，上入肝经，肝受邪则谵语见鬼；复入膻中，则血结于胸中矣。何以言之？妇人平居，水养木，血养肝，方未受孕则下行之为月水，既孕则中蓄之以养胎，及已产则上壅之以为乳，皆血也。今邪逐血并归于肝经，聚于膻中，结于乳下，故手触之则痛，非药可及，故当刺期门也。”

（录自《名医类案·卷十一·热入血室》）

一位妇人患热入血室证，医生没有识别出来，服用补血调气药，治疗了几天，演变成为血结胸证，有人劝她继续服用补血调气药。许叔微诊视后认为，“目前小柴胡汤已经不适用了，可以试试针刺期门穴。但是我不会针灸，可请擅长针灸的医生治疗”。后来就像许叔微说的那样痊愈了。有人就问他：“热入血室证怎么就转化成结胸证了呢?”许叔微说：“邪气传入经络，和正气相搏，上下流行，如果正值月经来潮，邪气就会乘虚侵入血室，血被邪气胁迫，向上传入肝经，就出现胡言乱语，像看到鬼一样；如果侵入膻中，就会出现血结在胸中。为什么这么说呢？妇人在平常的时候，木靠水来涵养，肝靠血来涵养，在怀孕之前肝血向下行成为月经，怀孕后存蓄在体内来滋养胎儿，生产以后就向上成为乳汁，这都依赖肝血。现在，邪气胁迫血侵入肝经，结聚在膻中和乳房下，所以有局部压痛。这不是单靠药物就能治得了的，应该针刺期门穴。”

本案原载于《普济本事方·卷八·伤寒时疫上》“小柴胡加地黄汤”条后：“又记一妇人患热入血室证，医者不识，用补血调气药，涵养数日，遂成血结胸，或劝用前药。予曰：‘小柴胡用已迟，不可行也。无已，则有一焉。刺期门穴斯可矣。但予不能针，请善针者治之。’如言而愈。或问曰：‘热入血室，何为而成结胸也？’予曰：‘邪气传入经络，与正气相搏，上下流行，或遇经水适来适断，邪气乘虚入于血室，血为邪迫，上入肝经，肝受邪则谵语而见鬼。复入膻中，则血结于胸矣。何以言之？妇人平居，水当养于木，血当养于肝也，方未受孕则下行之以为月水，既妊娠则中蓄之以养胎，及已产则上壅之以为乳，皆血也。今邪逐血并归肝经，聚于膻中，结于乳下，故手触之则痛，非汤剂可及，故当刺期门也。’”

《伤寒论·卷第四·辨太阳病脉证并治下第七》载：“妇人中风，发热恶寒，经水适来，得之七八日，热除而脉迟身凉。胸胁下满，如结胸状，谵语者，此为热入血室也，当刺期门，随其实而取之。”妇女患太阳中风病，发热怕冷，适逢月经来潮，得病已七八天，发热退而脉迟身凉。胸胁以下胀满，好像结胸证，而且有谵语的，这是邪热已侵入血室，应当针刺期门穴，对热实证用泻法治疗。

期门，首载于《伤寒论》。《针灸甲乙经·卷之三·腹自期门上直两乳侠不容两傍各一寸五分下行至冲门凡十四穴第二十二》云：“期门，肝募也，在第二肋端，不容傍各一寸五分，上直两乳，足太阴厥阴、阴维之会，举臂取之，刺入四分，灸五壮。”期门在乳中线上，乳头下二肋间，当第六肋间隙取之。《针灸资生经·第一·腹四》云：“期门二穴，肝之募，在不容旁寸半，直两乳第二肋端。针四分，灸五壮。”《针灸资生经·第五·胸满》云：“胸胁满灸期门。”《针灸资生经·第七·伤寒》云：“期门，治妇人伤寒过经不解，当针期门，使经不传。”《类经图翼·八卷·经络六·足厥阴肝经穴》云：“期门，在不容旁一寸五分，上直乳第二肋端。肝之募也，足厥阴太阴、阴维之会。刺四分，灸五壮七壮。主治伤寒，胸中烦热，奔豚上下，目青而呕，霍乱泻痢，腹硬胸胁积痛支满，呕酸善噫，食不下，喘不得卧。一妇人患伤寒热入血室，医者不识。许学士曰：小柴胡已迟，当刺期门，予不能针，请善针者针之。如言而愈。”《针灸大成·卷七·足厥阴经穴主治》云：“期门，直两乳二肋端，不容旁一寸五分。……主胸中烦热，奔豚上下，目青而呕，霍乱泄利，腹坚硬，大喘不得安卧，胁下积气，伤寒心切痛，喜呕酸，食饮不下，食后吐水，胸胁痛支满，男子妇人血结胸满，面赤火燥，口干消渴，胸中痛不可忍。伤寒过经不解，热入血室，男子则由阳明而伤，下血谵语，妇人月水适来，邪乘虚而入，及产后余疾。”

许叔微治一妇脏躁

一妇无故悲泣不止，或谓之有祟，祈禳请祷不应。许学士曰：“《金匮》云，妇人脏躁，喜悲伤欲哭，象如神灵所作，数欠伸者，甘麦大枣汤主之。”用其方十四帖而愈。盖悲属肺。《经》云：在脏为肺，在志为悲。又曰：精气并于肺则悲是也。此方补脾而能治肺病者，虚则补母之义也。

（录自《古今医案按·卷五·七情·悲》）

一位妇人无缘无故出现悲伤哭泣，难以自已，有人说这是神灵作祟，祈祷禳解等都不灵验。许叔微诊视后说：“《金匮要略方论·卷下·妇人杂病脉证并治第二十二》讲，妇人患脏躁，容易悲伤想哭，好像有神灵附着而作，常作哈欠伸展，用甘麦大枣汤治疗。”于是服用甘麦大枣汤十四剂痊愈。在情志方面悲忧属于肺，《素问·阴阳应象大论篇第五》：“在藏为肺……在志为忧。”《素问·五运行大论篇第六十七》云：“在脏为肺……其志为忧。”《素问·宣明五气篇第二十三》云：“五精所并：精气……并于肺则悲。”五脏之精气相并，便发生疾病：精气并于肺则出现悲哀。这个方子是补益脾气的，能用来治疗肺病是因为土能生金，虚则补其母的治法。

本案原载于《普济本事方·卷十·妇人诸疾》“甘麦大枣汤”条后：“乡里有一妇人数欠伸，无故悲泣不止。或谓之有祟，祈禳请祷备至，终不应。予忽忆《金匮要略》有一症云：‘妇人脏躁，悲伤欲哭，象如神灵所作，数欠伸者，甘麦大枣汤。’予急令治此药，尽剂而愈。古人识病制方，种种妙绝如此，试而后知。”《名医类案·卷三·笑哭不常》中转引为：“一妇无故悲泣不止，或谓之有祟，祈禳请祷，备至不应。《金匮要略》有一症云，妇人脏躁，喜悲哀伤欲哭，象如神灵所作，数欠伸者，甘麦大枣汤主之。其方甘草三两，小麦一升，大枣十枚，水六升，煮取三升，分温三服，亦补脾气。十四帖而愈。悲属肺。《经》云：在脏为肺，在志为悲。又云：精气并于肺则悲是也。此方补脾，盖虚则补母之义也。”

《金匮要略方论·卷下·妇人杂病脉证并治第二十二》云：“妇人脏躁，喜悲伤欲哭，象如神灵所作，数欠伸，甘麦大枣汤主之。甘草三两，小麦一升，大枣十枚。上三味，以水六升，煮取三升，温分三服。亦补脾气。”脏躁是脏阴不足，虚热躁扰所致。肺在志为悲，五声为哭，妇人易失于血，而血主润之，肺失濡润则津伤肺躁，悲伤欲哭而为脏躁。甘麦大枣汤补土生金，缓急润燥，补益心脾，宁心安神。《普济本事方释义·卷十》云：

“甘草气味甘平，入足太阴。小麦气味甘微寒，入手少阴、太阳。大枣气味甘平，入足太阴。妇人脏躁，悲伤欲哭，状如遇祟者，诸药无效，此方能治之。盖脾土为万物之母，中土不振则木来乘之。药虽三味，甘、枣独补脾，小麦独入心，以火为土之母也。火土有权，中宫有恃，病何自而来哉?”清代徐彬（生卒年不详）《金匮要略论注》云：“小麦能和肝阴之客热而养心液，且有消烦利溲止汗之攻，故以为君；甘草泻心火而和胃，故以为臣；大枣调胃而利其上壅之躁，故以为佐。盖病本于血，必为血主，肝之子也，心火泻而土气和，则胃气下达。肺脏润，肝气调，躁止而病自除也。”甘草当为生甘草。

许叔微治王希皋面痛

许学士治王检正，患鼻额间痛，或麻痹不仁，如是数年。忽一日连唇口、颊车、发际皆痛，不开口，难言语，饮食亦妨，在额与颊上常如糊，手触之则痛作。足阳明经络受风毒传入，血凝滞而不行，故有此症。或者以排风、小续命、透髓丹之类与之，皆不效。乃制犀角升麻汤赠之，数日而愈。犀角、升麻、防风、羌活、川芎、白附、白芷、黄芩、甘草，上粗末，每服四钱水煎，日三四服（阳明经络环唇挟舌，起于鼻頞中，循颊车上耳前，过客主人，循发际至额颅。今所患皆一经络也）。

（录自《续名医类案·卷十六·面》）

王希皋任内阁侍读，罹患头面鼻额部疼痛，有时候麻木不仁，有好几年了。突然有一天从口唇到颊车、发际都开始疼痛，不能开口，说话困难，饮水进食受到影响，额部及面颊经常像抹上浆糊一样，手触摸面部也能诱发疼痛。许叔微诊视，认为这是足阳明经络被风毒之邪侵入，血脉凝滞不通，所以出现这些症状。有医生曾给其服用排风汤、小续命汤、透髓丹一类的药物治疗，但是未能获效。于是许叔微给予犀角升麻汤服用，几天就痊愈了。

本案原载于《普济本事方·卷五·眼目头面口齿鼻舌唇耳》："王检正希皋，昔患鼻额间痛，或麻痹不仁，如是者数年。忽一日连口唇、颊车、发际皆痛，不可开口，虽言语饮食亦相妨，左额与颊上常如绷急，手触之则痛。予作足阳明经络受风毒，传入经络，血凝滞而不行，故有此证。或者以排风、小续命、透冰丹之类与之，皆不效。乃制此犀角升麻汤赠之，服数日而愈。犀角升麻汤：上等犀角（镑）一两一分，真川升麻一两，防风（去钗股）、羌活（去芦）各三分，白芷（不见火）、黄芩（去皮）、川芎（洗）、白附子（炮）各半两，甘草（炙）一分。上粗末，每服四大钱，水一盏半，煎至八分，去滓，通口服，食后临卧，日三四服。足阳明胃也。《经》云：肠胃为市。又云：阳明多血多气。胃之中，腥膻五味无所不纳，如市鄽无所不有也。六经之中血气俱多，腐熟饮食，故食之毒聚于胃。故此方以犀角为主，解饮食之毒也。阳明经络环唇挟口，起于鼻交頞中，循颊车上耳前，过客主人，循发际至额颅。故王公所患，皆此一经络也。故以升麻佐之，余药皆涤除风热，升麻、黄芩专入胃经。稍通医者自能晓。"

排风汤出自《备急千金要方·卷八·诸风第二》："治男子妇人风虚湿冷，邪气入脏，狂言妄语，精神错乱。其肝风发则面青，心闷乱，吐逆呕沫，胁满头眩，重耳不闻人声，偏枯筋急，曲拳而卧也；其心风发则面赤，翕然而热，悲伤嗔怒，目张呼唤也；其脾风发则面黄，身体不仁，不能行步，饮食失味，梦寐倒错，与亡人相随也；其肺风发则面白，咳逆唾脓血，上气，奄然而极也；其肾风发则面黑，手足不遂，腰痛难以俯仰，痹冷骨疼也。诸有此候，令人心惊，志意不定，恍惚多忘，服此汤安心定志，聪耳明目，通脏腑，诸风疾悉主之方。白鲜皮、白术、芍药、桂心、芎䓖、当归、杏仁、防风、甘草各二两，独活、麻黄、茯苓各三两，生姜四两。上十三味，㕮咀，以水一斗煮取三升，每服一升，覆取微汗，可服三剂。”排风汤可养血祛风，安心定志。

犀角升麻汤中犀角、升麻、黄芩清热凉血解毒，防风、羌活、白芷、白附子疏风止痛，川芎活血通络，共成疏风清热、凉血解毒之剂。《普济本事方释义·卷五》云：“犀角气味苦酸咸微寒，入手足厥阴。升麻气味辛温，入足阳明。防风气味辛甘温，入足太阳。羌活气味辛甘平，入足太阳。川芎气味辛温，入足少阴、厥阴。白附子气味大温，入足阳明。白芷气味辛温，入足太阳。黄芩气味苦寒，入手太阴，兼入足阳明。甘草气味甘平，入足太阴，通行十二经络，能缓诸药之性。此足阳明经络受风毒，传入他经络，致气血凝滞而不行。酸咸辛温之为君，再佐以辛温之品，使以苦寒甘缓，得气血流行，病当减矣。”

《素问·刺禁论篇第五十二》云：“脾为之使，胃为之市。”脾脏输送水谷精微给各个脏腑，像差役一样，胃腑容纳水谷，像集市一样。《素问·血气形志篇第二十四》云：“阳明常多气多血。”阳明经是多气多血之经。《灵枢·经脉第十》云：“胃足阳明之经，起于鼻之交頞中，旁纳太阳之脉，下循鼻外，入上齿中，还出挟口环唇，下交承浆，却循颐后下廉，出大迎，循颊车，上耳前，过客主人，循发际，至额颅。”足阳明胃经的经脉，起于鼻孔两旁的迎香穴，旁入足太阳经的经脉，下沿鼻外侧，入上齿缝中，回出来环绕口唇，下交于承浆穴处，再沿腮下后方，出大迎穴，沿颊车穴，上至耳前，通过客主人穴，沿发际，至额颅部。患者的这些表现均是风热毒邪侵袭足阳明胃经所致，升麻、白芷均为引药入阳明经之品。金代张元素《医学启源·卷下·十二用药备旨》谓升麻“足阳明胃、足太阴脾引经药”，谓白芷“通行手足阳明经……阳明经引经之药”。

续命汤类方是宋代之前治疗中风的代表性方剂，《千金要方·卷第八·诸风第二》云：“依古法用大小续命二汤，通治五脏偏枯贼风。”清代徐大椿《兰台轨范·卷二·风》在论述小续命汤时指出“续命为中风之主方，因症加减，变化由人，而总不能舍此以立法”。《千金要方》中载有小续命汤两首、大续命汤三首、西州续命汤两首、大续命散一首，唐代王焘《外台秘要方·卷第十四》中亦载有大续命汤、崔氏小续命汤、《古今录验》小续命汤、《古今录验》西州续命汤、《古今录验》续命汤、深师续命汤等。分析诸续命汤类方的用药，寒热并用，补散兼行，大致分为四类：一是辛温药物，如麻黄、桂心或桂枝、附子、干姜或生姜、防风、防己、独活、细辛、杏仁等；一是寒凉药物，如石膏、黄芩、葛根、荆沥等；一是补气药物，如人参、白术、茯苓、甘草等；一是活血药物，如芍药、川芎、当归等。这集中反映了宋代之前，尤其是汉唐时期对于中风以“内虚邪中”为主的认识。故以辛温外散风邪，以补气内实扶正，加寒凉药物是避免单用辛温助热，加活血药物是通络行瘀。对于辛温之用，尚有开闭之功，清代陈修园《医学三字经中风》指出“闭与脱，大不同；开邪闭，续命雄；固气脱，参附功”。杏仁之用，还有刘完素宣通玄府气液之说及叶天士辛润通络之说。续命汤类方在宋代之后，因内风学说的兴起而逐渐退居其次，张景岳对于续命汤类方的评价较为中肯，《景岳全书·从集·十卷·杂证谟·诸风·论续命等汤》云：“历代相传治中风之方，皆以续命等汤为主。考其所自，则始于《金匮要略》附方中有《古今录验》续命汤。然此必宋时校正之所增，而非仲景本方也。此自隋唐以来，则孙氏《千金方》乃有小续命、大续命、西州续命、排风等汤。故后世宗之，无不以此为中风主治矣。夫续命汤以麻黄为君，而以姜、桂并用，本发散外邪之佳方也。至小续命、大续命、西州续命等汤，则复加黄芩以兼桂、附，虽曰相制，而水火冰炭，道本不同，即有神妙，终非余之心服者。”《景岳全书·宇集·五十六卷·古方八阵·散阵》云：“中风一证，病在血分，多属肝经，肝主风木，故名中风，奈何自唐宋名家以来，竟以风字看重，遂多用表散之药。不知凡病此者，悉由内伤，本无外感，既无外感而治以发散，是速其危耳。若因其气血留滞，而少佐辛温以通行经络则可，若认为风邪，而必用取汗以发散则不可。倘其中亦或有兼表邪而病者，则诸方亦不可废，故择其要者详录之，亦以存古人之法耳。”

《续名医类案》所引透髓丹未能查检到，《普济本事方》原文所载为透冰丹。透冰丹出自《太平惠民和剂局方·卷之一·治诸风》：“治一切风毒上攻，头面肿痒，痰涎壅塞，心胸不利，口舌干涩；风毒下注，腰脚沉重，肿痛生疮，大便多秘，小便赤涩。及治中风瘫缓，一切风疾。蔓荆子（去白皮）、白茯苓（去皮）、川大黄（去粗皮）、山栀子（去皮）、益智子（去皮）、威灵仙（去芦头，洗，焙干）、白芷各半两，香墨（烧酒淬讫，细研）、麝香（研）各一钱，茯神（去木）半两，川乌二两（用河水浸半月，切作片，焙干，用盐炒），天麻（去苗）、仙灵脾叶（洗，焙）各半两。上细末，入药研匀，炼蜜搜和，如麦饭相似。以真酥涂杵臼，捣万杵，如乾，旋入蜜令得所，和搜成剂。每服旋丸如梧子大，用薄荷自然汁同温酒化下两丸。如卒中风，涎潮昏塞，煎皂荚白矾汤放温，化四丸灌之；瘫缓风，每日服三五丸，渐觉有效，常服一丸；疏痰利膈，用温酒下，食后服。小儿惊风，入腻粉少许，薄荷汁化下半丸，立效。治瘰疬用葱汤下一丸，忌动风、毒物。”

孙琳治一少年病痿

孙琳治一少年，娶妻不久，得软脚病，疼特甚。医以为脚气。孙闻之曰：“吾不必诊视，但用杜仲一味，寸断片析，每一两，用半酒半水合一在盏，煮六分，频服之。”三日能行，又三日而愈。孙曰：“第宅寝处高明，衣履燥洁，无受湿之理，乃新婚纵欲致然。杜仲专治腰膝，以酒行之，则奏效易矣。”

（录自《名医类案·卷六·脚弱》）

孙琳（生卒年不详）曾治疗过一位年少的患者，其结婚后没有多久，罹患下肢无力，并且疼痛也很厉害。有医生认为是脚气病。孙琳听说后认为：“我不用去看了，只需要用杜仲，切成小段，分成薄片，每次拿一两用一半酒一半水混合成一大碗，煎煮至剩余六分，时常饮用。”按照这个方法，这位少年三天后就能走路了，又过了三天就痊愈了。孙琳分析说：“他住的宅院地势较高，穿的衣服鞋子干净整洁，一定没有感受湿邪。下肢无力是结婚后没有节欲所导致的。杜仲专门用来治疗腰膝酸软，用酒来促进药力，这样更容易获得疗效。”

本案原载于宋代庞元英（生卒年不详）《谈薮》：“一少年子娶妻后得软脚病，疼特甚，医以为脚气。孙闻之，曰：‘吾不必诊视，但买杜仲一味，寸断片析，每一两用半酒半水合一大盏，煮六分，频服之。’三日能行，又三日如未尝病者。孙曰：‘府第寝处高明，衣履燥洁，无受湿之理。特新娶，色欲过度致然。杜仲专治腰膝，以酒行之，则为效易矣。’”在魏晋之前，脚指下肢；魏晋南北朝隋唐时，脚指胫以下部分。“脚气”名词最早出现在晋代葛洪（284—364）《肘后备急方·卷三·治风毒脚弱痹满上气方第二十一》：“脚气之病，先起岭南，稍来江东，得之无渐，或微觉痛痹，或两胫小满，或行起忽弱，或小腹不仁，或时冷时热，皆其候也。”《诸病源候论·卷之十三·脚气病诸候》论述了脚气缓弱、上气、痹弱、疼不仁、痹挛、心腹胀急、肿满、惊悸等八候，病因上认为“凡脚气病，皆由感风毒所致”。脚气的表现比较复杂，但可归属为从下肢开始向上蔓延的无力、麻木、肿胀、疼痛等病证。感受风毒，最先表现为下肢缓弱无力；风毒内蕴，气血虚弱则痹弱，气滞血瘀于肌腠则疼不仁，于筋则痹挛；没有肿满属于干脚气，肿满属于湿脚气，脚气冲心冲肺，可致上气惊悸，为危证。《备急千金要方·卷第七·论风毒状第一》云：“然此病发，初得先从脚起，因即胫肿，时人号为脚气。”

《本草纲目·木部·第三十五卷·杜仲》引为：“一少年新娶，后得脚软病，且疼甚。医作脚气治不效。路钤孙琳诊之，用杜仲一味，寸断片拆，每以一两，用半酒半水一大盏煎服。三日能行，又三日全愈。琳曰：此乃肾虚，非脚气也，杜仲能治腰膝痛，以酒行之，则为效容易矣。”清初顾松园（生卒年不详）《医镜·卷十三·书集·痿》所举的第二例即本案：“一少年新娶后，得脚软病，且疼甚，此肾虚也。《本经》言：杜仲益精气，坚筋骨，用一两，水酒各半煎服，取速奏效。果三日能行，又三日痊愈。”《古今图书集成医部全录·卷一百九十六·四肢门》引为：“一少年新娶后，得脚软病，日暮疼甚，医作脚气病治不效，路钤孙琳诊之，用杜仲一味，寸断片折，每以一两，用半酒半水一大盏煎服，三日能行，又三日痊愈。琳曰：此乃肾虚，非脚气也。杜仲能治腰膝痛，以酒行之则效矣。”日暮是太阳快落山的时候，下午属于阳中之阴，有许多疾病都有晨轻暮重的特点，《灵枢·顺气一日分为四时第四十四》云：“夫百病者，多以旦慧、昼安、夕加、夜甚。”疾病大多是早晨清爽，白天安稳，傍晚加重，夜间更重。进一步根据四时之气的特点和规律论述了原因："春生、夏长、秋收、冬藏，是气之常也。人亦应之。以一日分为四时，朝则为春，日中为夏，日入为秋，夜半为冬。朝则人气始生，病气衰，故旦慧；日中人气长，长则胜邪，故安；夕则人气始衰，邪气始生，故加；夜半人气入藏，邪气独居于身，故甚也。"人体和自然气候类似，如果把一天划分为四时，那么早晨就是春天，中午就是夏天，傍晚就是秋天，夜半就是冬天。早晨人体的正气像春天一样生发，病邪衰退，所以患者会觉得清爽；中午人体的正气像夏天一样充盛，能够胜过邪气，所以病情比较安稳；傍晚人体的正气像秋天一样收敛而衰退，邪气开始生发，所以病势就加重；夜半人体的正气像冬天一样闭藏，邪气独居在体内，所以病势就严重。

《素问·脉要精微论篇第十七》云："腰者，肾之府，转摇不能，肾将惫矣；膝者，筋之府，屈伸不能，行则偻附，筋将惫矣。"腰为肾居之处，如果腰不能转动，那是肾气将要衰竭了；膝是筋聚之所，如果膝部屈伸困难，走路就驼背低头，这是筋将要疲惫不堪了。患者之病，当属肝肾亏虚。故治以补益肝肾，强筋壮骨。《神农本草经·上药·上品·木》云："杜仲，味辛平，无毒。治腰脊痛，补中，益精气，坚筋骨，强志，除阴下痒湿，小便余沥。"李时珍《本草纲目·木部·第三十五卷·杜仲》曰："盖肝主筋，肾主骨，肾充则骨强，肝充则筋健，屈伸利用，皆属于筋。杜仲色紫而润，味甘微辛，其气温平。甘温能补，微辛能润，故能入肝而补肾，子能令母实也。"

庞元英是单州成武（今属山东菏泽市成武县）人，字懋贤，号瘦竹翁，宋仁宗赵祯（1010—1063）至和二年（1055）赐同进士出身，为光禄寺丞。谈薮，意为众人聚谈之所，引申为知识渊博。清代永瑢（1743—1790）、纪昀于乾隆四十六年（1781）汇编成书的《四库全书总目提要》中认为《谈薮》属于伪书，"此书乃多叙南宋宁、理两朝事，相距百载，其伪殆不足攻。书中凡载杂事二十五条，皆他说部所有，殆书贾抄合旧文，诡立新目，售伪于藏书之家者”。余嘉锡（1884—1955）《四库提要辨证》云：“《说郛》录此书凡四十五条，已非全书，《四库》所收本只二十五条，则更删节不完矣。”

孙琳是南宋宁宗赵扩（1168—1224）时期（1195—1224）的一名武官，精医术，但《宋史》无传。路钤，是宋代路一级武职官名。宋代叶适（1150—1223）《水心集·卷五·奏议·纪纲四》云：“诸州禁兵零细纤弱，专使路钤教阅训练，而守臣不预；防遏内江，虚撤沿淮，纪纲所立，错谬无序。”孙琳曾治愈了赵扩即位前任郡王时所罹患的淋病。《本草纲目·谷部·第二十五卷·蒸饼》转载《谈薮》云：“宋宁宗为郡王时，病淋，日夜凡三百起。国医罔措，或举孙琳治之。琳用蒸饼、大蒜、淡豆豉三物捣丸，令以温水下三十丸。曰：‘今日进三服，病当减三之一，明日亦然，三日病除。’已而果然，赐以千缗。或问其说，琳曰：‘小儿何缘有淋，只是水道不利，三物皆能通利故尔。’若琳者，其可与语医矣。”赵扩在淳熙十二年（1185）三月封平阳郡王，十六年（1189）三月进封嘉王。赵扩在17岁时成为郡王，孙琳为其治病当在此之后。

第三部分　金元脑病医案

金元时代，新学肇兴，大医璀璨，形成了中医学术发展史上的争鸣繁盛时期。在脑病领域诸家也具有各自鲜明的特色，张从正以汗、吐、下三法祛邪安正；李东垣据守中焦、调扶脾胃以应对北方之兵燹离乱；罗天益承接东垣、斟酌古意乃自有学术新境；朱丹溪以阳有余而阴不足论治偏安南隅之歌舞升平；滑伯仁儒道融合、合参诸家而名闻江浙苏楚。

金元繁盛继文宋，璀璨杏林前后承。
从正灵活汗吐下，东垣脾胃补调清。
融通滑寿医名显，南隅丹溪集大成。
欲解临床谋医事，源流寻觅道须从。

徐文中治镇南王妃病痿

徐文中以医名吴中。镇南王妃卧病不可起，文中入诊视，王曰："疾可为乎？"对曰："臣以针石，加于玉体，不瘥，其安用臣。"遂请妃举手足，妃谢不能。文中因请诊候，按手合谷、曲池而针随以入，妃不觉知。少选，请举如前，妃复谢不能。文中曰："针气已行，请举玉手。"姬不觉为一举。请举足，足举。王大悦。明日妃起坐，王大设宴赐，声震广陵。

（录自《名医类案·卷九·四肢病》）

徐文中（生卒年不详）凭借医术闻名于吴中。镇南王妃罹患疾病，卧床不起，请徐文中到家里诊视。镇南王询问："这病还有救吗?"徐文中说："我要用针刺的方法给王妃治疗。要是治不好的话，还怎么让您用我呢?"于是请王妃抬抬手脚，王妃说抬不起来。徐文中就要求诊脉，在诊脉时，就把针扎入了合谷、曲池，王妃也没有感觉到。过了一会儿，再请王妃抬抬手脚，王妃还是说抬不起来。徐文中说："针已经扎上了，您抬起来看看。"王妃下意识地举起了手，徐文中又请王妃抬抬脚，王妃把脚也抬起来了。镇南王就非常高兴。第二天王妃就能坐起来了。于是镇南王就大摆筵席，好好感谢徐文中。徐文中的名声就传遍了扬州。

本案原载于元代徐显（生卒年不详）《稗史集传》："镇南王妃卧病不可起坐，王府御医皆不能愈。南台侍御史秃鲁以文中名闻，即驰驿就吴郡召之。至则王以礼见，赐坐便殿道妃所疾苦。延入诊视，王曰：'疾可为乎?'对曰：'臣以针石加于玉体，不痊，其安用臣!'遂请妃举手足，妃谢不能。文中因请诊候，按手合谷、曲池而针随以入，妃不觉知。少顷，请举如前，妃复谢不能。文中曰：'针气已行，请举玉手。'妃不觉为一举。请举足，足举。王大喜。明日妃起坐，王大设赐宴，赏赉无算。声震广陵，皆以为卢、扁复出也。"吴中，即吴郡，在今之苏州一带。广陵，在今扬州一带。元世祖忽必烈第九子脱欢于至元二十一年（1284）受封镇南王，大德五年（1301）脱欢长子老章袭封，泰定三年（1326）老章之弟脱不花袭封，天历二年（1329）脱不花之子孛罗不花袭封。《名医类案》所引"姬"当作"妃"。由《稗史集传》可知，当时镇南王府御医均未能治愈王妃之病，南台侍御史秃鲁向镇南王推荐了徐文中。王妃所患，应属痿病，难以除外癔症性瘫痪。清代光绪年间章绶（1827—1896）撰修的《宣城县志·卷二十七·方技》载："徐文中，字用和，善针术，兼工符哭，为吴掾。镇南王妃苦风患，秃鲁御史以文中闻，文中丐诊候，按手合谷、曲池而针潜入焉，妃殊不省也。移晷，手足并举，次日起坐。王喜异，劳之。”宣城，古称宛陵、宣州，地处安徽省东南部，是皖苏浙交汇区域的重要城镇。徐文中是宣城人，字用和，擅长于针灸之术，又擅于咒符之术，曾在吴中任官府属员。

合谷、曲池均首见于《灵枢·本输第二》：“大肠，上合手阳明，出于商阳，商阳，大指次指之端也，为井金；溜于本节之前二间，为荥；注于本节之后三间，为腧；过于合谷，合谷，在大指歧骨之间，为原；行于阳溪，阳溪，在两筋间陷者中也，为经；入于曲池，在肘外辅骨陷者中，屈臂而得之，为合，手阳明也。”合谷、曲池均为手阳明大肠经之腧穴，合谷为手阳明所过之原穴，曲池为手阳明所入之合穴。

《针灸甲乙经·卷之三·手阳明及臂凡二十八穴第二十七》云：“合谷，一名虎口，在手大指次指歧骨间，手阳明脉之所过也，为原。刺入三分，留六呼，灸三壮。”《针灸甲乙经·卷之十·阳受病发风第二下》云：“痱、痿，臂腕不用，唇吻不收，合谷主之。”《圣济总录·卷第一百九十一·针灸门·手阳明大肠经第二》云：“合谷二穴，一名虎口，在手大指次指歧骨间陷中，手阳明脉之所过也，为原。疗寒热疟，鼻鼽衄，热病汗不出，目视不明，头痛齿龋，喉痹痿臂面肿，唇吻不收，瘖不能言，口噤不开。针入三分，留六呼，可灸三壮。若妇人妊娠不可刺，刺则损胎气。”《针灸大成·卷七·治病要穴》引《医学入门·卷之一·针灸·治病要穴》：“合谷：主中风，破伤风，痹风，筋急疼痛，诸般头病，水肿，难产，小儿急惊风。”

《针灸甲乙经·卷之三·手阳明及臂凡二十八穴第二十七》云：“曲池者，土也。在肘外辅骨屈肘曲骨之中，手阳明脉之所入也，为合。以手按胸取之，刺入五寸，留七呼，灸三壮。”

《针灸甲乙经·卷之十·手太阴阳明太阳少阳脉动发肩背痛肩前臑皆痛肩似拔第五》云："肩肘中痛，难屈伸，手不可举重，腕急，曲池主之。"《圣济总录·卷第一百九十一·针灸门·手阳明大肠经第二》云："曲池二穴，土也，在肘外辅骨屈肘曲骨之中，以手拱胸取之，手阳明脉之所入也，为合。治肘中痛，偏风半身不遂，刺风瘾疹，喉痹不能言，胸中烦满，筋缓捉物不得，挽弓不开，屈伸难，风臂肘细而无力，伤寒余热不尽，皮肤干燥。针入七分，得气先泻后补之，可灸三壮。"《针灸大成·卷七·治病要穴》引《医学入门·卷之一·针灸·治病要穴》："曲池：主中风，手挛筋急，痹风，疟疾先寒后热。"

张从正治高评事中风

高评事中风颇缓，张令涌之，后服铁弹丸（在《普济》加减方中）。或问张曰："君常笑人中风服铁弹丸，今以用之，何也？"张曰："此收后之药也，今人用之于大势方来之时，正犹蚍蜉撼大树，不识次第故也。"

（录自《续名医类案·卷二·中风》）

高评事患中风，在病情病势得到缓和之后，张从正先用吐法治疗，而后嘱其服用铁弹丸。铁弹丸在《普济方》中有记载。有人就问张从正："你经常批评其他人中风时服用铁弹丸，现在你却用它，这是为什么呢？"张从正回答说："铁弹丸是收功善后的治疗用药，现在其他人却在急性期大势汹汹的时候使用，就好像蚍蜉撼大树一样，不知道处理事情的轻重顺序。"

本案原载于《儒门事亲·卷六·风形·中风十七》，"高评事中风颇缓"原作"高评事中风稍缓"，余皆同。高评事所患中风，当属恢复期。张从正通过该例强调处理事情应当分清轻重缓急，要有主从层次。评事是掌管监察刑狱执行情况的官员。蚍蜉是蚂蚁。“蚍蜉撼大树”出自唐代韩愈（768—824）诗《调张籍》：“李杜文章在，光焰万丈长，不知群儿愚，那用故谤伤，蚍蜉撼大樹，可笑不自量。”现用比喻自不量力，在本案中指不明形势，病重药轻。张从正，字子和，号戴人，河南睢州考城（今河南兰考县）人。三世业医，壮年从军于江淮为军医，金宣宗完颜珣（1163—1223）兴定年间（1217—1221）曾任太医。元代脱脱等《金史·卷一百三十一·列传第六十七·方伎》载其“精于医，贯穿《素》《难》之学，其法宗刘守真，用药多寒凉，然起疾救死多取效。……从正用之最精，号‘张子和汗下吐法’。”《儒门事亲》成书于金正大五年（1228），由《儒门事亲》《治病百法》《十形三疗》等组成，共十五卷，前三卷为张从正著述稿，后十二卷为其门人整理稿。

铁弹丸见《儒门事亲·卷十二·三法六门·风门》：“地龙（去土）、防风、白胶香、没药、木鳖（去皮）、草乌头（水浸，炮）、白芷、五灵脂、当归以上各一两，细墨三钱，麝香（另研）、乳香（另研）、升麻各二钱。上为末，糯粥丸，弹子大，每服一丸，生姜酒下。”白胶香即枫香脂，又名云香。案中所说《普济》当指南宋许叔微所著《普济本事方》，该书“卷第一·中风肝胆筋骨诸风”中有铁弹丸条：“治一切瘫痪风，铁弹丸。乳香（以乳钵坐水盆中，研）、没药各一两，五灵脂（拣如鼠屎者）四两，川乌一两半。上先将乳香、没药于阴凉处，当风细研，更用研了麝香一钱，将下一味为细末，然后同前二味再碾令匀，滴水为丸，如弹子大，瓷合收，每服一粒，薄荷酒磨下，日三服。”就组成及功效来看，两方类似。主要成分均有乳香、没药、麝香、五灵脂，功能辛香走窜，活血通络。《儒门事亲》方在《普济本事方》方基础上加入地龙、防风、白胶香、草乌头、白芷、当归、细墨、升麻，加强了祛风活血通络之力。生姜、薄荷及酒均为辛散之品，助行药力。叶天士《类证普济本事方释义·卷第一·中风肝胆筋骨诸风》云："乳香气味辛微温，入手足少阴，没药气味苦平，入足阳明，皆能通瘀血，伸缩经络。五灵脂气味甘温，能通瘀行血，入足厥阴。川乌气味辛热，入足太阳少阴，风邪入骨者，非此不能达。再佐麝香之走窜入窍，盖瘫痪之症，五脏无病，病在脉络，四肢麻痹不仁，表里之药俱不能却，非有毒通瘀，辛香入络之品，不能直入病处。峻利之药而用丸剂者，亦缓攻之意也。"

张从正治一妇头偏痛

戴人治一妇，头偏痛五七年，大溲燥结，双目赤肿，眩晕（实）。凡疗头风之药，靡所不试，且头受针灸无数。戴人诊之，急数而有力，风热之甚也。此头角痛，是三焦相火之经，乃阳燥金胜也。燥金胜，乘肝则肝气郁，肝气郁则气血壅，气血壅则上下不通，故燥结于中，寻至失明。以大承气汤投之，入河水煎二两，加芒硝一两，顿使饮三五服，下泄如汤，且二十余行。次服七宣丸、神功丸以润之，菠蓤、葵菜、猪羊血以滑之。三剂外，目豁首轻，燥泽结释而愈。按：此所以治之症，既已多年不解，岂非风湿热三气郁滞胶困而然耶？故其所施之法虽峻，而于中病之情则得也。

（录自《名医类案·卷六·首风》）

一位四十多岁的女性，患偏侧头痛五至七年，同时大便燥结，两眼红肿，眩晕。几乎吃遍治疗头风的药物，并且接受好多次针灸治疗，效果都不好，请张从正诊视。脉象急数有力，张从正认为是风热邪气嚣张，颞部疼痛是手少阳三焦经的病变，属阳燥金盛。燥属金，金克木，燥金偏盛则肝气郁滞，随之气血壅滞，上下气机不通，所以中焦燥结，视力越来越差，快失明了。服用大承气汤，用河水煎二两，加芒硝一两，短时间内频频饮用，大便下泄二十多次，都像热水一样。接着服用七宣丸、神功丸行气通便，菠菜、葵菜、猪血、羊血以滋养润滑。三剂之后，头也不痛了，视物也开阔了，燥结得到改善而痊愈。评论说，这样治疗的病证是多年难愈的病证，难道不是风湿热三种邪气郁滞胶着在一起导致的吗？所以张从正采用的方法虽然峻猛，但是适合病情。

本案原载于《儒门事亲·卷七·燥形·偏头痛九十二》："一妇人年四十余，病额角上、耳上痛，俗呼为偏头痛。如此五七年，每痛大便燥结如弹丸，两目赤色，眩运昏涩，不能远视。世之所谓头风药，饼子风药、白龙丸、芎犀丸之类，连进数服，其痛虽稍愈，则大便稍秘，两目转昏涩。其头上针灸数千百矣，连年着灸，其两目且将失明，由病而无子。一日问戴人。戴人诊其两手脉，急数而有力，风热之甚也。余识此四五十年矣，遍察病目者，不问男子妇人，患偏正头痛，必大便涩滞结硬，此无他。头痛或额角，是三焦相火之经及阳明燥金胜也。燥金胜，乘肝则肝气郁，肝气郁则气血壅，气血壅则上下不通，故燥结于里，寻至失明。治以大承气汤，令河水煎三两，加芒硝一两，煎残顿令温，合作三五服，连服尽。荡涤肠中垢滞结燥，积热下泄如汤，二十余行。次服七宣丸、神功丸以润之，菠菱、葵菜、猪羊血为羹以滑之。后五七日、十日，但遇天道晴明，用大承气汤，夜尽一剂，是痛随利减也。三剂之外，目豁首轻，燥泽结释，得三子而终。"本例应为偏头痛。头痛眩晕，大便燥结，两眼红肿，为风热内盛，且其治疗过程皆用风燥之药及艾火之热，故致风热嚣张。治疗以下法，荡涤肠中垢滞结燥，使积热得以下行而出。头痛既愈，同时未治不孕而不孕得治。

大承气汤出自《伤寒论·卷第五·辨阳明病脉证并治第

八》。《伤寒论》中使用大承气汤的条文有十九条，主要在阳明病篇、少阴病篇。原方为“大黄四两（酒洗），厚朴半斤（炙，去皮），枳实五枚（炙），芒消三合。上四味，以水一斗，先煮二物，取五升，去滓，内大黄，更煮取二升，去滓，内芒消，更上微火一两沸，分温再服。得下，余勿服”。清代汪昂（1615—1694）《医方集解·攻里之剂》曰：“治伤寒阳明腑证，阳邪入里，胃实不大便，发热谵语，自汗出，不恶寒，痞满燥实坚全见。杂病三焦大热，脉沉实者。亦治阳明刚痉。……此正阳阳明药也。热淫于内，治以咸寒，气坚者以咸软之，热盛者以寒消之，故用芒硝之咸寒，以润燥软坚。大黄之苦寒，以泻热去瘀，下燥结，泄胃强。枳实厚朴之苦降，泻痞满实满，经所谓土郁夺之也。然非大实大满，不可轻投，恐有寒中结胸痞气之变。”大承气汤证阳明燥结的病机核心是“痞、满、燥、实”。“痞”为胸脘自觉有闷塞压迫感，由中焦气机升降失常、胃肠失于运化而致；“满”为脘腹胀满，按之有抵抗感，由中焦积滞不下、腑气不通而致；“燥”为肠中粪便干燥坚硬，按之有形，由热盛耗液伤津而致；“实”为大便秘结，腹痛拒按，由阳明燥结、腑气不通而致。清代柯琴（1662—1735）《伤寒来苏集·伤寒论注卷三·承气汤证》曰：“受病后，便不大便，胃家实也。……诸病皆因于气，秽物之不去，由气之不顺也。故攻积之剂，必用气分之药，故以承气名汤。……生者气锐而先行，熟者气纯而和缓。欲使芒硝先化燥屎，大黄继通地道，而后枳朴除其痞满也。”《儒门事亲·卷十二·三法六门·下剂》载：“大承气汤：大黄半两，厚朴一两，枳实一枚（麸炒），芒硝半两。上为粗末，每服三五钱，水一盏煎至七分，去滓服，以意加减。”

七宣丸见载于《太平惠民和剂局方·卷之六·治积热》：“七宣丸：疗风气结聚，宿食不消，兼砂石、皮毛在腹中，及积年腰脚疼痛，冷如冰石，脚气冲心，烦愦闷乱，头旋暗倒，肩背重痛，心腹胀满，胸膈闭塞，风毒肿气，连及头面，大便或秘，小便时涩，脾胃气痞，不能饮食，脚气转筋，掣痛挛急，心神恍惚，眠卧不安等疾。柴胡（去苗，洗）、枳实（爁）、木香、诃藜勒皮各五两，桃仁（去皮、尖，爁）、甘草（爁）各六两，大黄（面裹，煨）十五两。上为末，炼蜜丸，如梧桐子大。每服二十丸，米饮下，食后临卧服，稍增至四五十丸，取宣利为度。觉病势退，服五补丸。不问男女老少，并可服饵，量虚实加减。”《儒门事亲·卷十二·三法六门·调治》云：“七宣丸：大黄（湿纸裹煨）、枳实（面炒）、木香、柴胡（去芦）、诃子皮各五两，桃仁六两（炒，去皮尖），甘草四两（炒），上为末，炼蜜为丸，如桐子大，每服三十丸，酒下。”

神功丸见载于宋代朱肱（1050—1125）《类证活人书·卷十八》：“神功丸：治三焦气壅，心腹痞闷，六腑风热，大便不通，津液内枯，大肠干涩，里急后重，或下鲜血，痰唾稠黏，风气下流，腰疼脚重，脐下胀痛，溺赤如金色。大黄三两，人参半两，麻子仁五两（另研），诃子皮（净）取二两，上为细末，炼蜜为丸如梧桐子大。每服二十丸，温水下，日三服，以通利为度。产后大便秘，米饮下十丸。”《圣济总录·卷一五七·妊娠大便不通》载：“治妊娠大便不通，腹满不能食，养津液，润肠胃，麻仁丸方：大麻仁（别研如膏）四两，人参、诃黎勒（煨，去核）各二两，大黄（剉，炒）半两。上四味，先捣后三味为末，次入麻仁，炼蜜和剂，更于臼内塗酥杵匀，丸如梧桐子大。每服三十丸，空心温水下，大便通即止。”两书均著于宋代，所载药物组成相同，但各药剂量不一，临证当活用。方以麻子仁量大润下为君，大黄攻下为臣，同时配人参益气扶正为佐。诃子，《金匮要略》原名诃黎勒，由阿拉伯语音译而来，《千金要方》名诃黎，煨用则温涩，佐制以制约大黄之寒下。《儒门事亲·卷十二·三法六门·燥门》云：“神功丸，大黄（面裹蒸）、诃子皮、麻子仁（另捣）、人参（去芦），以上各一两，上为细末，入麻子仁，捣，研匀，炼蜜丸，如桐子大，每服二十丸，温水下，或酒、米饮下，食后。临卧，如大便不通，加服。”明代朱橚（1361—1425）《普济方·卷二八三·痈疽门·诸痈疽》载：“神功麻仁丸，麻仁（去壳研令极细），川大黄三两（温纸里煨），人参三分（去芦），诃子（煨取肉）三两，上除麻仁外为细末，和麻仁令匀，炼蜜丸如梧桐子大，每服三十丸，热水任下食前临卧服。”可见本方在流传过程中，剂量因证而变，方名因书而异。

涉及“凡疗头风之药”，《儒门事亲》原案内列举了“饼子风药、白龙丸、芎犀丸之类”。饼子风药可能是愈风饼子的俗称，《儒门事亲·卷十二·三法六门·风门》云：“愈风饼子，川乌半两（炮烈），川芎、甘菊、白芷、防风、细辛、天麻、羌活、荆芥、薄荷、甘草（炙）以上各一两，上为细末，水浸，蒸饼为剂，捏作饼子，每服三五饼子，细嚼，茶、酒送下，不计时候。”白龙丸见载于《扁鹊心书·神方》：“治风邪言语不遂等证，面如虫行，手足麻木，头旋眼晕及伤风、伤寒，头痛拘急，小儿急慢惊风，大人风搐失音，并皆治之。天南星四两（以生姜四两同捣成饼），川乌、甘草、藁本、甘松、白芷、桂心各二两，海桐皮一两，石膏二两（煅研极细）。以前八味共为末，糯米糊丸弹子大，石膏为衣，茶清下，大人一丸，小儿半丸。若治伤寒，姜葱汤下，出汗。”芎犀丸见载于《圣济总录·卷第十二·诸风门·肌肉瞤动》：“治头目运眩欲倒，痰逆恶心偏正头痛，眉骨痛，肢体倦怠，鼻塞，气道不通，或面上游风，目瞤。常服治风化痰，清神志，芎犀丸方：犀角（镑屑）一分，芎䓖三两，桔梗（剉，炒）一分，甘草（炙）一分，鸡苏叶（罗去土）三两，丹砂（别研，水飞）半两，细辛（去苗叶）一分，天麻半两，白芷一分，防风（去叉）一分（剉），上一十味，除丹砂研外，九味捣，罗为细末，和匀，炼蜜丸如樱桃大，每服一丸，食后细嚼，茶、酒任下。”

菠菱即菠薐、菠菜，《新唐书·卷二百二十一上·列传第一百四十六上·西域上·泥婆罗》：“泥婆罗直吐蕃之西楽陵川。……（贞观）二十一年，遣使入献波稜、酢菜、浑提葱。”泥婆羅是尼泊尔的旧译，菠菜是唐代贞观年间传入我国的，同时传入的还有榨菜、洋葱。《本草纲目·菜部第二十七卷·菠薐》云：“波棱八月、九月种者，可备冬食；正月、二月种者，可备春蔬。其茎柔脆中空。其叶绿腻柔厚，直出一尖，旁出两尖，似鼓子花叶之状而长大。其根长数寸，大如桔梗而色赤，味更甘美。四月起苔尺许。有雄雌。就茎开碎红花，丛簇不显。雌者结实，有刺，状如蒺藜子。种时须砑开，易浸胀。必过月朔乃生，亦一异也。……气味甘冷滑，无毒。”清代吴仪洛（1704—1766）《本草从新·卷四中·菜部》：“菠菜（一名菠菱），甘，温（古本草皆言其冷，今人历试之，但见其热，不觉其冷），滑，微毒。利五脏，通血脉，开胸膈，解酒毒，宣肠胃热，下气调中，止渴润燥。根尤良。”清代黄宫绣（1720—1817）《本草求真·上编·卷七食物·菠薐》：“菠薐，出自西域，何书皆言能利肠胃。盖因滑则通窍，菠薐质滑而利，凡人久病大便不通，及痔漏闭塞之人，宜咸用之。又言能解热毒酒毒，盖因寒则疗热。菠薐气味既冷，凡因痈肿毒发，并因酒湿成毒者，须宜用此以服。且毒与热，未有不先由胃而始及肠，故药多从甘入，菠薐既滑且冷，而味又甘，故能入胃清解，而使其热与毒尽从肠胃而出矣。”

葵菜是我国古代重要蔬菜，在《诗经》中即有记载。《诗经·豳风·七月》云：“七月烹葵及菽。”菽（音叔），豆类的总称。七月里能够煮葵菜和豆子。宋代郭茂倩（1041—1099）《乐府诗集·第三十卷相和歌辞五·平调曲一》载古辞《长歌行》，其一："青青园中葵，朝露待日晞。"北魏贾思勰（生卒年不详）《齐民要术·卷三·种葵第十七》："按今世葵有紫茎、白茎二种，种别复有大小之殊。又有鸭脚葵也。"元代王祯（1271—1368）《农书·卷八·百谷谱三·葵》云："葵为百菜之主，备四时之馔，本丰而耐旱，味甘而无毒，供食之余可为葅腊，枯枿之遗可为榜簇，子若根则能疗疾。"葅，同菹，腌菜。枿，同蘖，植物之芽。《本草纲目·草部第十六卷·葵》云："按《尔雅翼》云：葵者，揆也。葵叶倾日，不使照其根，乃智以揆之也。古人采葵，必待露解，故曰露葵。今人呼为滑菜，言其性也。古者葵为五菜之主，今不复食之。……葵菜古人种为常食，今之种者颇鲜。有紫茎、白茎二种，以白茎为胜。大叶小花，花紫黄色，其最小者名鸭脚葵。其实大如指顶，皮薄而扁，实内子轻虚如榆荚仁。四五月种者可留子。六七月种者为秋葵，八九月种者为冬葵，经年收采。正月复种者为春葵，然宿根至春亦生。……葵菜滑窍，能利二便。"其果实为冬葵子，首载于《神农本草经·上药上品·谷部》："冬葵子，味甘，寒，无毒。治五脏六腑寒热，羸瘦，五癃，利小便，久服坚骨，长肌肉，轻身，延年。"唐代苏敬（599—674）《新修本草·菜部卷第十八·菜上》："冬葵子……叶为百菜主，其心伤人。"

猪羊之血，性质滑利。《周礼·卷第五·天官冢宰下·疡医》云："以五气养之，以五药疗之，以五味节之。凡药以酸养骨，以辛养筋，以咸养脉，以苦养气，以甘养肉，以滑养窃。"汉代郑玄（127—200）注"凡诸滑物，通利往来，似窍"。以滑养窍，义为使用具有润滑作用的药物滋养诸窍，使其往来通利。《本草纲目·兽部第五十卷·豕》云："血，气味咸平无毒。……猪为水畜，其血性寒而能解毒制阳故也。"《本草纲目·兽部第五十卷·羊》云："血，气味咸平无毒。"

张从正治一僧头热痛

子和治一僧，头热而痛，且畏明。以布圆其巅上，置冰于其中，日数易之，此三阳畜热故也（热）。乃灼炭火于暖室，出汗、涌吐，三法并行，七日而瘥。

（录自《名医类案·卷六·首风》）

一位僧人，头痛，眼睛畏光，头部发热，用布围在头顶，把冰块放在中间，每天得换好几次。张从正认为这是三阳经有蓄热的原因。于是让患者待在温暖室内，烧旺炭火，使其出汗，同时并用涌吐之法，七天就痊愈了。

本案原载于《儒门事亲·卷六·火形·头热痛四十》：“丹霞僧病头痛，常居暗室，不敢见明。其头热痛，以布围其头上，置冰于其中，日易数次，热不能已。诸医莫识其证，求见戴人。戴人曰：‘此三阳蓄热故也。’乃置炭火于暖室中，出汗、涌吐，三法并行，七日方愈。僧顾从者曰：‘此神仙手也。’”头痛畏光，以其阳气偏盛。以冰制热，可见其发热是很厉害的。头为诸阳之会，阳经蓄热导致了其头热而痛。汗、吐并用，应为两法，如加清热，方为三法；或者可理解为汗、吐为张从正惯用三法中之法。

《儒门事亲·卷二·汗下吐三法该尽治病诠十三》云：“天之六气，风、暑、火、湿、燥、寒；地之六气，雾、露、雨、雹、冰、泥；人之六味，酸、苦、甘、辛、咸、淡。故天邪发病，多在乎上；地邪发病，多在乎下；人邪发病，多在乎中。此为发病之三也。处之者三，出之者亦三也。诸风寒之邪，结搏皮肤之间，藏於经络之内，留而不去，或发疼痛走注，麻痹不仁，及四肢肿痒拘挛，可汗而出之。风痰宿食，在膈或上脘，可涌而出之。寒湿固冷，热客下焦，在下治病，可泄而出之。……辛、甘、淡三味为阳，酸、苦、咸三味为阴。辛、甘发散，淡渗泄，酸、苦、咸涌泄。发散者归於汗，涌者归於吐，泄者归於下。渗为解表归於汗，泄为利小溲归於下。……必欲去大病大瘵，非吐汗下未由也已。”天有六气是风、暑、火、湿、燥、寒，地有六气是雾、露、雨、雹、冰、泥，人的食物有六种性味是酸、苦、甘、辛、咸、淡。天的六气异常引起的疾病，多在人体的上部；地的六气异常引起的疾病，多在人体的下部；人因饮食不调引起的疾病，多在人体的中部。这是发病的三种情况。既然病邪侵入的途径有三种，那么祛除病邪的途径也有三种。风寒之邪，结聚在皮肤之间，藏匿于经络之内，留在体内不能被消除，有可能发生游走性疼痛、麻木不仁，以及四肢关节肿痛、拘急挛缩等证，可以用汗法祛邪外出。风痰宿食，滞留在膈或上脘，可以用涌吐的方法祛邪外出。寒湿痼冷、热客下焦等在下部的病证，可以用泄下的方法祛邪外出。……辛甘淡三味属阳，酸苦咸三味属阴。辛甘用来发散，淡味用来渗泄，酸苦咸用来涌泄。发散的方法归类于汗法，涌泄的方法归类于吐法，泄下的方法归类于下法。渗是解表归类于汗法，泄是利小便归类于下法。……一定要治愈重大疾病，除非用吐、汗、下三种治疗方法，没有其他方法了。

汗、吐、下三法为祛邪之法，张从正认为“人身不过表里，气血不过虚实”。那么，虚证怎么办呢？“然则圣人不言补乎？曰：盖汗下吐，以若草木治病者也。补者，以谷肉果菜养口体者也。夫谷肉果菜之属，犹君之德教也；汗下吐之属，犹君之刑罚也。故曰德教，兴平之粱肉；刑罚，治乱之药石。若人无病，粱肉而已；及其有病，当先诛伐有过。病之去也，粱肉补之，如世已治矣，刑措而不用”。难道圣人不用补法吗？他回答说，汗、下、吐三种方法，是用这些草木之类的药物治疗疾病的啊。补法，是用谷肉果菜之类的食物满足口味滋养身体。谷肉果菜之类的食物就像君主的仁德教化；汗、下、吐之类的治疗就像君主的刑罚。所以说，仁德教化是兴盛平安所必需的粮食肉类；刑罚是治理乱世的药物针石。如果人体没有疾病，粮食肉类就可以满足；等到人体一旦有病，就应当先攻其病邪。病邪去除之后，再用粮食肉类调补，就像世道已经平安，刑罚就可以弃置而不用了。

张从正所推崇的攻邪三法是广义的三法。“所谓三法可以兼众法者，如引涎、漉涎、嚏气、追泪，凡上行者，皆吐法也；炙、蒸、熏、渫（音屑）、洗、熨、烙、针刺、砭射、导引、按摩，凡解表者，皆汗法也；催生、下乳、磨积、逐水、破经、泄气，凡下行者，皆下法也”。之所以说汗、吐、下三法可以包含多种治疗方法是因为，像引涎、漉涎（使涎液渗出）、嚏气（将药粉吹入鼻孔取嚏以通气开窍）、追泪（将药吸入鼻孔使泪流出），凡是上行的方法都可以归入吐法；炙、蒸、熏、渫（除去患处污垢）、洗、熨、烙、针刺、导引、按摩，凡是解表的治疗都可以归入汗法；催生、下乳、磨积、逐水、破经、泄气，凡是向下行走的方法都可以归入下法。本例即以熏达汗。

张从正治陈南卿头肿痛

张子和治南卿陈君，将赴秋试，头痛偏肿连一目，状若半壶，其脉洪大。张出视《内经》：“面肿者风”，此风乘阳明经也。阳明气血俱多，风肿宜汗，乃与通圣散，入生姜、葱根、豆豉同煎一大盏，服之微汗。次日以草茎入鼻中，大出血，立消。（阳明风热头痛）

（录自《续名医类案·卷十六·头》）

陈南卿即将去参加科举秋试，但是出现头痛，偏侧肿胀，连及一侧眼睛，就像半个水壶一样。张从正诊治，脉象洪大。张从正让陈南卿看《内经》所载：颜面肿胀的是风邪所致，所以这是风邪侵袭了阳明经。阳明经本身为多气多血之经，因风致肿适宜汗法治疗，于是给予防风通圣散，加入生姜、葱根、豆豉，一起煎了一大盏。喝了以后出了一些汗。第二天，用草茎刺鼻腔中，出了好多血，肿痛马上就消散了。

本案原载于《儒门事亲·卷六·风形·面肿风十》："南乡陈君俞，将赴秋试，头项遍肿连一目，状若半壶，其脉洪大。戴人出视《内经》：'面肿者风'，此风乘阳明经也。阳明气血俱多，风肿宜汗，乃与通圣散，入生姜、葱根、豆豉同煎一大盏，服之微汗。次日以草茎鼻中，大出血，立消。"本例为阳明风热头痛。患者为举子，可以理解《内经》文义，故张从正为其讲解缘由。《素问·平人气象论篇第十八》云："面肿曰风。"面部浮肿为风。《素问·血气形志篇第二十四》云："阳明常多气多血。"阳明经是多气多血之经。疏风泄热为正治之法。张从正以防风通圣散发其汗，加生姜、葱根、豆豉以增强发散之力，放血属砭射之举，鼻为肺之窍，从鼻放血可泄在上之热，放血之法亦属广义汗法。综合前三案，一妇头偏痛重在其偏，一僧头热痛重在其热，陈南卿头肿痛则重在其肿。缘由各异，而汗、吐、下三法均得施展应用。

防风通圣散出自《黄帝素问宣明论方·卷三·风门》："防风、川芎、当归、芍药、大黄、薄荷叶、麻黄、连翘、芒硝各半两，石膏、黄芩、桔梗各一两，滑石三两，甘草二两，荆芥、白术、栀子各一分。上为末，每服二钱，水一大盏，生姜三片，煎至六分，温服。涎嗽，加半夏半两（姜制）。"《医方集解·表里之剂》云："治一切风寒暑湿，饥饱劳役，内外诸邪所伤，气血怫郁，表里三焦俱实。憎寒壮热，头目昏运，目赤睛痛，耳鸣鼻塞，口苦舌干，咽喉不利，唾涕稠黏，咳嗽上气，大便秘结，小便赤涩，疮疡肿毒，折跌损伤，瘀血便血，肠风痔漏，手足瘛疭，惊狂谵妄，丹斑瘾疹。……此足太阳阳明表里血气药也。防风、荆芥、薄荷、麻黄轻浮升散，解表散寒，使风热从汗出而散之于上。大黄、芒硝破结通幽，栀子、滑石降火利水，使风热从便出而泄之于下。风淫于内，肺胃受邪，桔梗、石膏清肺泻胃。风之为患，肝木受之，川芎、归、芍和血补肝，黄芩清中上之火，连翘散气聚血凝，甘草缓峻而和中，白术健脾而燥湿。上下分消，表里交治，而能散泻之中，犹寓温养之意，所以汗不伤表，下不伤里也。”张从正在《儒门事亲》中将其列为风证的首方，并作为汗剂来使用。

张从正治一妇病风痫

（附：李月池治荆王妃中风）

张子和云：一妇病风痫，自六七岁因惊风得之。后每三二年间一二作，至五七年五七作。逮三十岁至四十岁，则日作，甚至一日十余作，遂昏痴健忘，求死而已。值岁大饥，采百草而食，于水滨见草若葱壮，采归煮熟食之。至五更，忽觉心中不安，吐痰如胶，连日不止，约一二斗，汗出如洗，甚昏困。三日后遂轻健，病去食进，百脉皆和。以所食葱访之，乃憨葱苗也，即本草藜芦是也。

（录自《续名医类案·卷二十一·痫》）

张从正讲了一个碰巧以吐法得愈的风痫病例。一位妇女从六七岁开始就因惊风而罹患风痫，开始时每两三年发作一两次，后来就逐渐变得频繁起来，等到了三四十岁就每天都有发作，厉害的时候一天之内发作十几次，导致记性越来越差，都希望自己死了算了。这时候正赶上兴定年间的大饥荒，只能采各种野菜来充饥。在水边发现一种像葱一样的草，就采回来煮熟了吃。到了五更天凌晨的时候，突然感觉心中不安，开始吐出胶黏的痰涎，并持续了好几天，总量有一二斗，出汗多像洗澡一样，非常昏沉困乏。三天后就感觉轻松多了，进食改善，风痫未再发作而痊愈。后来调查所吃的葱原来是憨葱苗，即本草书中所记载的藜芦。

本案原载于《儒门事亲·卷二·偶有所遇厥疾获瘳记》："又有一妇，病风痫，从六七岁因惊风得之。自后三二年，间一二作，至五七年，五七作。逮三十余岁至四十岁，日作或一日十余作。以至昏痴健忘，求死而已。会兴定岁大饥，遂采百草而食，于水滨采一种草，状若葱属，泡蒸而食之。食讫，向五更觉心中不安，吐涎如胶，连日不止，约一二斗，汗出如洗。初昏困，后三日，轻健非曩之比。病去食进，百脉皆和。省其所食，不知何物。访问诸人，乃憨葱苗也。憨葱苗者，《本草》所谓藜芦苗是也。《图经》云：藜芦苗吐风病。此亦偶得吐法耳！"《本草纲目·草部第十七卷·藜芦》云："按张子和《儒门事亲》云：一妇病风痫，自六七岁得惊风后。每一二年一作，至五七年，五七作，三十岁至四十岁，则日作，或甚至一日十余作。遂昏痴健忘，求死而已。值岁大饥，采百草食。于野中见草若葱状，采归蒸熟饱食。至五更忽觉心中不安，吐涎如胶，连日不止，约一二斗，汗出如洗，甚昏困。三日后，遂轻健，病去食进，百脉皆和。以所食葱访人，乃憨葱苗也。即《本草》藜芦是矣。《图经》言能吐风病，此亦偶得吐法耳！"

这件事发生在金宣宗完颜珣兴定年间（1217—1221）。藜芦是重要的催吐药，首见于《神农本草经·卷四·下药下品》，北方习称憨葱，南方习称鹿葱。明代李时珍认为"哕逆用吐药，亦反胃用吐法去痰积之义。吐药不一：常山吐疟痰，瓜丁吐热痰，乌附尖吐湿痰，莱菔子吐气痰，藜芦则吐风痰也"。在《本草纲目》中转录这个事例之后还记录了明代荆和王朱祐橺（1471—1504）的王妃"刘氏，年七十，病中风，不省人事，牙关紧闭。群医束手。先考太医吏目月池翁诊视，药不能入，自午至子。不获已，打去一齿，浓煎藜芦汤灌之。少顷，噫气一声，遂吐痰而苏，调理而安”。刘王妃七十岁时中风，不省人事，牙关紧闭。时任太医属官的李时珍之父李月池（？—1561）不得已打去刘王妃的一颗牙齿，灌服浓煎的藜芦汤，一会儿吐出痰涎而苏醒，后调理而好转。

张从正治吕君玉妻病痉

子和治一妇，年三十，病风搐，目眩，角弓反张，数日不食，诸医作惊风、暗风、风痫，治之以南星、雄黄、天麻、乌、附，不效。子和曰：“诸风掉眩，皆属肝木，曲直摇动，风之用也，阳主动，阴主静，由火盛制金，金衰不能平木，肝木茂而自病故也（琇按：此论深得痉病肯綮）。”先涌风涎二三升，次以寒剂下十余行（治以流痰降火），又以排针刺百会穴，出血二杯，立愈。（博按：此案旧刻脱误）

（录自《名医类案·卷三·痉》）

吕君玉的妻子三十岁了，患抽搐，眩晕，角弓反张，好几天都吃不进东西，所请的医生认为是惊风、暗风、风痫等病，采用南星、雄黄、天麻、乌头、附子等药物治疗，没有效果。张从正认为《内经》指出凡是风病而发生的颤动眩晕，都属于肝，摇动不定的表现都是风在活动，阳的特征是运动，阴的特征是静谧，由于火盛制约金，金衰弱了就不能制约木，属木的肝气过亢所以罹患本病。治疗先以吐法涌出痰涎二三升，接着使用寒凉药物泻下十余次，又用针刺百会穴放血，很快就痊愈了。

本案原载于《儒门事亲·卷六·风形·风搐反张二》：“吕君玉之妻，年三十余，病风搐，目眩，角弓反张，数日不食。诸医皆作惊风、暗风、风痫治之，以天南星、雄黄、天麻、乌、附用之，殊无少效。戴人曰：‘诸风掉眩，皆属肝木。曲直动摇，风之用也。阳主动，阴主静。由火盛制金，金衰不能平木，肝木茂而自病。’先涌风痰二三升，次以寒剂下十余行，又以排针刺百会穴，出血二杯愈。”

火盛金衰木旺概括了本病的主要病机。清代魏之琇认为这是把握痉病的关键。放血法属于广义的汗法范畴，百会穴放血治疗参见秦鸣鹤治唐高宗风眩案。本案针对风痰火三邪，汗、吐、下三法并施，终获痊愈。《素问·至真要大论篇第七十四》云：“诸风掉眩，皆属于肝。”《尚书·洪范上》云：“木曰曲直。”木可揉曲，亦可从绳正直。从本案可知，风火相煽，即火盛木旺之谓，炼液为痰，故多相兼为患。清代江瓘将本案之治法概括为流痰降火之法。

张从正治马叟病痉

张子和治新寨马叟，年五十九，因秋欠税，官杖六十，得惊气，成风搐，已三年矣。病大发则手足颤掉，不得持物，食则令人代哺，口目张睒，唇舌嚼烂。抖擞之状如线引傀儡，每发市人皆聚观。夜卧发热，衣被尽去。倾产求医，至破其家，而病益坚。叟之子，邑中旧小吏也，以讯张。张曰：“此病甚易治，若隆暑时，不过一涌再涌，夺则愈矣。今以秋寒，可汗之。如未已，更刺俞穴必愈。”先以通圣散汗之，继服涌剂，出痰三四升，如鸡黄，成块状，如汤热。叟以手颤不能自探，妻与代探，咽嗌肿伤，昏愦如醉。约一二时许，寻稍省，又下数行，立觉足轻颤减，热亦不作，足亦能走，手能巾栉，自持匙筋。未至三涌，病去如濯。病后但觉极寒，张曰：“当以食补之，久则自退。盖大疾之去，卫气未复，故宜以散风导气之药，切不可以热剂温之，恐反成他病也。”

（录自《续名医类案·卷三·痓》）

一位姓马的老人，五十九岁，住在新寨，因为秋天收获后没有交够租税，被官府处罚打了六十杖，连害怕带想不开，引生了痓病，已经有三年了。病情厉害的时候肢体颤动，不能持物，连饭也得别人喂，嘴老张着，还频繁眨眼，唇舌都咬烂了。身体的抖擞状态就像被绳子操纵着的傀儡，每当厉害的时候会引得众人围观。晚上感觉发热，衣服也穿不住，被子也盖不住。家里为了给他治病，变卖了家产，病情却越来越厉害。他的儿子是城里的差役，向张从正咨询求治。张从正说：“这个病很好治疗，如果是在暑天，只要用涌吐的方法就可痊愈。现在是秋天，只能用汗法。如果还没有痊愈，就接着针刺治疗，一定能好。”于是先使用防风通圣散发汗，接着服用涌吐药物，吐出三四升痰涎，像鸡蛋黄一样结成块状，像热水一样热。他本人因为手颤不能自己探吐，他的妻子帮他刺激喉咙探吐，损伤了喉咙，他就像喝醉了一样昏昏沉沉的。大约过了一两个时辰，稍微清醒了一些，就用下法使其大便了几次。他顿时感觉腿脚轻快，颤动减轻，也不发热了，也能走路了，手也能盥洗了，吃饭也能自己拿勺子了。吐了不到三次，病情就明显缓解了。自从得病后，他就有非常冷的感觉，张从正说：“这应当采用食补，过一段时间就好了。因为大病初愈，卫气还没有恢复，所以适合于用散风导气的药物，千万不能用温热药物，否则会引发其他病证。”

本案原载于《儒门事亲·卷六·风形·因惊风搐一》：“新寨马叟，年五十九，因秋欠税，官杖六十，得惊气成风搐，已三年矣。病大发则手足颤掉，不能持物，食则令人代哺，口目张睒（音陕），唇舌嚼烂，抖擞之状如线引傀儡。每发市人皆聚观，夜卧发热，衣被尽去，遍身燥痒，中热而反外寒，久欲自尽，手不能绳，倾产求医，至破其家，而病益坚。叟之子，邑中旧小吏也。以父母病讯戴人，戴人曰：‘此病甚易治，若隆暑时，不过一涌再涌，夺则愈矣。今以秋寒，可三之。如未，更刺腧穴必愈。’先以通圣散汗之，继服涌剂，则痰一二升，至晚，又下五七行，其疾小愈。待五日，再一涌，出痰三四升，如鸡黄成块状，如汤热。叟以手颤不能自探，妻以代探，咽嗌肿伤，昏愦如醉，约一二时许稍稍省。又下数行，立觉足轻颤减，热亦不作，足亦能步，手能巾栉（音至），自持匙筯，未至三涌，病去如濯。病后但觉极寒。戴人曰：‘当以食补之，久则自退。盖大疾之去，卫气未复，故宜以散风导气之药，切不可以热剂温之，恐反成他病也。’”马叟所患，以今考之，应属锥体外系疾病，帕金森病的可能性很大。

马叟为痰涎湿浊素盛之人，因官杖而受惊。《素问·经脉别论篇第二十一》云：“勇者气行则已，怯者则着而为病也。”身体强壮的，气能够流行通畅，所患的疾病就会痊愈；身体衰弱的，邪气就会附着不去而为害于人。马叟气怯受惊，气机逆乱，痰涎湿浊痹阻经脉，而见手足颤掉，不能持物，口目张睒，唇舌嚼烂；夜卧发热，遍身燥痒，提示湿郁化热。先给予防风通圣散以广义汗法宣通气血，清解郁热，再用吐法使痰涎涌泻外出。《儒门事亲·卷二·凡在上者皆可吐式十四》云：“然自胸已上，大满大实，痰如胶粥……非吐，病安能出？……尝见病之在上者，诸医尽其技而不效，余反思之，投以涌剂，少少用之，颇获征应。既久，乃广访多求，渐臻精妙，过则能止，少则能加。一吐之中，变态无穷，屡用屡验，以至不疑。”吐至昏愦如醉，《儒门事亲·卷二·凡在上者皆可吐式十四》云：“吐至昏眩，慎勿惊疑。《书》曰：‘若药不瞑眩，厥疾弗瘳。’”说明治疗要达到一定的强度。继之以下法使湿浊外出。邪去症减，善后以饮食调养之法。《素问·五常政大论篇第七十》云：“大毒治病，十去其六；常毒治病，十去其七；小毒治病，十去其八；无毒治病，十去其九；谷肉果蔬，食养尽之，无使过之，伤其正也。”用大毒之药治病，病去十分之六，就不可再用；用平常的毒药治病，病去十分之七，就不可再用；用小毒之药治病，病去十分之八，就不可再用；用无毒之药治病，病去十分之九，也可不必再用；之后用谷肉果蔬，饮食调养，就可以使病去而痊愈，但不可饮食过多而损伤了正气。同时张从正强调不可以热剂温之，即瘥后不可峻补。

明代孙一奎（生卒年不详）在《赤水玄珠·第十四卷·颤振门》中说：“颤振者，非寒噤鼓慄，乃木火上盛，肾阴不充，下虚上实。实为痰火，虚则肾亏。法则清上补下。……据戴人此治，非真知其为痰火盛实者，莫敢如此疗也。木之有余，由金之衰弱。病既久，恐亦有始同而终异者。况吐汗下之后，谓绝不必补养，得乎？病之轻者，或可用补金平木、清痰调气之法，在人自斟酌之。”清代魏之琇认为“是病本因惊而得，尤不能无郁也。盖惊入心，受之则癫痫。今心不受，而反传之肝，而为瘛疭，亦母救子之义也。肝病则乘其所胜，于是生风生痰，怪症莫测，治以上涌下泄，乃发而兼夺之理，并行不悖，张案于此症，尤为合法”。

张从正治宋子玉病痿

张子和治武弁宋子玉，因驻军息城，五六月间暴得痿病，腰胯两足，皆不任用，躄而不行。求治于张，张察其脉，俱滑实而有力。张凭《内经》“火淫于内，治以咸寒”，以盐水越其膈间寒热宿痰。新者为热，旧者为寒，或宿食宿饮在上脘皆可涌之。宿痰既尽，因而下之。节次数十行，觉神志日清，饮食日美，两足渐举，脚膝渐伸。心降肾升，更继以黄连解毒汤加当归等药，又泻心汤、凉膈散、柴胡饮子，大作剂煎，时时呷之而愈。经曰：治心肺之病最近，用药剂不厌频而少，治肝肾之病最远，用药剂不厌频而多，此之谓也。夫痿病无寒，多发于五六七月。若误作痹与脚气治之，用乌、附、乳、没、自然铜、威灵仙之类，燔针、艾火、汤煮、袋蒸，痿弱转加，如此而死者，岂亦天乎？……宛邱军校三人皆病痿，积年不瘥，腰以下肿痛不举，遍身疮疥，两目昏暗，唇干舌燥，求治于张。张欲投泻剂，二人不从，为他医温补之药所惑，皆死。其同病有宋子玉者，俄省曰：彼以热死，我其改之，竟从治之而愈。张曰：诸痿独取阳明，阳明者胃与大肠也。此言不止谓针也，针与药同也。

（录自《续名医类案·卷十三·痿》）

宋子玉是一介武夫，随军队驻扎在息城，五六月间突然患了痿病，腰以下包括两只脚在内都不听使唤，不能行走。请张从正诊视，脉象滑实有力。张从正依据《内经》“火邪内盛的，用咸寒药物来治疗”，用盐水使其停留在膈间的寒热宿痰得以吐出。新发生的多为热邪所致，时间久的多为寒邪所致，不论寒热凡宿食宿饮在上脘的都可以涌吐而出。宿痰涌吐完毕之后接着泻下，泻下数十次后，感觉神志渐渐清爽，饮食也逐渐改善，两条腿逐渐能抬举，脚膝逐渐能伸开。心火应当下降，肾水应当上升，于是接着用黄连解毒汤加当归等药，以及泻心汤、凉膈散、柴胡饮子，煎汤频饮而逐渐痊愈。《内经》里讲：治疗心肺疾病时应当频繁量小用药，治疗肝肾疾病时应当次少量大用药。痿病不是因为寒邪引起的，多发生在五六七月。如果错误地按照痹病和脚气病的治法，使用乌头、附子、乳香、没药、自然铜、威灵仙等药物，使用火针、艾灸、熏洗、热蒸等外治法，痿弱反而加重，像这样死去的难道是天命吗？……宛邱三位军校都患痿病，长期不愈，腰以下肿痛，难以抬起，全身出现疮疥，两眼昏花，唇舌干燥。张从正计划用泻法治疗，其中两个患者不同意，找其他医生看，服用温补药物治疗，最终都死掉了。三人中的宋子玉从中反省认为其他两个人都因为服用温热药不愈，我不能再服温热药了，最后接受张从正的治疗而得以痊愈。张从正认为治疗各种痿病应从阳明入手，阳明是指胃和大肠。这不仅仅是指针刺治疗，针刺和用药是一样的道理。

本案原载于《儒门事亲·卷一·指风痹痿厥近世差玄说二》："陈下一武弁宋子玉，因驻军息城，五六月间，暴得痿病。腰胯两足，皆不任用，躄而不行，求治于予，察其两手，脉俱滑实而有力。予凭《内经》火淫于内，治以咸寒。以盐水越其膈间寒热宿痰。新者为热，旧者为寒，或宿食宿饮在上脘者，皆可涌之。宿痰既尽，因而下之，节次数十行，觉神志日清，饮食日美，两足渐举，脚膝渐伸。心降肾升，便继以黄连解毒汤，加当归等药，及泻心汤、凉膈散、柴胡饮子，大作剂煎，时时呷之。经曰：治心肺之病最近，用药剂不厌频而少，治肝肾之病最远，用药剂不厌顿而多。"

张从正亦认为"痿之为状，两足痿弱，不能行用。由肾水不能胜心火，心火上烁肺金。肺金受火制，六叶皆焦，皮毛虚弱，急而薄著，则生痿躄。躄者，足不能伸而行也。肾水者，乃肺金之子也。令肾水衰少，随火上炎。肾主两足，故骨髓衰竭，由使内太过而致然。《至真要大论》云诸痿喘呕皆属于上者，上焦也。三焦者，手少阳相火也。痿、喘、呕三病，皆在膈上，属肺金之部分也，故肌痹传为脉痿；湿痹不仁，传为肉痿；髓竭足躄，传为骨痿；房室太过为筋痿，传为白淫。大抵痿之为病，皆因客热而成。好以贪色，强力过极，渐成痿疾。故痿躄属肺，脉痿属心，筋痿属肝，肉痿属脾，骨痿属肾，总因肺受火热，叶焦之故。相传于四脏，痿病成矣。直断曰痿病无寒"。此即痿病以"肺热为本，叶焦而成痿，以此传于五脏""痿之作也，五月、六月、七月，皆其时也。午者，少阴君火之位；未者，湿土庚金伏火之地；申者，少阳相火之分。故痿发此三月之内，以为热也”。痿病多发生在五六七月间。武弁素应体质强壮，热邪内盛而唇舌干燥，发于其外则全身疮疥。治疗以泻热为主。《素问·至真要大论篇第七十四》载：“火淫于内，治以咸冷，佐以苦辛，以酸收之，以苦发之。”火气太过而伤于体内的，主治用咸冷的药物，辅助用苦辛的药物，用酸味药物收敛阴气，用苦味药物来发散火邪。先以吐法去除膈间宿痰，再以下法推陈致新，终以内服黄连解毒汤、泻心汤、凉膈散、柴胡饮子等，煎汤频饮，清除内热。从本案可知，“治痿独取阳明”不仅仅是指从后天之本入手，健脾益气养血，还包含着调整脾胃功能，该泻则泻。

黄连解毒汤出自《肘后备急方·卷二·治伤寒时气温病方第十三》，但无方名“又方，黄连三两，黄柏、黄芩各二两，栀子十四枚，水六升，煎取二升，分再服，治烦呕不得眠”。至唐代王焘（670—755）《外台秘要·卷第一·崔氏方一十五首》命名为黄连解毒汤，“前军督护刘车者，得时疾三日已汗解，因饮酒复剧，苦烦闷、干呕，口燥呻吟，错语不得卧，余思作此黄连解毒汤方。黄连三两，黄芩、黄柏各二两，栀子十四枚（擘）。上四味，切，以水六升，煮。取二升，分二服，一服目明，再服进粥，于此渐瘥。余以疗凡大热盛，烦呕呻吟，错语不得眠，皆佳”。《儒门事亲·卷十二·三法六门·火门》载：“黄连解毒汤，黄连、黄柏、黄芩、栀子，以上各等分，上剉为麻豆大，每服五钱，水二盏，煎至八分，去滓温服之。”《医方集解·泻火之剂》载：“治一切火毒，表里俱盛，狂躁烦心，口燥咽干，大热干呕，错语不眠，吐血衄血，热甚发斑（毒，即火邪也。邪入于阳则狂，心为热所扰则烦，躁则烦之甚也；口燥咽干，火盛津枯也；干呕，热毒上逆也；错语，热昏其神也；不眠，阴未得复也；伤寒吐衄血者，当汗不汗，蕴热逼血上行也；发斑，热毒入胃也……)。黄连、黄芩、黄柏、栀子，等分。此手足阳明少阳药也。三焦积热，邪火妄行，故用黄芩泻肺火于上焦，黄连泻脾火于中焦，黄柏泻肾火于下焦，栀子通泻三焦之火，从膀胱出，盖阳盛则阴衰，火盛则水衰，故用大苦大寒之药，抑阳而扶阴，泻其亢甚之火，而救其欲绝之水也。然非实热不可轻投。……本方去黄柏、栀子，加酒浸大黄，名三黄泻心汤（《金匮》)：治心下痞热，心气不足，吐血衄血。”

泻心汤出自《金匮要略·卷中·惊悸吐衄下血胸满瘀血病脉证治第十六》：“心气不足，吐血、衄血，泻心汤主之。泻心汤方（亦治霍乱)：大黄二两，黄连、黄芩各一两。上三味，以水三升，煮取一升，顿服之。”清代尤怡（1650—1749）《金匮要略心典》注：“心气不足者，心中之阴气不足也。阴不足则阳独盛，血为热迫，而妄行不止矣。大黄、黄连、黄芩，泻其心之热而血自宁。寇氏云：若心气独不足，则当不吐衄也。此乃邪热因不足而客之，故令吐衄。以苦泄其热，以苦补其心，盖一举而两得之。”寇氏指宋代寇宗奭（生卒年不详)。《儒门事亲·卷十二·三法六门·火门》载：“泻心汤，大黄、甘草（炙)、当归、芍药、麻黄、荆芥，以上各一两半，白术二钱半，上为细末，每服二钱，水一盏，生姜、薄荷少许，同煎至七分，去滓，温服。”本案所用，当为《金匮要略》泻心汤，而非《儒门事亲》泻心汤。

凉膈散，方出《太平惠民和剂局方·卷之六·治积热》：“治大人、小儿腑脏积热，烦躁多渴，面热头昏，唇焦咽燥，舌肿喉闭，目赤鼻衄，颔颊结硬，口舌生疮，痰实不利，涕唾稠黏，睡卧不宁，谵语狂妄，肠胃燥涩，便溺秘结，一切风壅，并宜服之。川大黄、朴硝、甘草（爁）各二十两，山栀子仁、薄荷叶（去梗)、黄芩各十两，连翘二斤半，上粗末。每二钱，水一盏，入竹叶七片，蜜少许，煎至七分，去滓，食后温服。小儿可服半钱，更随岁数加减服之，得利下住服。”《儒门事亲·卷十二·三法六门·火门》载：“凉膈散，大黄一两，连翘四两，甘草、黄芩、薄荷、朴硝、山栀，以上各一两，上粗末，每服三五钱，水一盏，入蜜、竹叶，煎至三五沸，去滓，温服，无时。”《医方集解·泻火之剂》载：“治心火上盛，中焦燥实，烦躁口渴，目赤头眩，口疮唇裂，吐血衄血，大小便秘，诸风瘛疭，胃热发斑发狂；及小儿惊急，痘疮黑陷。连翘四两，大黄（酒浸）、芒硝、甘草二两，栀子（炒黑）、黄芩（酒炒）、薄荷一两，为末。每服三钱，加竹叶、生蜜煎。此上中二焦泻火药也。热淫于内，治以咸寒，佐以苦甘，故以连翘、黄芩、竹叶、薄荷升散于上，而以大黄、芒硝之猛利推荡其中，使上升下行，而膈自清矣。用甘草、生蜜者，病在膈，甘以缓之也。”

柴胡饮子出自《黄帝内经宣明论方·卷四·热门》：“治解一切肌热骨蒸，积热作发，寒热往来，蓄热寒战，及伤寒发汗不解，或中外诸邪热，口干烦渴，或下后热未愈，汗后劳复，或骨蒸肺痿喘嗽，妇人余疾，产后经病。柴胡、人参、黄芩、甘草、大黄、当归、芍药各半两。上为末，每服抄三钱，水一盏、生姜三片，煎至七分，温服，日三服，病热甚者加减之。”《儒门事亲·卷十二·三法六门·寒门》载：“柴胡饮子，柴胡、人参、黄芩、甘草、大黄、当归、芍药，以上各半两，上为粗末，每服三钱，水一盏、生姜三片，煎至七分，去滓，温服。”

张从正治一富家妇不寐

（附：文挚以怒治齐王、华佗以怒治郡守）

张子和治一富家妇人，伤思过虑，二年不寐，无药可疗。其夫求张治之，张曰：“两手脉俱缓，此脾受之，脾主思故也。”乃与其夫约，以怒激之。多取其财，饮酒数日，不处一法而去。

其妇大怒汗出，是夜困眠。如此者八九日不寤，自是食进脉平。（雄按：此法人皆能之，然须问其是否愈人之病也。）

（录自《续名医类案·卷二十一·不眠》）

一位有钱人家的妇人，因为思虑过度，睡不好觉已经两年了，吃了好些药都无效。她的丈夫请张从正诊治。张从正认为两侧脉象都是缓脉，这是思虑伤脾。于是和她的丈夫商量好，用使她发怒的办法治疗。索要了许多钱财，大吃大喝了好几天，但是没有说任何治疗失眠的方法就离开了。于是她非常愤怒，以至于都出汗了。但是当天晚上就睡着了，而且连着八九天都睡不醒。从此以后进食也正常，脉象也正常。

本案原载于《儒门事亲·卷七·内伤形·不寐一百二》："一富家妇人，伤思虑过甚，二年不寐，无药可疗。其夫求戴人治之。戴人曰：'两手脉俱缓，此脾受之也，脾主思故也。'乃与其夫以怒而激之，多取其财，饮酒数日，不处一法而去。其人大怒汗出，是夜困眠，如此者八九日不寤，自是而食进，脉得其平。"

思虑伤脾，气郁而结，土壅则脉缓。脾属土，怒属木，木能疏土而克土，故以怒制思，这是情志相胜之治法。张从正在《儒门事亲·卷三·九气感疾更相为治衍二十六》中说："故悲可以治怒，以怆恻苦楚之言感之；喜可以治悲，以谑浪亵狎之言娱之；恐可以治喜，以迫遽死亡之言怖之；怒可以治思，以污辱欺罔之言触之；思可以治恐，以虑彼志此之言夺之。凡此五者，必诡诈谲怪，无所不至，然后可以动人耳目，易人听视。若胸中无材器之人，亦不能用此五法也。"张从正在其论述之后记录："余又尝治一妇人，久思而不眠，余假醉而不问，妇果呵怒，是夜困睡。"所指即是此例。怒则气上，冲激气结，通利气行之三焦，气行津布郁阳得泄而汗出，阴阳得和而入寐脉平。在历史上，还有多例很有名的以情志相胜治疗疾病的案例。其中以怒治病者在金代之前有文挚以怒治齐王、华佗以怒治郡守，对于这两例张从正认为“然华元化以怒郡守而几见杀，文挚以怒齐王而竟杀之，千万人中，仅得一二人而反招暴祸。若乃医，本至精至微之术，不能自保，果贱技也哉？悲夫!”

文挚以怒治齐王事见载于《吕氏春秋·卷十一·仲冬纪第十一·至忠》：“齐王疾痏（音尾），使人之宋迎文挚。文挚至，视王之疾，谓太子曰：‘王之疾必可已也。虽然，王之疾已，则必杀挚也。’太子曰：‘何故?’文挚对曰：‘非怒王则疾不可治，怒王则挚必死。’太子顿首强请曰：‘苟已王之疾，臣与臣之母以死争之於王。王必幸臣与臣之母，愿先生之勿患也。’文挚曰：‘诺。请以死为王。’与太子期，而将往不当者三，齐王固已怒矣。文挚至，不解屦登床，履王衣，问王之疾，王怒而不与言。文挚因出辞以重怒王，王叱而起，疾乃遂已。王大怒不说，将生烹文挚。太子与王后急争之，而不能得，果以鼎生烹文挚。”战国时齐闵王患了郁病，派人到宋国请名医文挚来诊治。文挚到了齐国，诊视后对太子说：“大王的病肯定可以治好。虽然是这样，大王痊愈后，必杀我无疑。”太子不解地问：“这是为什么?”文挚回答说：“齐王的病只有用激怒他的方法来治疗才能治好。但是真的激怒了大王，我一定会被杀死。”太子叩头行礼下拜恳求道：“如果能治好父王的病，我和母后会以死来向父王争辩以保全你的性命。大王会因为爱怜我们而宽恕你，希望你不要担忧。”文挚推辞不过：“那好吧，我就冒死为大王治病吧。”于是他与太子约好诊期，但是又故意数次不如期前往。齐王本来就因此而心生恼怒，等到文挚真的来了，居然鞋也不脱就直接上到齐王的床上，还踩着齐王的衣服问齐王的病情如何。齐王气得不理他。文挚又出言不逊故意激怒齐王，齐王气得大声呵斥着坐了起来，这一大怒就治好了齐王的痏病。齐王果然要杀文挚。最终太子和王后也没能够挽回局面，文挚如己所料而被烹杀。王者位高，思虑多疑，气结而郁。文挚之治，以怒制郁，怒则气上，开郁散结。

华佗以怒治郡守事见载于《后汉书·卷八十二下·方术传下》："又有一郡守笃病久，佗以为盛怒则差。乃多受其货而不加功。无何弃去，又留书骂之。太守果大怒，令人追杀佗，不及，因瞋恚，吐黑血数升而愈。"有一名郡守患病日久，华佗认为使他极其愤怒就能好，于是多次接受他的礼品而不加以医治。没有多久华佗竟然弃他而去，并且留下书信辱骂他。郡守果然大怒，命人追赶捕杀华佗，但是没有追到华佗，于是郡守愤怒得更厉害了，吐出黑血数升而痊愈。华佗之治，极似文挚，亦以怒制郁之法。

张从正治其次子癫证

张子和次子，自出妻之后，日瘦，语如瓮中，此病在中也。常捻第三指失笑，此心火也。约半载，日饮冰雪，更服凉剂。张曰："恶雪则愈矣。"其母惧其大寒，张骂曰："吾用药如鼓之应桴，尚恶寒凉药，宜乎世俗之谤我也。"至五七日，厌水不饮，病日解矣。（雄按：通才绝技，往往不信于家人，自古已然，亦可叹也。）

（录自《续名医类案·卷二十一·哭笑》）

张从正的二儿子离婚以后，逐渐消瘦，语声也变得瓮声瓮气，这是中焦的病证。经常捻揉中指，不自主发笑，这是心火偏盛。大约半年后，每天都吃冰雪，张从正还给他服用寒凉药物，并认为服到厌恶雪了就痊愈了。孩子的母亲却担忧太寒凉了。张从正批评说："我用药就像用鼓槌敲鼓，一敲就响，自己家里人还对我使用寒凉药物有偏见，无怪乎世俗之人要诋毁我了。”过了一段时间，其二儿子开始讨厌喝水，癫证逐渐好转。

本案原载于《儒门事亲·卷六·火形·失笑五十二》：“戴人之次子，自出妻之后，日瘦，语如瓮中。此病在中也。常捻第三指失笑，此心火也。约半载，日饮冰雪，更服凉剂。戴人曰：‘恶雪则愈矣。’其母惧其大寒，戴人骂曰：‘吾用药如鼓之应桴，尚恶凉药，宜乎世俗之谤我也。’至七月，厌冰不饮，病日解矣。”胃中有火，脾气遂弱，故日瘦，土不生金，肺气不足，故语如瓮中，证在中焦。中指乃厥阴心包经之所行，《素问·调经论篇第六十二》云：“神有余则笑不休。”笑为心声，神气有余就会大笑不止，故是心火偏盛。心胃火盛，则饮冰雪以自救。心胃火消，则恶雪厌水。实即热者寒之之理。

清代王孟英感叹虽然张从正有通才绝技，但家人仍然不能完全信任他，这是自古以来就有的情况。所以，医不自治是因为顾虑太多，而自己信心十足时往往又得不到家人理解。“桴鼓相应”典出自《吕氏春秋·卷九·季秋纪第九·知士》：“良工之与马也，相得则然后成，譬之若桴之与鼓。”《素问·至真要大论篇第七十四》云：“余欲令要道必行，桴鼓相应，犹拔刺雪汙，工巧神圣，可得闻乎？”《汉书·卷七十五·眭两夏侯京翼李传第四十五》云：“顺之以善政，则和气可立致，犹桴鼓之相应也。”桴为击鼓之槌，桴鼓相应即指效如桴鼓，就像鼓槌敲打鼓面一样，一敲即应，形容治疗准确，疗效很好。

张从正治六十叟病狂

张子和治一叟，年六十，值徭役烦扰而暴发狂，口鼻觉如虫行，两手爬搔，数年不已，两手脉皆洪大如绳。足阳明经起于鼻，交頞之中，旁纳太阳，下循鼻柱，交人中，环唇，下交承浆，故其病如是。夫徭役烦扰，便属火化，火乘阳明经，故发狂。经言阳明之病，登高而歌，弃衣而走，骂詈不避亲疏。又况肝主谋，胆主决，徭役迫遽，则财不足支，肝屡谋而胆不能决，屈无所伸，怒无所泄，心火磐礴，遂乘阳明。然胃本属土，而肝属木，胆属相火，火随木气而入胃，故暴发狂。乃命置燠室中，涌而汗出，如此三次。《内经》曰木郁则达之，火郁则发之，良谓此也。又以调胃承气汤半斤，用水五升，煎半沸，分作三服，大下二十行，血水与瘀血相杂而下数升乃康。以通圣散调治。其后大下，则是土郁夺之也。

（录自《续名医类案·卷二十一·颠狂》）

一位六十岁的老人，遇到要服徭役的困扰，突然就发生了狂证，口鼻内感觉有虫子在爬，用两手搔挠，好几年都没好。张从正诊视，其脉象双侧都洪大。张从正认为这是阳明火盛所致，足阳明胃经循行所过表现出了这些症状，因为徭役的困扰，导致体内火盛，侵聚在阳明经，所以发狂。《素问·阳明脉解篇第三十》解释发狂表现时说："病甚则弃衣而走，登高而歌，或至不食数日，逾垣上屋，所上之处，皆非其素所能也。……四支者，诸阳之本也，阳盛则四支实，实则能登高也。……热盛于身，故弃衣欲走也。……阳盛故骂詈不避亲疏而歌也。"有的人在阳明病重的时候，脱掉衣服乱跑，登高歌唱，有的时候甚至几天不吃饭，跳墙上房，平素不能做到的得了病时反而能做到。……四肢是诸阳的根本，阳气盛则四肢充实，四肢充实所以能登高。……身上热邪偏盛，就会脱掉衣服乱跑。……阳气偏盛就会使人神志昏乱，所以出现骂人而不避亲疏、随意歌唱的表现。何况肝主谋略，胆主决断，徭役催的急而钱财又不够，肝气一直在谋划而胆气却迟迟不能下决断，委屈不能伸张，怒气无处发泄，使心火暴张，侵聚阳明。这样胃属土，肝属木，胆属相火，胆火随木气而入胃，所以就突然发狂。于是使患者居于暖室之中，边吐边发汗，反复了三次。《素问·六元正纪大论篇第七十一》云："木郁达之，火郁发之。"木气抑郁应该条达它，火气抑郁应该发越它，正好说的就是这种情况。再用调胃承气汤半斤，用水五升，煎半沸，分作三服，畅快泻下二十多次，血水与瘀血混杂而出了数升之后逐渐康复了，这就是《素问·六元正纪大论篇第七十一》所谓的"土郁夺之"，土气抑郁应该夺下它。之后用防风通圣散调治。

本案原载于《儒门事亲·卷六·火形·狂二十七》："一叟，年六十，值徭役烦扰而暴发狂，口鼻觉如虫行，两手爬搔，数年不已。戴人诊其两手脉，皆洪大如絙绳，断之曰：'口为飞门，胃为贲门。曰口者，胃之上源也；鼻者，足阳明经起于鼻，交頞之中，旁纳太阳，下循鼻柱，交人中，环唇，下交承浆，故其病如是。夫徭役烦扰，便属火化，火乘阳明经，故发狂。故经言，阳明之病，登高而歌，弃衣而走，骂詈不避亲疏。又况肝主谋，胆主决，徭役迫遽，则财不能支，则肝屡谋而胆不能决，屈无所伸，怒无所泄，心火磐礴，遂乘阳明金。然胃本属土，而肝属木，胆属相火，火随木气而入胃，故暴发狂。'乃命置燠室中，涌而汗出，如此三次。《内经》曰：木郁则达之，火郁则发之。良谓此也。又以调胃承气汤半斤，用水五升，煎半沸，分作三服，大下二十行，血水与瘀血相杂而下数升，取之乃康。以通圣散调其后矣。"本案因郁烦化火，肝胆火盛，乘克脾胃，其治以汗、吐、下三法并施，以彰《素问·六元正纪大论篇第七十一》"木郁达之，火郁发之，土郁夺之"之旨。以防风通圣散善后，也充分说明患者虽已六旬，但体质仍壮实。

调胃承气汤，出自《伤寒论·卷第五·辨阳明病脉证并治第八》。《伤寒论》中涉及调胃承气汤的条文有八条，其中有五条在太阳病篇，三条在阳明病篇。原方为"甘草二两（炙），芒消半升，大黄四两（清酒洗）。上三味，切，以水三升，煮二物至一升，去滓，内芒消，更上微火一二沸，温顿服之，以调胃气”。《儒门事亲·卷十二·三法六门·下剂》载：“大黄、甘草（炙）、朴硝，以上各半两，上为粗末，每服五七钱，水一盏，煎三五沸，去滓，温服，食后。”《医方集解·攻里之剂》载：“治伤寒阳明证，不恶寒，反恶热，口渴，便秘，谵语，腹满；中焦燥实，及伤寒吐后腹胀满者；阳明病不吐不下而心烦者。亦治渴证中消，善食而溲。……此足太阳阳明药也。大黄苦寒，除热荡实。芒硝咸寒，润燥软坚。二物下行甚速，故用甘草甘平以缓之，不致伤胃，故曰调胃承气。去枳朴者，不欲其犯上焦气分也。”《伤寒来苏集·伤寒论注卷三·承气汤证》云：“邪气盛则胃实，故用大黄、芒硝。此自用甘草，是和胃之意。此见调胃承气，是和剂而非下剂也。”清代王子接（1658—?）《绛雪园古方选注》云：“调胃承气者，以甘草缓大黄、芒硝留中泄热，故调胃，非恶硝黄伤胃而用甘草也。泄尽胃中无形热结，而阴气亦得上承，故亦曰承气。其义亦用制胜，甘草制芒硝，甘胜咸也；芒硝制大黄，咸胜苦也；去枳实、厚朴者，热邪结胃劫津，恐辛燥重劫胃津也。”

张从正治一男子落马发狂

一男子落马发狂，起则目瞪，狂言不识亲疏，弃衣而走，骂言杂出，气力加倍，三人不能执缚。烧符作醮，问鬼跳巫，殊不知顾。丹砂、牛黄、犀、珠、脑、麝，资财散去，室中萧然。张以车轮埋之地中，约高二丈许，上安中等车轮，其辋上凿一穴，如作足盆之状，缚病人于其上，使之伏卧，以软裀衬之，令一人于下，坐机一枚，以棒搅之，转千百遭，病人吐出青黄痰沫一二斗许，绕车轮数匝。其病人曰：“我不能任，可解我下。”从其言而解之，索凉水，与之冰水饮数升，狂乃罢矣。（奇思幻想，得未曾有，张公真妙人也。）

（录自《续名医类案·卷二十一·颠狂》）

一位男子因骑马坠落而发狂，爬起来就冲人瞪眼，口出狂言，分不清关系远近，脱掉衣服乱跑，什么骂人的话都说，气力也比平常大好多，好几个人都不能控制他。请来道士巫师，实施诸般法术，他连看也不看。使用朱砂、牛黄、犀角、珍珠、冰片、麝香等药物，耗费了不少钱财，家里都空了，也未能痊愈。张从正让人把车轮埋在地里，高二丈多的上方再安一个中等车轮，两个车轮联动。再用软垫子垫好，把患者俯卧固定在上面的车轮上。让人旋转下面的车轮，使患者随着上面的车轮共同旋转。患者吐出青黄痰沫一二斗，痰沫甩出绕着车轮有好几圈。患者大叫："我受不了了，快把我放下来!"于是把他放下来。患者索要凉水喝，就给他喝了数升冰水，狂证就好了。

本案原载于《儒门事亲·卷七·外伤形一百十七》："一男子落马发狂，起则目瞪，狂言不识亲疏，弃衣而走，骂言涌出，气力加倍，三五人不能执缚。烧符作醮，问鬼跳巫，殊不知顾，丹砂、牛黄、犀、珠、脑、麝，资财散去，室中萧然。不远二百里，而求戴人一往，戴人以车轮埋之地中，约高二丈许，上安之中等车轮，其辋上凿一穴，如作盆之状，缚狂病人于其上，使之伏卧，以软裀衬之，又令一人于下，坐机一枚，以棒搅之，转千百遭，病人吐出青黄沫沫一二斗许，绕车轮数匝。其病人曰：'我不能任，可解我下。'从其言而解之，索凉水，与之冰水，饮数升，狂方罢矣。"醮，祭也，指道士设坛念经做法事，明代张自烈（1597—1673）《正字通》："凡僧道设坛祈祷曰醮。"辋，音枉，指旧式车轮周围的框子。裀，古同"茵"，指垫子褥子。

发狂乃惊恐受病，惊则气乱，恐则气下，气不布津，痰阻神窍。痰邪作祟，故开窍不效，是因为未能祛痰。本案之法类似于以旋转引起眩晕的转椅试验。眩晕使迷走神经兴奋，引起剧烈的呕吐。之后索取凉水，而饮冰水痊愈，说明其为痰火内盛，迷惑心窍。呕吐以攻痰邪，冰水以解内热，则狂证可愈。

张从正治一人病狂

张子和治一狂人，阴不胜阳，则脉流薄厥，阳并乃狂。《难经》曰："阳极则狂，阴极则颠。"阳为腑，阴为脏，非阳热而阴寒也。热并于阳则狂，狂则生，寒并于阴则颠，颠则死。《内经》曰足阳明有实则狂，故登高而歌，弃衣而走，无所不为，是热之极也。以调胃承气汤，下数十行，三五日复上涌一二升，三五日又复下之。凡五六十日，下百余行，吐亦七八度。如吐时，暖室置火，以助其热汗，数汗方平。(《医说续编》)

(录自《续名医类案·卷二十一·颠狂》)

有一个人发狂。张从正诊治，他认为阴气不胜阳气，使脉流加速发生暴厥，邪气并于阳经会使人发狂。《难经·二十难》云："重阳者狂，重阴者癫。"重阳者发狂，重阴者发癫。阳是指腑，阴是指脏，并非是指阴阳的寒热。热邪并于阳腑则发狂，发狂能生存，寒邪并于阴脏则发癫，发癫会致死。足阳明胃经有实热邪气会使人发狂，《素问·脉解篇第四十九》云："所谓病至则欲乘高而歌，弃衣而走者，阴阳复争，而外并于阳，故使之弃衣而走也。"病至就要登高歌唱，脱衣乱跑，是由于阴阳相争，结果阳气盛，邪气并于阳经，所以使患者有脱衣乱跑、神志失常的症状。这些行为是邪热至极的表现。给予调胃承气汤，使泻下数十次，过三五天再涌吐一二升，过三五天再泻下。一共有五六十天，泻下百余次，涌吐也有七八次。在涌吐的时候，让患者居于暖室中，烧火升温来协助患者发汗，反复发汗才得以痊愈。

本案原载于《儒门事亲·卷二·凡在表者皆可汗式十五》："顷又治一狂人，阴不胜其阳，则脉流薄厥，阳并乃狂。《难经》曰：'重阳者狂，重阴者癫。'阳为腑，阴为脏，非阳热而阴寒也。热并于阳则狂，狂则生；寒并于阴则癫，癫则死。《内经》曰：足阳明有实则狂，故登高而歌，弃衣而走，无所不为，是热之极也。以调胃承气，大作汤，下数十行。三五日，复上涌一二升。三五日，又复下之。凡五六十日，下百余行，吐亦七八度。如吐时，暖室置火，以助其热，而汗少解，数汗方平。"本案先后以下、吐、汗攻患者阳盛之邪，充分体现了张从正"邪去正安"的治疗理念。而涌吐时，同步暖室置火助其发汗则是张从正惯用的治疗方法。

张从正治项关令妻病狂

张子和治项关令之妻，病饥不欲食，常好叫呼怒骂，欲杀左右，恶言不辍，众医半载无效。张视之曰："此难以药治。"乃使二媪，各涂丹粉，作伶人状，其妇大笑。次日又令作角抵，又大笑。其旁令两个能食之妇，常夸其食美。其妇亦索其食，而为一尝之。不数日，怒减食增，不药而瘥，后得一子。夫医贵有才，无才何得应变无穷？

（录自《续名医类案·卷十·郁症》）

项关主官的妻子患病，肚子饿但是不想吃饭，平素叫呼怒骂，行为粗暴，恶语伤人，医治半年无好转。请张从正诊视。张从正看了之后说："这个病难以用药物治疗。"于是让两位老妇，各自都涂脂抹粉，扮成乐人的样子，逗得患者大笑。第二天又让她们上演角抵戏，患者看了又大笑。在她旁边安排了两个胃口好的妇女，不停地夸饭菜好吃。患者经不住诱惑，也开始吃。没过几天，怒减食增，没有用药病就好了，后来还生了一个儿子。所以，医生贵在有才学，没有才学怎么能够应变无穷呢。

本案原载于《儒门事亲·卷七·内伤形·病怒不食一百一》："项关令之妻，病怒不欲食，常好叫呼怒骂，欲杀左右，恶言不辍，众医皆处药，几半载尚尔。其夫命戴人视之，戴人曰：'此难以药治。'乃使二娼各涂丹粉，作伶人状，其妇大笑。次日又令作角抵，又大笑。其旁常以两个能食之妇，夸其食美，其妇亦索其食，而为一尝之。不数日，怒减食增，不药而瘥。后得一子。夫医贵有才，若无才，何足应变无穷。"

肝气郁滞，以怒骂求泻之，乘土则虽饥不欲食。本案采用的也是情志疗法。怒属木，喜属火，火为木子。正治之法应为"悲可以治怒，以怆恻苦楚之言感之"，悲属金，金克木，故以悲治怒。这里则可理解为"实则泻其子"之法，疏泄其怒气。另外，明代赵献可（生卒年不详）《医贯·卷之三绛雪丹书·血症论》："但郁之一字，不但怒为郁，忧为郁，怒与忧固其一也。"忧属金，火克金，故可以喜制怒。在本案中，张从正认为患者所患是因忧郁成怒，从本而治，以喜制怒。同时采用现代心理学称之为模仿（示范）法诱导其开始进食。张从正在《儒门事亲·卷三·九气感疾更相为治衍二十六》中说："余又尝以巫躍妓抵，以治人之悲结者。"所指即是此例，也说明了起病之因。

张从正治卫德新之妻病惊

张子和治卫德新之妻，旅中宿于楼上，夜值盗劫人烧舍，惊堕床下。自后每闻有响，则惊倒不知人，家人辈蹑足而行，莫敢冒触有声，岁余不痊。诸医作心病治之，人参、珍珠及定志丸皆无效。张见而断之曰：“惊者为阳从外入也，恐者为阴从内出也。惊者谓自不知故也，恐者自知也。足少阳胆经属肝木，胆者敢也，惊怕则胆伤矣。”乃命二侍女执其两手，按高椅之上，当面前置一小几。张曰：“娘子当视此。”一木猛击之，其妇大惊。张曰：“我以木击几，何以惊乎？”伺少定击之，惊又缓。又斯须连击三五次，又以杖击门，又遣人画背后之窗，徐徐惊定而笑，曰：“是何治法？”张曰：“《内经》云惊者平之。平者，常也。平常见之，必无惊。”是夜使人击门窗，自夕达曙。夫惊者神上越，从下击几，使其下视，所以收神也。一二日虽闻雷亦不惊。德新素不喜张，至是终身压服，如有人言张不知医者，执戈以逐之。

（录自《续名医类案·卷二十一·惊悸》）

卫德新的妻子在一次旅途宿店时，晚上正赶上一群强盗抢劫，吓得她从床上跌到地上。从此以后一听到有些声响，她便会昏倒在地，不省人事。以至于家里人走路都蹑足潜踪，小心翼翼不敢发出声响，一年多了也不见好转。所请医生都按照心病来治疗，但是人参、珍珠及定志丸等药物都无效。张从正诊视后认为“惊是阳性的，从外所受；恐是阴性的，发自于内。自己事先不知道才会受惊，事先知道才会感到恐惧。足少阳胆经属于肝系，胆气决定了勇敢程度，受惊则会损伤胆气”。于是让两位侍女抓着她的手，帮助她稳坐在高椅之上，在她面前放了一张小桌子。张从正对她说：“请看这里。”猛的用木头拍打了一下桌子，卫妻大惊失色。张从正说：“我拿木头拍了一下桌子，有什么可怕的呢？”等她平静下来后，又拍打了一下桌子，这次卫妻就没有刚才那么害怕了。接着又间断拍打了几次桌子，还用手杖敲打门，让人在她背后的窗户纸上勾画。慢慢地，卫妻就不觉得害怕了，笑着问张从正："这是什么治疗方法呀？"张从正说："《素问·至真要大论篇第七十四》说，病属于惊怯的，要使之平静。平静和平常是相通的，平常司空见惯了，一定不会害怕。"当天夜里，让人继续通宵敲打门窗。受惊使人的神气向上发越，从下方拍打桌子，能让她向下看，可以收敛向下神气。过了一两天，虽然天上打雷，她也不害怕了。卫德新原来并不喜欢张从正，但从这以后非常叹服张从正，如果碰到有谁说张从正不明白医学的，就拿着兵器追打他来维护张从正。

本案原载于《儒门事亲·卷七·内伤形·惊一百三》："卫德新之妻，旅中宿于楼上，夜值盗劫人烧舍，惊堕床下。自后每闻有响，则惊倒不知人，家人辈蹑足而行，莫敢冒触有声，岁余不痊。诸医作心病治之，人参、珍珠及定志丸皆无效。戴人见而断之曰：'惊者为阳从外入也，恐者为阴从内出。惊者为自不知故也，恐者自知也。足少阳胆经属肝木，胆者敢也，惊怕则胆伤矣。'乃命二侍女执其两手，按高椅之上，当面前下置一小几。戴人曰：'娘子当视此。'一木猛击之，其妇大惊。戴人曰：'我以木击几，何以惊乎？'伺少定击之，惊也缓。又斯须连击三五次，又以杖击门，又暗遣人画背后之窗，徐徐惊定而笑曰：'是何治法？'戴人曰：'《内经》云惊者平之。平者，常也。平常见之，必无惊。'是夜使人击其门窗，自夕达曙。夫惊者神上越也，从下击几，使之下视，所以收神也。一二日虽闻雷亦不惊。德新素不喜戴人，至是终身压服，如有人言戴人不知医者，执戈以逐之。"

在本案中，张从正准确地区分了事先没有准备情况下受到外界的惊吓和发自内心对某种事物的恐惧。这决定了两者的治疗是不一样的。病发于不知之时，阳从外入，胆为阳腑，惊吓伤胆，应从胆治。病在肝胆，故治心无效。张从正指出对于因惊致病的患者，可以平治惊，即以惊平惊，且以木击机，以杖击门，使人击窗，皆为木音。《儒门事亲·卷三·九气感疾更相为治衍二十六》云："惊则心无所依，神无所归，虑无所定，故气乱矣。……惊气所至，为潮涎，为目睘，为口呿，为痴痫，为不省人，为僵仆，久则为痛痹。……惟习可以治惊。《经》曰：惊者平之。平，谓常也。夫惊以其忽然而遇之也，使习见习闻则不惊矣。"睘，音穷，惊视；呿，音屈，口张开。本案的治疗使用了在700年后的现代被称为系统脱敏的方法，使患者逐渐适应，从而消除惊吓的影响。20世纪40年代，心理学家沃尔普（Wolpe，1915—1997）在交互抑制原理指导下，提出了系统脱敏疗法。交互抑制原理认为，人和动物的肌肉放松状态与紧张焦虑情绪状态是相互抑制的对抗过程。患者暴露在一个可以引起微弱焦虑的刺激下，采用放松来对抗，可以使这一刺激逐渐失去引起焦虑的作用而脱敏。从低到高的不同程度的脱敏构成系统脱敏，从而逐步使患者抑制恐惧或紧张焦虑状态。清代王孟英（1808—1868）认为"分惊恐为外入、内出，可谓一言破的。古人皆云心主惊，而不知情志字皆从心，惟驚字从马，以马无胆故善惊。惊则伤胆，尤为卓识。其论治岂常人所能测识哉？余尝谓亘古以来，善治病者，莫如戴人，不仅以汗、吐、下三法见长也"。张从正在《儒门事亲·卷三·九气感疾更相为治衍二十六》中说："余尝击拍门窗，使其声不绝，以治因惊而畏响，魂气飞扬者。"所指即是此例。

张从正治卜氏子病惊

卜氏子年二十八岁，病身弱，四肢无力，面色苍黄，左胁下身侧上下如臂状，每发则痛无时，食不减，大便如常，小便微黄，已二三载矣。诸医计穷，求张治之。视其部分，乃足厥阴肝经兼足少阳胆经也。曰："甲胆乙肝，故青。其色黄者，脾也。

诊胆脉小，此因惊也。惊则胆受邪，腹中当有惊涎绿水。”病人曰：“昔曾屯军被火，自是而疾作。”乃夜以舟车一百五十丸、濬川散四五钱加生姜自然汁，平旦果下绿水四五行。或问：“大加生姜何也?”曰：“辛能克木也。”下后觉微痛，命再下之，比前药三之一，又下绿水三四行，痛止思食，反有力。张谓卜曰：“汝妻亦当病。”卜曰：“太医未见吾妻，何以知之?”曰：“尔感此惊几年矣?”卜曰：“当被火，我正在草堂中熟寐，人惊唤我，睡中惊不能言，火已塞门，我父拽出我火中，今已五年矣。”张曰：“汝胆伏火惊，甲乙乘脾土，是少阳相火乘脾。脾中有热，故能食而杀谷。热虽能化谷，其精气不完。汝必无子，盖败经反损妇人。汝妻必手足热，四肢无力，经血不时。”卜曰：“吾妻实如此，亦已五年矣。”他日，门人因观《内经》，言先泻所不胜，次泻所胜之论。其法何如？以问张，张曰：“且如胆木乘脾土，此土不胜木也。不胜之气，寻救于子。已土能生庚金，庚为大肠，味辛者为金，故大加生姜以伐木。然不开脾土，无由行也。”遂用舟车丸，先通其闭塞之路，是先泻其所不胜，后用姜汁调濬川散大下之，次泻其所胜也。大抵阳干克阳干，腑克腑，脏克脏。

（录自《续名医类案·卷二十一·惊悸》）

卜氏家族中有一位二十八岁的男子，体质很差，四肢没劲，面色青黄，左侧躯干和肢体发作性疼痛，没有时间规律性，发作的时候饮食、大便都不影响，小便略黄，已经两三年了。其他医生没有办法，又转而求诊于张从正。张从正诊视后认为，病变的部位属于足厥阴肝经和足少阳胆经，面色发青提示肝病，面色发黄提示脾胃病，脉象提示因惊所致的胆病，胆受邪扰则腹中应该有称之为惊涎的绿水。患者说：“以前在屯军时曾经遭遇过火灾，从那时起开始成为这样。”于是当天晚上，开始服用舟车丸一百五十丸，濬川散四五钱，并加入生姜自然汁，到早晨果然泻下绿水四五次。有人问张从正为何加那么多的生姜，张从正说生姜性辛，辛能克木。泻下后再有发作时只是稍微有些疼，张从正让其按照前方的三分之一剂量继续服用，又泻下三四次绿水，之后就没有再疼痛，开始有胃口，四肢感觉有劲了。张从正又对患者说："你妻子也应该有不适。"患者很诧异："您并没有见到我妻子，那您是怎么知道的呢？"张从正又问："你受到惊吓有几年了？"患者回忆说："当时着火时，我正在房间里熟睡，别人惊慌地叫我，睡梦中受惊，一时不能说话，大火已经封住房门，我的父亲拼命把我从火中拽出来，到现在已经五年了。"张从正说："你因为受惊，胆气内伏，木可克土，所以少阳相火乘脾。脾中有热，所以没有影响到饮食。但是饮食中的精微之气却运化不完。你一定还没有孩子，这是因为影响到了你妻子。她一定感觉到手足发热，四肢无力，并且月经不调。"患者说："我妻子真的是这样的，已经有五年了。"后来，张从正的弟子学习《内经》，讨论先泻所不胜、次泻所胜的观点，就向张从正求教。张从正说："例如，胆木乘脾土是土不胜木。不胜之气，求救于其所生。土能生金，五行系统里辛味属金，所以加大量味辛的生姜来克木。但是如果不先开通闭塞的脾胃，还是不能通达的。"于是先用舟车丸，泻木所不胜的金，然后用姜汁调濬川散通下来泻木所胜的土。

原案载于《儒门事亲·卷七·内伤形·伏惊一百十四》："上渠卜家一男子，年二十八岁，病身弱，四肢无力，面色苍黄，左胁下、身侧上下如臂状，每发则痛无时，食不减，大便如常，小便微黄，已二三载矣。诸医计穷，求戴人治之。视其部分，乃足厥阴肝经兼足少阳胆经也。张曰：'甲胆乙肝，故青。其色黄者，脾也。诊胆脉小，此因惊也，惊则胆受邪，腹中当有惊涎绿水。'病人曰：'昔曾屯军被火，自是而疾。'戴人夜以舟车百五十丸、濬川散四五钱，加生姜自然汁，平旦果下绿水四五行。或问：‘大加生姜何也？’答曰：‘辛能伐木也。’下后觉微痛，令再下之，比前药减三之一，又下绿水三四行，痛止思食，反有力。戴人谓卜曰：‘汝妻亦当病。’卜曰：‘太医未见吾妻，何以知之？’曰：‘尔感此惊几年矣？’卜省曰：‘当被火时，我正在草堂中熟寐，人惊唤我，睡中惊不能言，火已塞门，我父拽出我火中，今五年矣。’张曰：‘汝胆伏火惊，甲乙乘脾土，是少阳相火乘脾。脾中有热，故能食而杀谷。热虽能化谷，其精气不完。汝必无子，盖败经反损妇人。汝妻必手足热，四肢无力，经血不时。’卜曰：‘吾妻实如此，亦已五年矣。’他日，门人因观《内经》，言先泻所不胜，次泻所胜之论，其法何如？以问张，张曰：‘且如胆木乘胃土，此土不胜木也。不胜之气，寻救于子。已土能生庚金，庚为大肠，味辛者为金，故大加生姜以伐木。然先不开脾，土无由行也。’遂用舟车丸，先通其闭塞之路，是先泻其所不胜，后用姜汁调濬川散大下之，次泻其所胜也。大抵阳干克阳干，腑克腑，脏克脏。”

清代王孟英评论：“的是通人见解，昔贤皆谓惊入心，治法不镇心安神，病焉能愈哉？后学虽不能用此法，亦当读其书，师其意，其则不远也。无如曲高和寡，温补风行，专尚补虚，不知治病，医道日晦，谁之过欤？”本案从脏腑五行生克的角度来讨论治疗。肝胆火盛，乘克脾胃，脾胃属土，土是落脚点。肝胆属木，木能克土，但木受制于金，土能生金，故开脾土、用辛药以助金，金旺则能制约木气，制约木气即是救助土气。胆火犯胃，故吐绿水，绿水即胆汁，张从正称之为惊涎。阳干指甲、丙、戊、庚、壬。

舟车丸，源自《景岳全书·古方八阵·宇集·五十五卷·攻阵·河间舟车丸》：“河间舟车丸（七十），治一切水湿蛊腹，痰饮癖积，气血壅满，不得宣通，风热郁痹，走注疼痛，及妇人血逆气滞等证。黑丑（头末）四两，甘遂（面裹煨）、芫花、大戟（俱醋炒）各一两，大黄二两，青皮、陈皮、木香、槟榔各五钱，轻粉一钱，取虫加芜荑半两，上为末，水糊丸，如小豆大，空心温水下，初服五丸，日三服，以快利为度。”

濬川散，即浚川散。《医宗金鉴·卷二十七·删补名医方论卷二》在论述资生肾气丸时言：“如舟车神佑丸，浚川散，禹功散，十枣汤之类，皆所以逐水也。”可见浚川散是攻逐水饮之剂。《景岳全书·卷之五十五宇集·古方八阵·攻阵》载：“子和浚川散四十二：治一切痰饮，十种水气。甘遂（面裹煨）、芒硝各二钱，郁李仁一钱，大黄、牵牛末各三钱。上为末，滴水丸，桐子大。每服五十丸，温水下。”《张氏医通·卷十六·祖方》载：“浚川散：治水肿胀急，大便不通，大实大满证。三黄丸去芩、连，用大黄一两，加牵牛头末、郁李仁各一两，芒硝、甘遂各半两，木香三钱。为散，每服二钱，入生姜自然汁，和如稀糊服。按：此乃下水积之峻药，火热怫郁，水液不能宣通，停滞而生湿热，在阳不去，则化气而为胀，在阴不去，则化积而成形。世俗不省《内经》留者攻之，但执补燥之剂，怫郁转加而病愈甚也。戴人曰：养生与攻病，本自不同，今人以补药治病，宜乎不效也。”三黄丸去芩、连即大黄。张景岳记载张从正所用的浚川散由大黄、芒硝、甘遂、牵牛子、郁李仁组成，张路玉所载的浚川散又加入了木香，即后世所谓大圣浚川散。《医宗金鉴·卷四十一·杂病心法要诀·水肿治法》载：“阳水属热实者，热盛宜用大圣浚川散，湿盛宜用舟车神佑丸以下之。二方在《医宗必读》。”《医宗金鉴·卷五十四·幼科心法要诀·水肿门·阳水》载：“大圣浚川散：川大黄（煨）、牵牛（取头末）、郁李仁各一两，木香三钱，芒硝三钱，甘遂五分。上为细末，姜汤调下，量儿大小用之。”明代李中梓（1588—1655）《医宗必读·卷之七·水肿胀满》载：“大圣浚川散：大黄（煨）、牵牛

（取头末）、郁李仁一两，木香三钱，芒硝三钱，甘遂五分。评曰：诸湿为土，火热能生湿土，故夏热则湿；秋凉则燥。尝考戴人治法，假令肝木乘脾土，土不胜木，求救于子。己土能生庚金，味辛者为金，大加生姜，使伐肝木。然不开脾土，无由行也，先以舟车丸，通闭塞之路，泻其所不胜，后以姜汁调浚川散大下之，是泻其所胜也。戴人每言，导水丸必用禹功散继之，舟车丸必以浚川散继之。"

《医学纲目·卷之四·阴阳脏腑部·治虚实法》及《证治准绳·类方·第二册·痰饮》均载："评曰：此下诸积之圣药也。诸湿为土，火热能生湿土，故夏热则万物湿润，秋凉则湿复燥干，湿病本不自生，因于火热怫郁，水液不能宣通，停滞而生水湿也。凡病湿者，多自热生，而热气多为兼病。《内经》云：明知标本，正行无间者是也。夫湿在上者，目黄而面浮；在下者，股膝肿厥；在中者，肢满痞膈痿逆；在阳不去者，久则化气；在阴不去者，久则成形。世俗不详《内经》所言留者攻之，但执补燥之剂，怫郁转加，而病愈甚也。法当求病之所在而为施治，泻实补虚，除邪养正，以平为期而已。又尝考戴人治法，假如肝木乘脾土，此土不胜木也，不胜之气，寻救于子，己土能生庚金，庚为大肠，味辛者为金，故大加生姜，使伐肝木，然不开脾土，无由行也，遂以舟车丸先通闭塞之路，是先泻其所不胜，后以姜汁调浚川散大下之，是泻其所胜也。戴人每言，导水丸必用禹功散继之，舟车丸必以浚川散随后。如寒疝气发动，腰脚胯急痛者，亦当下之，以泻其寒水。世俗暗于治体，一概卤莽，有当下而非其药，终致委顿而已。岂知巴豆可以下寒，甘遂、芫花可以下湿，大黄、芒硝可以下燥，如是分经下药，兼食疗之，非守一方求其备也。故戴人曰：养生与攻疴，本自不同，今人以补剂疗病，宜乎不效，是难言也。"

张从正治一妇喜笑不休

（附：庄先生治过喜之病）

张子和路逢一妇人，喜笑不休，半年矣，诸医治之术穷。张曰："此易治耳。"以食盐二两，成块烧令通红，放冷研细，以河水一大碗，煎三五沸，温分三服，须臾探吐，出痰半斗，次服火（大）剂黄连解毒汤，不数日而笑止。

（录自《名医类案·卷三·笑哭不常》）

张从正在途经古亳时遇到一位妇女，罹患喜笑不停，已经半年了。许多医生治疗都没有效果，于是请张从正诊视。张从正说："这个容易治疗。"用食盐二两结成块状，在火上烧到通红，放冷后研成细末，用一大碗河水溶解，煎三五沸，趁温分三次服下，再过一小会儿探吐，结果吐出痰涎有半斗，接着服用大剂量黄连解毒汤，没几天喜笑就停止了。

本案原载于《儒门事亲·卷六·火形·笑不止三十》："戴人路经古亳，逢一妇，病喜笑不止，已半年矣，众医治者，皆无药术矣，求治于戴人。戴人曰：'此易治也。'以沧盐成块者二两余，用火烧令通赤，放冷研细，以河水一大碗，同煎至三五沸，放温，分三次啜之，以钗探于咽中，吐出热痰五升。次服大剂黄连解毒汤是也。不数日而笑定矣。《内经》曰：'神有余则笑不休。'所谓神者，心火是也。火得风而成焰，故笑之象也。五行之中，惟火有笑矣。"此后明代徐春甫（1520—1596）《古今医统大全》、清代张璐《张氏医通》等均有转引。

《张氏医通》载："《内经》曰'神有余则笑不休'，此所谓神者，火是也，火得风而成焰，笑之象也。"清代魏之琇评本案："《素问》'神有余则笑不休'，神不足则悲，其有痰者，亦因乎火也。”喜为心之志，笑为喜之象，《素问·调经论篇第六十二》中“神有余则笑不休”，神气有余就大笑不止。《灵枢·本神第八》云：“心藏脉，脉舍神，心气虚则悲，实则笑不休。”神是寄居在心及其所主的血脉中的，心气虚就会出现悲伤的情绪，心气盛就会笑而不止。这里的神指的是心火，火借风势形成烈焰。本患者还兼有痰邪，痰火内盛，扰动心神。盐汤探吐之法，源自《备急千金要方·卷第二十膀胱腑·霍乱第六》：“霍乱蛊毒，宿食不消，积冷，心腹烦满，鬼气方。极咸盐汤三升，热饮一升，刺口令吐宿食使尽，不吐更服，吐讫复饮，三吐乃住，静止。此法大胜诸治，俗人以为田舍浅近法，鄙而不用，守死而已。凡有此证，即须先用之。”食盐咸寒，功善涌吐，经火则去其寒性，存其咸味，入肾益水，且放格拒。河水之性，以通达见长。盐汤探吐后，再以大剂量黄连解毒汤来清泄火热。

在《儒门事亲·卷三·九气感疾更相为治衍二十六》中，张从正还记录了一例以恐治喜的案例。“又闻庄先生者，治以喜乐之极而病者。庄切其脉，为之失一声，佯曰：‘吾取药去。’数日更不来，病者悲泣，辞其亲友曰：‘吾不久矣。’庄知其将愈，慰之。诘其故，庄引《素问》曰：‘惧（应为恐）胜喜’”。这是一位姓庄的医生，治疗一位因为过喜而病的人。庄医生诊完脉后，故意失口惊讶了一声，假装去取药而数日不归。患者很害怕，认为自己患了不治之症。之后庄医生判断他很快就会好了，因为恐惧的情志可以克服过度的喜乐，即水能克火。《名医类案·卷六·诸气》转引为“庄先生治喜乐之极而病者，庄切其脉，为之失声，佯曰：‘吾取药去。’数日更不来。病者悲泣，辞其亲友，曰：‘吾不久矣。’庄知其将愈，慰之。诘其故，庄引《素问》曰：‘惧胜喜。’可谓得元关者”。《素问·阴阳应象大论篇第五》《素问·五运行大论篇第六十七》均曰“恐胜喜”，指恐惧的情绪可以抑制喜乐的情绪，乃取五行中水能克火之义。

元关，《儒门事亲》原作玄关，指窍门。玄改元乃清代避清圣祖康熙玄烨讳。

张从正治面瘫二案（颍长吏、东杞夫）

颍长吏病口眼㖞邪，张疗之。目之斜，灸以承泣；口之㖞，灸以地仓，俱效。苟不效者，当灸人迎。夫气虚风入而为偏，上不得出，下不得泻，真气为风邪所陷，宜灸。《内经》曰：陷下则灸之，正谓此也，所以立愈。又东杞一夫亦患此，脉其两手急数，而弦张甚力而实，其人齿壮气充，与长吏不同。盖风火交胜，乃调承气汤六两，以水四升，煎作三升，分四服，令稍热啜之，前后约泻四五十行，去一两盆。次以苦剂，投之解毒，数服以升降水火，不旬日而愈。

（录自《续名医类案·卷二·中风》）

颍地的长官罹患口眼㖞斜，请张从正诊视。由于眼睑㖞斜，所以艾灸承泣穴，口角㖞斜，所以艾灸地仓穴，都很有效。如果效果不好，就艾灸人迎穴。这是因为正气虚弱、风邪外袭而导致的㖞斜，邪气既不能从上出，也不能从下泻，元气被风邪裹挟下陷，适合艾灸。《灵枢·禁服第四十八》中有"陷下则灸之"，脉虚陷的用灸法治疗，说的就是这种情况，所以很快就好了。东杞有一个人也罹患口眼㖞斜，请张从正诊视。两侧脉象弦数且实，并且这个人很壮实，和颍地的长官明显不同。这个人是风火俱盛，于是给予承气汤六两，热服，前后泻下四五十次。接着服用多剂苦味泻火解毒的药物，不到十天就痊愈了。

此两案原载于《儒门事亲·卷二·儒门事亲二·证口眼㖞斜是经非窍辨十八》："过颍，一长吏病此，命予疗之。目之斜，灸以承泣；口之㖞，灸以地仓，俱效。苟不效者，当灸人迎。夫气虚风入而为偏，上不得出，下不得泄，真气为风邪所陷，故宜灸。《内经》曰：陷下则灸之，正谓此也，所以立愈。又尝过东杞，一夫亦患此，予脉其两手，急数如弦之张，甚力而实，其人齿壮气充，与长吏不同。盖风火交胜，余调承气汤六两，以水四升，煎作三升，分四服，令稍热啜之，前后约泻四五十行，去一两盆。次以苦剂投之，解毒数服，以升降水火，不旬日而愈。”两人同患口眼㖞斜，但体质不同，病机不同，故需同病异治。张从正认为“《脉诀》云：‘热则生风。’若此者，不可纯归其病于窗隙之间而得，亦风火素感而然也。盖火胜则制金，金衰则木茂，木茂则风生。若东杞之人，止可流湿润燥，大下之后，使加餐通郁为大。《灵枢》虽有马膏桂酒双涂之法，此但治其外耳，非治其内也。今人不知其本，欲以单服热水，强引而行之，未见其愈者也。向之用姜、附、乌、桂、起石、硫黄之剂者，是耶？非耶？”

张从正强调中风和单纯的口眼㖞斜还是不同的，他从“经”和“窍”来说明两者的不同。“口眼㖞斜者，俗工多与中风掉眩证一概治之，其药则灵宝、至宝、续命、清心、一字急风乌犀铁弹丸，其方非不言治此病也，然而不愈者，何也？盖知窍而不知经，知经而不知气故也。何谓知窍而不知经？盖人之首有七窍，如日月、五星七政之在天也。故肝窍目，目为肝之外候；肺窍鼻，鼻为肺之外候；心窍舌，舌无窍，心与肾合而寄窍于耳，故耳与舌，俱为心之外候。俗工止知目病归之肝，口病归之脾，耳病归之肾，舌病归之心，更无改张。岂知目之内眦，上、下二纲，足太阳及足阳明起于此；目之锐眦，足少阳起于此，手少阳至于此；鼻之左右，足阳明、手阳明侠乎此；口之左右，亦此两经环乎此。故七窍有病，不可独归之五脏，当归之六阳经也。余曰：俗工知窍而不知经者，此也。何谓知经而不知气？盖世之谈方药者，不啻千万人，止不过坚执《本草》性味，其知十二经所出所入，所循所环，所交所合，所过所注，所起所会，所属所络，所上所下，所侠所贯，所布所散，所结所绕，所抵所连，所系所约，所同所别，千万人中，或见一二名明，可谓难其人矣！然而不过执此十二经，便为病本，将阳经为热，阴经为寒，向《本草》中寻药，药架上捡方而已矣。病之不愈，又何讶焉？岂知《灵枢经》曰：足之阳明，手之太阳，筋急则口目为僻，此十二经及受病之处也，非为病者也。及为病者，天之六气也。六气者何？风、暑、燥、湿、火、寒是也。故曰：俗工知经而不知气者，此也。”

张从正还分析了为何面瘫发生时表现为口眼㖞斜，而耳鼻却不斜。“然则口目㖞斜者，此何经也？何气也？足之太阳，足之阳明，左目有之，右目亦有之，足之阳明，手之阳明，口左有之，口右亦有之。此两道也。《灵枢》又言：足阳明之筋，其病颊筋。有寒则急引颊移口，热则筋弛纵，缓不胜收，故僻。是左寒右热，则左急而右缓；右寒左热，则右急而左缓。故偏于左者，左寒而右热；偏于右者，右寒而左热也。夫寒不可径用辛热之剂，盖左中寒则逼热于右，右中寒则逼热于左，阳气不得宣行故也。而况风者，甲乙木也。口眼阳明，皆为胃土。风偏贼之，此口目之所以僻也，是则然矣。七窍惟口目㖞斜，而耳鼻独无此病者，何也？盖动则风生，静者风息，天地之常理也。考之《易》象，有足相符者。震巽主动，坤艮主静。动者皆属木，静者皆属土。观卦者，视之理也。视者，目之用也。目之上纲则眨，下纲则不眨。故观卦上巽而下坤。颐卦者，养之理也。养者，口之用也。口之下颔则嚼，上颔则不嚼。故颐卦上艮而下震。口目常动，故风生焉。耳鼻常静，故风息焉。当思目虽斜，而目之眦眶未尝斜；口之㖞，而口之辅车未尝㖞。此经之受病，非窍之受病明矣！而况目有风轮，唇有飞门者耶！”

《灵枢·经筋第十三》云：“足阳明之筋，……上挟口，合于頄，下结于鼻，上合于太阳，太阳为目上网，阳明为目下网；其支者，从颊结于耳前。其病……卒口僻，急者目不合，热则筋纵，目不开。颊筋有寒，则急引颊移口，有热则筋弛纵缓不胜收，故僻。治之以马膏，膏其急者，以白酒和桂，以涂其缓者，以桑钩钩之，即以生桑灰置之坎中，高下以坐等，以膏熨急颊，且饮美酒，噉美炙肉，不饮酒者，自强也，为之三拊而已。”据郭蔼春先生考证，本段应为“足阳明之筋，……上挟口，合于頄，下结于鼻，上合于太阳，为目上纲；其支者，从颊结于耳前。其病……卒口僻，急者目不合，热则筋纵，目不开。颊筋有寒，则急引颊哆（音侈，张口）口，有热则筋弛纵缓，不胜收故僻。治之以马膏，其急者，以白酒和桂，以涂之，其缓者，以桑钩钩之，即以生桑炭置之坎中，高下以坐等，以膏熨急颊，且饮美酒，噉羔炙肉，不饮酒者，自强也，为之三拊而已”。足阳明胃经的经筋，上夹口吻两旁，合于颧骨，下结于鼻，上与足太阳经的经筋相合，足太阳经是上眼睑的纲系，足阳明经是下眼睑的纲系；另有一支，从颊部结于耳前。足阳明胃经经筋所发生的病证……面颊和口角猝然㖞斜，因寒而筋拘急的眼就不能闭合，因热而筋弛缓的眼就不能睁开。颊筋有寒，就牵引颊部，使口张不能合；颊筋有热，就会弛缓无力，所以口角㖞斜。治疗这样的病证要用马脂，发病急的用白酒和桂末涂在松弛的一侧，发病缓的用桑钩钩于口角，再用桑木的炭火置于地坑中，地坑的高低与患者坐的高低相等，再用马脂热熨拘急的颊部，而且要喝美酒，吃烤羊肉，不会喝酒的人，也要勉强喝一点，并在患处再三抚摩就可以了。明代李时珍《本草纲目·兽部第五十卷·马》云：“按《灵枢经》云：‘猝口僻急者，颊筋有寒则急引颊移，颊筋有热则纵缓不收。以桑钩钩之，以生桑灰置坎中坐之，以马膏熨其急颊，以白酒和桂末涂其缓颊，且饮美酒，啖炙肉，为之三拊而已。’《灵枢》无注本，世多不知此方之妙。窃谓口颊㖞僻，乃风中血脉也。手足阳明之筋络于口，会太阳之筋络于目。寒则筋急而僻，热则筋缓而纵。故左中寒则逼热于右，右中寒则逼热于左，寒者急而热者缓也。急者皮肤顽痹，荣卫凝滞。治法急者缓之，缓者急之。故用马膏之甘平柔缓，以摩其急，以润其痹，以通其血脉。用桂酒之辛热急束，以涂其缓，以和其荣卫，以通其经络。桑能治风痹，通节窍也。病在上者，酒以行之，甘以助之。故饮美酒，啖炙肉云。”马膏，即马脂，马项上之脂膏，以白马者良。

李东垣治郭巨济偏枯

李东垣治陕帅郭巨济病偏枯，二指着足底不能伸，以长针刺委中，深至骨而不知痛，出血一二升，其色如墨。又且缪刺之，如是者六七次，服药三月，病良愈。（《试效方》）

（录自《续名医类案·卷十三·瘫痪》）

主持陕西军政事务的郭巨济患偏瘫，有两个足趾屈曲在足底无法伸直。李东垣用长针刺委中穴，进针很深了，郭巨济也没感觉到疼痛，放出如墨黑血差不多有一二升。又用缪刺法刺对侧委中穴放血，交替进行了六七次，同时服药治疗了三个月，逐渐痊愈。

本案原载于元代罗天益（1220—1290）编辑的《东垣试效方·卷第九·偏枯二指并治法》：“陕帅郭巨济病偏枯，二指著足底不能伸。迎先师于京师治之。至则以长针刺委中，深至骨而不知痛，出血一二升，其色如墨。又且缪刺之，如是者六七次，服药三月，病良愈。”金代元好问（1190—1257）《元遗山文集》中存其为李东垣《伤寒会要》所做的序文，该文中也记录了本案，“陕帅郭巨济病偏枯，二指着足底不能伸。迎明之京师。明之至，以长针刺委中，深至骨而不知痛，出血一二升，其色如墨。又且缪刺之，如是六七，服药三月，病良愈”。明代宋濂（1310—1381）等人《元史·卷二百三·列传第九十·方技·李杲》也转录了本案，“陕帅郭巨济病偏枯，二指著足底不能伸，杲以长针刺委中，深至骨而不知痛，出血一二升，其色如墨。又且缪刺之，如是者六七，服药三月，病良已”。

郭巨济所患，当属挛缩。病程可能已经较长，李东垣认为有瘀滞，采用长针刺法。长针为九针之一，《灵枢·九针十二原第一》云：“九针之名，各不同形。……八曰长针，长七寸。……长针者，锋利身薄，可以取远痹。”长针长约七寸，针锋锐利，针身略长，可以治疗日久不愈的痹证。《素问·缪刺论篇第六十三》云：“缪刺，以左取右，以右取左。……有痛而经不病者，缪刺之，因视其皮部有血络者尽取之。此缪刺之数也。”缪刺是左病取右，右病取左。如果有疼痛而经脉没有病变的，就用缪刺法，并且要看看皮部，如有血络，就得把郁血都刺出来，这就是缪刺的原则。日本丹波元简（1755—1810）《素问识·卷八·缪刺论篇第六十三》：“左病刺右，右病刺左，交错其处，故曰缪刺。”近代孙鼎宜（生卒年不详）说：“刺络者谓之缪刺。”

委中穴在腘窝正中，《灵枢·本输第二》中有“委而取之”，屈曲而取穴，《灵枢·邪气脏腑病形第四》中有“委中者，屈而取之”，委中穴用屈膝的方式取穴，故名委中。又以其穴多采用放血的方式，故又称血郄。案中所服药物已无所考，但应为扶正调养之法。《针灸甲乙经·卷之三·足太阳及股并阳跷六穴凡三十四穴第三十五》云：“委中者，土也。在腘中央约纹中动脉，足太阳脉之所入也，为合。刺入五分，留七呼，灸三壮。”《类经图翼·七卷·经络五·足太阳膀胱经穴》云：“委中（一名血郄），在腘中央约文动脉陷中，伏卧屈足取之。足太阳所入为合。刺五分，留七呼，灸三壮。一云禁灸。春月勿令出血，盖太阳合肾，肾王于冬，水衰于春，故春无令出血。主治：大风眉发脱落，太阳疟从背起，先寒后热，熇熇然汗出难已，头重转筋，腰脊背痛，半身不遂，遗溺，小腹坚，风痺，髀枢痛，膝痛，足软无力。凡肾与膀胱实而腰痛者刺出血，妙；虚者不宜刺，慎之！此穴主泻四肢之热。委中者，血郄也，凡热病汗不出，小便难，衄血不止，脊强反折，瘛疭癫疾，足热厥逆不得屈伸，取其经血立愈。”《针灸大成·卷六·足太阳经穴主治》云：“主膝痛及拇指，腰侠脊沉沉然，遗溺，腰重不能举体，小腹坚满，风痹，髀枢痛，可出血，痼疹皆愈。伤寒四肢热，热病汗不出，取其经血立愈。委中者，血郄也。大风发眉堕落，刺之出血。”

李东垣，名杲，字明之，晚年自号东垣老人，河北真定（今河北正定）人，师从于张元素，著有《内外伤辨惑论》《脾胃论》《医学发明》《兰室秘藏》等。总结李东垣的著作和案例，其辨证治疗中风的观点主要有：第一，“中风者，非外来风邪，乃本气病也。凡人年逾四旬，气衰者，多有此疾；壮岁之时，无有也。若肥盛，则间有之，亦形盛气衰如此”，开创了从内风角度认识中风；第二，“轻重有三：中血脉，则口眼㖞斜，亦有贼风袭虚伤之者也。中腑，则肢废。中脏，则性命危急。此三者，治各不同：如中血脉，外有六经之形证，则从小续命汤加减，及疏风汤治之。中腑，内有便溺之阻隔，宜三化汤，或《局方》中麻仁丸通利。外无六经之形证，内无便溺之阻隔，宜养血通气，大秦艽汤、羌活愈风汤治之。中脏，痰涎昏冒，宜至宝丹之类镇坠”，为后世区分阴阳闭脱做了铺垫，主张“和脏腑，通经络，便是治风”；第三，内外兼治，针灸并施，擅长放血。此治疗思想来源于刘完素，并直接影响了罗天益。刘完素创制了三化汤、大秦艽汤、羌活愈风汤等名方。相关内容参见“罗天益治赵僧判中风”案。

疏风汤，见载于《医学发明·卷九·中风有三》：“疏风汤，治半身不遂，或肢体麻痹，筋骨疼痛。麻黄（去节）三两，益智仁、杏仁（炒，去皮）各一两，炙甘草、升麻各五两。上件㕮咀，每服一两，水一小碗，煎至六分，去滓热服。脚蹬热水葫芦，以大汗出，去葫芦，冬月不可。”此因外有手太阴肺经、足太阳膀胱经之形证，用意类似麻黄续命汤，配合外治法暖足以促发汗，皆汗法之类。

《局方》麻仁丸，见载于《太平惠民合剂局方·卷之六·治泻痢（附秘涩）》：“顺三焦，和五脏，润肠胃，除风气。治冷热壅结，津液耗少，令人大便秘难，或闭塞不通。若年高气弱，及有风人，大便秘涩，尤宜服之。枳壳（去穰，麸炒）、白槟榔（煨半生）、菟丝子（酒浸，别末）、山蓣、防风（去叉、枝）、山茱萸、车前子、肉桂（去粗皮）各一两半，木香、羌活各二两，郁李仁（去皮，别研）、大黄（半蒸半生）、麻仁（别捣研）各四两。上为细末，入别研药匀，炼蜜和丸，如梧桐子大。每服十五丸至二十丸，温水下，临卧服之。”此温润之法，较三化汤和缓。

羌活愈风汤，《素问病机气宜保命集·卷中·中风论第十》名愈风汤，“中风证内邪已除，外邪已尽，当服此药，以行导诸经。久服大风悉去，纵有微邪，只从此药加减治之。然治病之法，不可失其通塞，或一气之微汗，或一旬之通利，如此为常治之法也。久则清浊自分，荣卫自和。如初觉风动，服此不致倒仆。羌活、甘草、防风、蔓荆子、川芎、细辛、枳壳、人参、麻黄、甘菊、薄荷、枸杞子、当归、知母、地骨皮、黄芪、独活、杜仲、吴白芷、秦艽、柴胡、半夏、前胡、厚朴、熟地黄、防己各二两，茯苓、黄芩各三两，石膏四两，芍药三两，苍术、生地黄各四两，桂一两。以上三十三味，通七十四两。上剉，每服一两，水二盏，煎至一盏，去滓温服”。《医学发明·卷九·中风有三》云：“羌活愈风汤，疗肾肝虚，筋骨弱，语言难，精神昏愦，及治风湿。内弱者，是风热体重也。或瘦而一肢偏枯，或肥而半身不遂，或恐而健忘，喜已多思。思忘之道，皆精不足也。故心乱则百病生，静则万病息。是以此药能安心养神，调阴阳，无偏胜。羌活、甘草（炙）、防风（去芦）、黄芪（去芦）、蔓荆子、川芎、细辛（去苗）、枳壳（麸炒，去穰）、人参（去芦）、地骨皮（去骨）、麻黄（去根）、知母（去皮）、甘菊、薄荷（去枝）、枸杞、当归（去芦）、独活、白芷、杜仲（炒，去须）、秦艽（去芦）、柴胡（去苗）、半夏（汤洗，姜制）、厚朴（姜制）、熟地黄、防己以上各二两，芍药（去皮）、黄芩（去腐）、白茯苓（去皮）各三两，石膏、生地黄、苍术各四两，官桂一两（泔浸），前胡二两。上锉，每服一两，水二盏，煎至一盏，去滓温服。”明代秦景明《症因脉治·卷一·外感中风症》：“中风之治，初起宜祛风涤邪。有表者，小续命汤、羌活愈风汤汗之；有里者，三化汤下之；表里俱见者，大秦艽汤、防风通圣散和之；痰涎壅盛者，竹沥二陈汤合胆星汤、牛黄清心丸；积热神昏，海藏清心丸。……羌活愈风汤，治表里已解，服此为善后调理。羌活、防风、防己、川芎、独活、蔓荆子、麻黄、细辛、秦艽、柴胡、前胡、甘菊花、黄芪、枳壳、当归、芍药、苍术、黄芩、生地、半夏、白芷、知母、甘草、地骨皮、厚朴。”《医宗金鉴·卷二十八·删补名医方论卷三》云：“治年近四旬，营卫不足，肝肾虚弱，风中经络。精神恍惚，语言不清，半身不遂，手足麻木，筋骨无力；或手足枯瘦浮肿，或手足筋挛不收。一切风病稍愈之后，调理俱宜此方。及初觉大指次指麻木不用，手足少力，或肌肉微掣，口眼跳动，若不预防调治，三年之内，风病必生，亦宜服之。羌活、甘草（炙）、防风、黄芪、蔓荆子、地骨皮、川芎、细辛、枳壳、人参、麻黄、知母、甘菊花、薄荷、枸杞、当归、独活、白芷、杜仲、秦艽、柴胡、半夏（制）、厚朴（姜制）、熟地黄、防己以上各二两，芍药、黄芩、白茯苓各三两，石膏、生地黄、苍术各四两，官桂一两，前胡二两。上每服一两，水二盏，煎一盏，去滓，空心温服。”本方为善后处理之方。

李东垣治杨参政眩晕

（附：罗天益治杨参政眩晕）

东垣治参政，年近七十，春间病面颜郁赤，若饮酒状，痰稠黏，时眩晕，如在风云中，又加目视不明。李诊两寸洪大，尺弦细无力，此上热下寒明矣。欲药之寒凉，为高年气弱不任。记先师所论，凡治上焦，譬犹鸟集高巅，射而取之，即以三棱针于巅前眉际，疾刺二十余，出紫黑血约二合许。时觉头目清利，诸苦皆去，自后不复作。

（录自《名医类案·卷二·火热》）

参政指中书省参知政事，大参是其别称。杨参政年龄快七十了，春天时患病，面色发红，就像喝了酒一样，咳痰黏稠，不时眩晕，就像腾云驾雾一样，眼睛看东西也花。请李东垣诊视，两脉寸部洪大，尺部弦细无力。李东垣认为这是很显然的上热下寒证，想给予寒凉药物，又担心年龄大了正气不足耐受不了。想起先师所讲，凡是治疗上焦的病，就好比乌鸦聚集在高处，需要射而取之。于是用三棱针在前额眉际，快速刺二十余下，放出紫黑血大约二合多。当时就觉着头目清利了，各种不适都没了，从此以后也没有再复发。

上热下寒，因其下寒而无法应用寒凉药物治其上热，因其上热而无法应用温热药物治其下寒。内服不可，须考虑外治。热在上，故可用三棱针放血泻热。上热得泻，晕赤目昏等症俱去。《素问·血气形志篇第二十四》说：“凡治病必先去其血，乃去其所苦，伺之所欲，然后泻有余，补不足。”凡是治病，如血液盛满的，一定得先刺去其血，以减轻患者的痛苦，然后观察患者的意愿，弄清虚实，泻其有余，补其不足。《灵枢·官针第七》云：“凡刺有九，以应九变。……四曰小络刺，络刺者，刺小络之血脉也。”针刺有九种，用来适应九种变化不同的病情。第四种叫作络刺，络刺就是刺皮下浅部的小静脉。《灵枢·寿夭刚柔第六》云：“刺营者出血。”刺营是刺静脉出血。《素问·刺腰痛篇第四十一》云：“刺之血射以黑，见赤血而已。”刺的时候会有黑血射出，到血色变红为止。

李东垣在《脾胃论·卷中·阴病治阳阳病治阴》中说：“另有上热下寒。经曰：阴病在阳，当从阳引阴，必须先去络脉经隧之血。若阴中火旺，上腾于天，致六阳反不衰而上充者，先去五脏之血络，引而下行，天气降下，则下寒之病自去矣，慎勿独泻其六阳。此病阳亢，乃阴火之邪滋之，只去阴火，只损血络经隧之邪，勿误也。”《素问·阴阳应象大论篇第五》云：“故善用针者，从阴引阳，从阳引阴。”善于运用针法的人，观察经脉虚实，有时要从阴引阳，有时要从阳引阴。清代张志聪在《黄帝内经素问集注》中解释说：“阴阳气血外内左右交相贯通，故善用针者，从阴而引阳分之邪，从阳而引阴分之气。”《灵枢·刺节真邪第七十五》云：“上热下寒，视其虚脉而陷之于经络者取之，气下乃止，此所谓引而下之者也。”上热下寒时，应当观察哪一条经络不足并下陷，再取适当穴位治疗，使阳气下达即可，这是所谓引热下行的针法。李东垣认为本例为上热下寒，属阴病在阳，应予从阳引阴的治法。放血即是去络脉经隧之血，即可只去阴火而达到治疗目的。本案放血部位在巅前眉际，应为印堂穴，居两眉头连线中点，属经外奇穴，放血可清泻上焦之郁热。

在《名医类案·卷三·痰》中有一则类似本案的记载：“罗谦甫治杨大参七旬余，宿有风痰，春间忽病头旋眼黑，目不见物，心神烦乱，兀兀欲吐不吐，心中如懊憹状，头偏痛微肿而赤色，腮颊亦赤色，足胻冷（此足冷因痰火上升）。罗曰：‘此少壮时好饮酒，久积湿热于内，风痰内作，上热下寒，阴阳不得交通，否之象也。经云：治热以寒，虽良工不能废其绳墨而更其道也，然而病有远近，治有重轻，参政年高气弱，上热虽盛，岂敢用寒凉之剂损其脾胃。’经云：热则砭之，以三棱针约二十余处，刺出紫血，如露珠之状，少刻，头目清利，诸症悉减。遂处一方，天麻为君，柴胡、黄芩、黄连俱酒制为臣，以治上热，陈皮辛温，炙甘草甘温，补中益气为佐，生姜、半夏，辛温治风痰，茯苓甘平利水，导湿热，引而下行，故以为使（立方可法）。服数服，邪气平而愈。”明代江瓘认为“此案与东垣治火条中案相同”。查考本案原载于罗天益《卫生宝鉴·卷二十二·风痰治验》：“参政杨公七旬有二，宿有风疾。于至元戊辰春，忽病头旋眼黑，目不见物，心神烦乱，兀兀欲吐，复不吐，心中如懊憹之状，头偏痛，微肿而赤色，腮颊亦赤色，足胻冷。命予治之。予料之此少壮之时喜饮酒，久积湿热于内，风痰内作，上热下寒，阴阳不得交通，否之象也。经云：‘治热以寒。’虽良工不能废其绳墨而更其道也，然而病有远近，治有重轻。参政今年高气弱，上焦虽盛，岂敢用寒凉之剂损其脾胃。经云：‘热则疾之。’又云：‘高巅之上，射而取之。’予以三棱针约二十余处刺之，其血紫黑，如露珠之状，少顷，头目便觉清利，诸症悉减。遂处方云，眼黑头眩，虚风内作，非天麻不能除，天麻苗谓之定风草，此草独不为风所摇，故以为君。头偏痛者，乃少阳也，非柴胡、黄芩酒制不能治。黄连苦寒酒炒，以治上热，又为因用，故以为臣。橘皮苦辛温，炙甘草甘温补中益气为佐。生姜、半夏辛温，能治风痰，茯苓甘平利小便，导湿热引而下行，故以为使。服之数服，邪气平，生气复而安矣。”查考李东垣所著《内外伤辨惑论》《脾胃论》《兰室秘藏》《医学发明》《活法机要》等书中均无本案记载，又罗天益记载此案为至元戊辰（1268）的治验，此时距李东垣去世已17年，故本案应为罗天益治验。再参李东垣治范天騋妻头痛案，则易水学派的传承关系更为明晰。

李东垣治范天騋妻头痛

（附：张元素治李东垣头痛）

一妇人，畴昔有脾胃之症，烦躁间显，胸膈不利而大便秘结。时冬初，外出晚归，为寒气怫郁，闷乱大作。此火不得伸故也，医漫投疏风丸，大便行而其患犹尔。继疑药力微，益以七八十丸，下两行，而其患犹尔，且加吐逆，食不能停，痰甚稠黏而涌吐不已，眼黑头旋，心恶烦闷，气促上喘无力，心神颠乱，兀兀不休，口不欲言，目不欲开，如坐风云中（虚），头痛难堪，身若山重（湿），四肢厥冷（寒），寝不能安。夫前证胃气已损，复两下之，则重虚其胃，而痰厥头痛作矣。以白术半夏天麻汤（方载丹溪）。

（录自《名医类案·卷六·首风》）

范天騋（音耸）的妻子，平素脾胃就差，经常感觉烦躁，胸中不利，大便不通。初冬时节外出，回来晚了，感受了寒气，闷乱得厉害，这是阳气不能上升的原因。医生认为有内热，给予服用疏风丸，大便通了但是病情未减轻。怀疑药力偏小，加大药量后大便两次，但是病情仍未减轻，又出现了呕吐，纳呆，咳唾黏稠痰涎，眼前发黑，头晕目眩，恶心胸闷，心烦，气短，喘促无力，不想说话；心神不宁，昏昏沉沉，眼睛也不敢睁开，就像在风云中飘荡；头痛如裂，身重如山，四肢发凉，不能安静地躺下休息。李东垣认为一开始的治疗就已经损伤了胃气，再连续泻下使胃气更虚，所以发生痰厥头痛。故采用半夏白术天麻汤治疗而愈。

本案原载于《脾胃论·卷下·调理脾胃治验·治法用药若不明升降浮沉差互反损论》："范天騋之内，素有脾胃之证，时显烦躁，胸中不利，大便不通。初冬出外而晚归，为寒气怫郁，闷乱大作，火不得升故也。医疑有热，治以疏风丸，大便行而病不减。又疑药力小，复加七八十丸，下两行，前证仍不减，复添吐逆，食不能停，痰唾稠黏，涌出不止，眼黑头旋，恶心烦闷，气短促上喘无力，不欲言。心神颠倒，兀兀不止，目不敢开，如在风云中。头苦痛如裂，身重如山，四肢厥冷，不得安卧。余谓前证乃胃气已损，复下两次，则重虚其胃，而痰厥头痛作矣。制半夏白术天麻汤主之而愈。"另载于《兰室秘藏·卷中·头痛门》《东垣试效方·卷五·头痛门》，时间是丁未十月中，即1247年。《兰室秘藏·卷中·头痛门》载："范天騋之内有脾胃证，时显烦躁，胸中不利，大便不通，而又为寒气怫郁，闷乱大作，火不伸故也。疑其有热，服疏风丸，大便行，其病不减，恐其药少，再服七八十丸，大便复见两行，元证不瘳，增以吐逆，食不能停，痰唾稠黏，涌出不止，眼黑头旋，恶心烦闷，气短促上喘，无力以言，心神颠倒，目不敢开，如在风云中，头苦痛如裂，身重如山，四肢厥冷，不得安卧。余料前证是胃气已损，复下两次，则重虚其胃，而痰厥头痛作矣，与此药而治之。"《东垣试效方·卷五·头痛门》载："丁未十月中，范天騋之内有脾胃之证，时显烦躁，胸中不利，大便不通，因乘寒出外晚归，又为寒气怫郁，闷乱大作，火不能伸故也。疑其有热，服疏风丸，大便行，其病不减，恐其药少，再服七八十丸，大便复见两三行，元证不瘳，增添吐逆，食不能停，痰唾稠黏，涌出不止，眼涩头旋，恶心烦闷，气短促上喘，无力以言，心神颠倒，兀兀不止，目不敢开，如在风云中，头苦痛如裂，身重如山，四肢厥冷，不得安卧。先师料前证是胃气已损，复下两次，重虚脾胃，病名曰痰厥头痛，与半夏白术天麻汤治之。”騋，音来。两书所载症状大致一样，描述略有出入。疏风丸，见载于《儒门事亲·卷十二·风门》：“通圣散一料，加天麻、羌活、独活、细辛、甘菊、首乌各半两。上为细末，炼蜜和丸，弹子大，朱砂为衣。每服一丸，细嚼，茶酒下。”可见为通圣散加味而成，通圣散当指防风通圣散。

白术半夏天麻汤在《脾胃论》中原方为：“黄柏二分，干姜三分，天麻、苍术、白茯苓、黄芪、泽泻、人参以上各五分，白术、炒曲以上各一钱，半夏（汤洗七次）、大麦蘖面、橘皮以上各一钱五分。上件㕮咀，每服半两，水二盏，煎至一盏，去滓，带热服，食前。此头痛苦甚，谓之足太阴痰厥头痛，非半夏不能疗。眼黑头眩，风虚内作，非天麻不能除；其苗为定风草，独不为风所动也。黄芪甘温，泻火补元气。人参甘温，泻火补中益气。二术俱苦甘温，除湿补中益气。泽、苓利小便导湿。橘皮苦温，益气调中升阳。曲消食，荡胃中滞气。大麦蘖面宽中助胃气。干姜辛热，以涤中寒。黄柏大苦寒，酒洗以主冬天少火在泉发躁也。”《兰室秘藏》所载本方各药用量与《脾胃论》相同，《东垣试效方》所载本方各药用量略有出入。《兰室秘藏·卷中·头痛门》载：“太阴头痛，必有痰体重，或腹痛，为痰癖，其脉沉缓，苍术、半夏、南星为主。……半夏白术天麻汤，治痰厥头痛药也。”脾胃虚衰，运化无力，痰湿内生，阻遏清阳，上蒙清窍，头痛目眩。痰浊的实证是痰唾稠黏，涌出不止，身重如山；阻滞气机则纳呆吐逆，胸中不利，恶心烦闷，大便不通；阳气被阻则四肢厥冷。半夏燥湿化痰；天麻息风平眩；黄芪、人参甘温益气健脾；苍术、白术苦温燥湿；泽泻、茯苓淡渗利湿；陈皮理气和中；神曲消食化滞；干姜、黄柏寒热并用，扶阳气，泻阴火；黄柏酒洗以制约苦寒而适应冬天的时令。

《名医类案》认为此病例是正虚之体外感寒湿之邪所致，其所言“方载丹溪”，见于朱丹溪门人整理的《丹溪心法·卷四·头痛六十八》，“半夏白术天麻汤：治脾胃证，已经服疏风丸下二三次，原证不瘳，增以吐逆，痰唾稠黏，眼黑头旋，目不敢开，头苦痛如裂，四肢厥冷，不得安卧。黄柏二分（酒洗），干姜三分，泽泻、白茯苓、天麻、黄芪、人参、苍术各三分，炒神曲、白术各一钱，麦芽、半夏（汤洗）、陈皮各一钱半。上每服五钱，水煎热服”。干姜用三分，则苍术诸药当为五分。《丹溪心法》所载似从《脾胃论》医案中提炼而成。另朱丹溪门人整理的《脉因证治·卷上·二十头目痛》载：“半夏白术天麻汤：治痰厥头痛。天麻半钱，木香一钱，半夏七钱半，芪半钱，苍术、陈皮各半钱，参、泽泻各一钱，曲（炒）一钱，干姜、柏二钱，茯苓半钱。”药物组成则又有所不同。

《脾胃论》半夏白术天麻汤与后世所习用的清代程钟龄《医学心悟》半夏白术天麻汤是不同的。程氏方凡两见，《医学心悟·卷三·头痛》载：“痰厥头痛者，胸膈多痰，动则眩晕，半夏白术天麻汤主之。半夏一钱五分，白术、天麻、陈皮、茯苓各一钱，甘草（炙）五分，生姜二片，大枣三个，蔓荆子一钱。虚者，加人参。水煎服。”《医学心悟·卷四·眩晕》载：“有湿痰壅遏者，书云：头旋眼花，非天麻、半夏不除是也，半夏白术天麻汤主之。半夏一钱五分，天麻、茯苓、橘红各一钱，白术三钱，甘草五分，生姜一片，大枣二枚，水煎服。”习用者为后者，具有燥湿化痰、平肝息风之功。

《医学发明·浊气在上则生䐜胀》还记录了患者的“素有脾胃之证”，“范天騋夫人，先因劳役，饮食失节，加之忧思气结，病心腹胀满，旦食则不能暮食，两胁刺痛。诊其脉弦而细。至夜，浊阴之气当降而不降，䐜胀尤甚。大抵阳主运化，饮食劳倦，损伤脾胃，阳气不能运化精微，聚而不散，故为胀满。先灸中脘，乃胃之募穴，引胃中生发之气上行阳道，又以前药助之，使浊阴之气自此而降矣”。患者内伤之因悉备，出现脘腹胀满，两胁刺痛，早上吃过饭到晚上因胀满尤甚还不能吃，脉象弦细。《素问·六元正纪大论篇第七十一》中有“太阴所致为中满”，太阴之气到来时会有腹中胀满的病。《素问·阴阳应象大论篇第五》中有“清气在下，则生飧泄；浊气在上，则生䐜胀”。清气在下，如不得上升，就会发生飧泄的病；浊阴在上，如不得下降，就会发生胀满的病。李东垣认为这是脾胃阳气不能运化引起的。艾灸胃之募穴中脘，生发胃气。所服“前药”指木香顺气汤，“治浊气在上，则生䐜胀。木香三分，厚朴（姜制）四分，青皮（去白）、陈皮、益智仁、白茯苓（去皮）、泽泻、干生姜、半夏（汤洗）、吴茱萸（汤洗）各二分，当归、人参各五分，升麻、柴胡各一分，草豆蔻（面裹烧，去皮）三分，苍术（泔浸）三分。上㕮咀，都作一服，水二大盏，煎至一盏，去滓，大温服，食前，忌生冷硬物及怒。经云：‘留者行之，结者散之。’以柴胡、升麻苦平，行少阳、阳明二经，发散清气，运行阳分，为君。以生姜、半夏、草豆蔻仁、益智仁，辛甘大热，消散中寒为臣。厚朴、木香、苍术、青皮，苦辛大温，通顺滞气。当归、人参、陈皮，辛甘温，调和荣卫，滋养中气。浊气不降，以苦泄之，吴茱萸苦热，泄之者也。气之薄者，阳中之阴，茯苓甘平，泽泻咸平，气薄引导浊阴之气，自天而下，故以为佐。气味相合，散之，泄之，上之，下之，使清浊之气，各安其位也”。《素问·至真要大论篇第七十四》中有“结者散之，留者攻之”，病属气血郁结的，就加以疏散，病邪留滞的，就加以攻逐。故灸药同用，内外并治，补泻兼施，升清降浊。

李东垣本身亦患头痛。《续名医类案·卷十六·头》载：“东垣常病头痛，发时两颊青黄，眩晕，眼不欲开，懒言，身体沉重，兀兀欲吐。洁古曰：‘此厥阴、太阴合病，名曰风痰。’

以《局方》玉壶丸治之，灸侠溪即愈。是知方者体也，法者用也，徒执体而不知用者弊，体用不失，可谓上工矣。《医说续编》。”张元素，字洁古，金代易州（今河北易县）人，著有《医学启源》《脏腑标本寒热虚实用药式》等。此案原载于《兰室秘藏·卷中·头痛门》：“如湿气在头者，以苦吐之，不可执方而治。先师常病头痛，发时两颊青黄，晕眩，目不欲开，懒言，身体沉重，兀兀欲吐。洁古曰：‘此厥阴、太阴合病，名曰风痰。’以《局方》玉壶丸治之，更灸侠溪即愈。是知方者，体也，法者，用也，徒执体而不知用者弊，体用不失，可谓上工矣。”文中称“先师”，亦《兰室秘藏》是经罗天益等整理的证据。《名医类案·卷三·首风》引为“洁古治一人，病头痛旧矣，发则面颊青黄（厥阴），晕眩，目慵张而口懒言（似虚症），体沉重（太阴），且兀兀欲吐，此厥阴（肝）太阴（脾）合病，名曰风痰头痛（痰），以局方玉壶丸治之，更灸侠溪穴（足少阳胆穴），寻愈”。明代龚信（生卒年不详）在《古今医鉴·卷九》亦有转引。清代鲍相璈（生卒年不详）《验方新编》转引为“东垣先生，壮岁病头痛，每发时两颊青黄，眩运目不欲开，懒于言语，身沉体重，兀兀欲吐，数日方过。洁古老人曰：‘此厥阴、太阴合而为病，名曰风痰，宜以局方玉壶丸治之。’少风湿药二味，可加雄黄、白术，以治风湿。更有水煮金花丸，更灸侠溪二穴，各二七壮，不旬日愈。是知方者体也，法者用也，徒知体而不知用者弊。体用不失，可谓上工，信矣哉”。头痛眩晕、两颊青黄属厥阴，身沉体重、兀兀欲吐属太阴。《太平惠民和剂局方·卷之四·治痰饮》载：“化痰玉壶丸：治风痰吐逆，头痛目眩，胸膈烦满，饮食不下，及咳嗽痰盛，呕吐涎沫。天南星（生）、半夏（生）各一两，天麻半两，头白面三两，右为细末，滴水为丸，如梧桐子大，每服三十丸，用水一大盏，先煎令沸，下药煮五七沸，候药浮即熟，漉出放温，别用生姜汤下，不计时候服。”

《针灸聚英》在引本案时作“东垣曰：先师洁古病苦头痛，发时两颊青黄，眩晕，目不欲开，懒言，身体沉，兀兀欲吐。此厥阴、太阴合病，名曰风痰。灸侠溪，服《局方》玉壶丸愈”，则患者被明代高武认为是张元素。

侠溪首载于《灵枢·本输第二》：“胆出于窍阴，窍阴者，足小指次指之端也，为井金；溜于侠溪，足小指次指之间也，为荥。”侠溪为足少阳胆经之荥穴，阳经荥穴属水，灸之可滋水涵木，以治头痛眩晕。《针灸甲乙经·卷之三·足少阳及股并阳维二穴凡二十八穴第三十四》载：“侠溪者，水也。在足小指次指歧骨间，本节前陷者中，足少阳脉之所溜也，为荥。刺入三分，留三呼，灸三壮。”《类经图翼·八卷·经络六·足少阳胆经穴》载：“在足小指次指本节前歧骨间陷中，足少阳所溜为荥。刺三分，留三呼，灸三壮。主治胸胁支满，寒热病汗不出，目赤颔肿，胸痛耳聋。”

李东垣治一妇人病痿

十月二十日，严霜作时，有一妇人，病四肢无力，乃痿厥，湿热在下焦也。醋心者，浊气不降，欲为满也。合目麻木作者，阳道不行也。恶风寒者，上焦之分，皮肤中气不行也。开目不麻者，目开助阳道行，故阴寒之气少退也。头目眩晕，风气下陷于血分，不得伸越而作也，近火则有之。冲和补气汤。

（录自《东垣试效方·卷第九·身体麻木》）

十月二十，寒霜出现，有一位妇女，罹患疾病，四肢无力，这是痿厥，原因是下焦湿热。烧心是浊气不降，中焦将出现痞满。闭上眼睛就浑身麻木，这是阳道不行。上焦肺主皮毛，恶风寒是因皮肤之中气滞不行。睁开眼睛，麻木就消失，是睁开眼睛可助阳道行，所以阴寒之气略微减退。头晕目眩，是风气下陷在血分中，不能伸张发越而引起，所以靠近火炉就出现。以冲和补气汤治疗。

本案另载于《兰室秘藏·卷中·妇人门》："温经除湿汤：十月霜冷后，四肢无力，乃痿厥，湿热在下焦也。醋心者，是浊气不下降，欲为满也。合眼麻木作者，阳道不行也。恶风寒者，上焦之分，皮肤中气不行也。开目不麻者，目开助阳道，故阴寒之气少退也。头旋眩晕者，风气下陷于血分，不得伸越而作也，近火则有之。黄连一分，柴胡、草豆蔻、神曲（炒）、木香各二分，麻黄（不去节）、独活、当归身、黄柏各一分，升麻五分，羌活七分，炙甘草、人参、白术、猪苓、泽泻各一钱，黄芪、橘皮、苍术各二钱，白芍药三钱。上锉如麻豆大，分作二服，水二盏，煎至一盏，食远服。治支节沉重疼痛无力之胜药也。"故冲和补气汤即温经除湿汤，但药量略有不同：独活三分，炙甘草半钱，黄柏三分，麻黄二分，当归身三分，余皆同。本例虽为痿厥，但同李正臣夫人麻木有相似性。故以人参、黄芪、炙甘草甘温益气，当归、白芍养血，白术、苍术苦甘温除胃中湿，猪苓、泽泻祛湿引热下行，草豆蔻益阳退寒，升麻、柴胡引胃中清气上行而升阳，木香、神曲、陈皮理气和中，麻黄、独活、羌活发越肺气，行皮皮肤之中气滞，黄连、黄柏泻阴火。

李东垣治李正臣夫人麻木

（附：李东垣治麻木二案）

东垣治一妇麻木，六脉中俱得弦洪缓相合，按之无力。弦在其上，是风热下陷入阴中，阳道不行。其证闭目则浑身麻木，昼减夜甚，觉而目开，则麻木渐退，久则止，惧而不睡。身体重，时有痰嗽，觉胸中常是有痰而不利，时烦躁，气短促而喘，肌肤充盛，饮食大小便如常，惟畏麻木不敢合眼为最苦。观其色脉形病，相应而不逆。经曰：“阳病瞑目而动轻，阴病闭目而静重。”又云：“诸病皆属于目。”灵枢曰：“开目则阳道行。”阳气遍布周身，闭目而不行，如昼夜之分，知其阳衰而阴旺也。且麻木为风，皆以为然。细校之，则有区别耳。久坐而起，亦有麻木，喻如绳缚之人，释之觉麻作，良久自已。以此验之，非有风邪，乃气不行也。不须治风，当补肺中之气，则麻木自去矣。如经脉中阴火乘其阳分，火动于中而麻木，当兼去其阴火，则愈矣。时痰嗽者，秋凉在外，湿在上而作也，宜以温剂实其皮毛。身重脉缓者，湿气伏匿而作也，时见躁作，当升阳助气益血，微泄阴火去湿，通行经脉，调其阴阳则已，非脏腑之本有邪也。遂以补气升阳和中汤主之。黄芪五钱，人参三钱，炙甘草四钱，陈皮二钱，当归身二钱，生草根一钱（去肾热），佛耳草四钱，白芍三钱，草豆蔻一钱半（益阳退寒），黄柏一钱（酒洗除湿泻火），白术二钱，苍术钱半（除热调中），白茯苓一钱（除湿导火），泽泻一钱（用同上），升麻一钱（行阳明经），柴胡一钱，上㕮咀，每服三钱，水二大盏，煎至一盏，去渣，稍热服，早饭后午饭前服之，至八贴而愈。

（录自《名医类案·卷五·麻木》）

一位妇人患麻木，李东垣诊视，脉象弦洪缓，按之无力。李东垣认为脉弦反映的是风热下陷入阴中，阳道不行。麻木的特点是闭上眼睛就浑身麻木，白天轻而晚上重，睡醒睁开眼睛，麻木就逐渐减轻，好长时间才能消失，因为担忧麻木就不敢睡觉。自觉身体沉重，时常咳嗽吐痰，胸中经常有痰阻塞不利，时常烦躁，气短喘促，身体略胖，饮食二便无异常，最令人痛苦的就是因为害怕麻木而不敢合上眼睛。观察她的面色脉象，其形体与疾病是相应的。阳病的话闭上眼睛就减轻，阴病的话闭上眼睛就加重，《素问·五藏生成篇第十》中有“诸脉者皆属于目”。人身的经脉都上注于目。睁开眼睛则阳道行，阳气就遍布全身，闭上眼睛则阳道闭而不行，就像自然界有昼夜变化一样，所以明白她的阳气虚衰而阴气较旺，并且大家都认为麻木是有风的表现。仔细思考还是有不同原因的。长时间久坐起来时也会出现麻木，就像松开被捆绑的人的绳子，他也会感觉麻木，过一段时间才能恢复一样。所以，麻木不一定都是风邪所致，这就是阳气不行的情况。这种情况不需要从风治疗，应当补益肺气，麻木就可消失。如果是经脉当中阴火乘其阳分，火动于中而致麻木，就应当同时去其阴火才行。时常咳嗽吐痰，是外受秋凉，痰湿在肺，应该用温性药物坚实其肌表皮毛。身体沉重，脉缓是湿气伏匿而致。时常烦躁，应当升阳助气益血，微泄阴火去湿，通行经脉，调其阴阳来治疗，并不是脏腑有邪气。于是就用补气升阳和中汤来治疗。人参、黄芪、炙甘草甘温益气，当归、白芍养血，白术、苍术苦甘温除胃中热，茯苓、泽泻祛湿引热下行，草豆蔻益阳退寒，佛耳草、陈皮祛痰止咳，升麻、柴胡引胃中清气上行而升阳，酒黄柏、生甘草泻阴火。

本案原载于《兰室秘藏·卷中·妇人门》，后《东垣试效方·卷第九·身体麻木》亦收录。文字略有差异而内容无异，时间是丁未年九月间，即1247年，患者是李正臣夫人。《兰室秘藏·卷中·妇人门》载：“补气升阳和中汤：李正臣夫人病，诊得六脉中俱得弦洪缓相合，按之无力。弦在上，是风热下陷入阴中，阳道不行。其证闭目则浑身麻木，昼减而夜甚，觉而开目则麻木渐退，久则绝止。常开其目，此证不作，惧其麻木，不敢合眼，致不得眠。身体皆重，时有痰嗽，觉胸中常似有痰而不利。时烦躁，气短促而喘。肌肤充盛，饮食不减，大小便如常，惟畏其麻木，不敢合眼为最苦。观其色脉，形病相应而不逆。《内经》曰：‘阳盛瞋目而动轻，阴病闭目而静重。’又云：‘诸脉皆属于目。'《灵枢经》云：'闭目则阳道行，阳气遍布周身，闭目则阳道闭而不行。'如昼夜之分，知其阳衰而阴旺也。且麻木为风，三尺之童，皆以为然，细校之，则有区别耳。久坐而起，亦有麻木，为如绳缚之人释之，觉麻作而不敢动，良久则自已。以此验之，非有风邪，乃气不行也。治之当补其肺中之气，则麻木自去矣。如经脉中阴火乘其阳分，火动于中，为麻木也，当兼去其阴火则愈矣。时痰嗽者，秋凉在外，在上而作也，当以温剂实其皮毛。身重脉缓者，湿气伏匿而作也。时见躁作，当升阳助气益血，微泻阴火与湿，通行经脉，调其阴阳则已矣，非五脏六腑之本有邪也。此药主之。生甘草（去肾热）、酒黄柏（泻火除湿）、白茯苓（除湿导火）、泽泻（除湿导火）、升麻（行阳助经）、柴胡已以上各一钱，苍术（除湿补中）、草豆蔻仁（益阳退外寒）各一钱五分，橘皮、当归身、白术各二钱，白芍药、人参各三钱，佛耳草、炙甘草各四钱，黄芪五钱。上㕮咀，每服五钱，水二盏，煎至一盏，去渣，食远服之。"

《东垣试效方·卷第九·身体麻木》载："丁未年九月间，李正臣夫人病，诊得六脉中俱得弦洪缓相合，按之无力。弦在其上，是风热下陷入阴中，阳道不行。是证闭目则浑身麻，昼减而夜甚，开目则麻木渐退，久则绝止。常开其目，此证不作，惧其麻木，不敢合眼，致不得眠。身体皆重，时有痰嗽，觉胸中常似有痰而不利。时有躁作，气短促而时喘。肌肤充盛，饮食大小便如常，惟畏其麻木，不敢合眼为最苦。观其色脉，形病相应而不逆（《黄帝针经·寒热病第三》）。阳盛瞋目而动轻，阴病闭目而静重。又云：'诸脉皆属于目。'《针经》又云：'闭目则阳道行，阳气遍布周身，闭目则阳道闭而不行。'如昼夜之分，知阳衰而阴旺也。且麻木为风，三尺之童，皆以为然，校之有区别耳。久坐而起，亦有麻木，谓如绳缚之人释之，觉麻作而不敢动，良久则自已。以此验之，非有风邪，乃气不行也。何可治风？惟补其肺中之气，则麻木自去矣。如经脉中阴火乘其阳分，火动于中，为麻木也，当兼去其阴火。时痰嗽者，秋凉在外，在上而作也，当以温剂实其皮毛。身重脉缓者，湿气伏匿而作也。时见躁，当升阳助气益血，微泻阴火与湿，通行经脉，调其阴阳则已矣，非五脏六腑之本有邪也。补气升阳和中汤主之。黄芪五钱，人参三钱，炙甘草四钱，陈皮、白术各二钱，白芍药三钱，生甘草一钱（去肾热），草豆蔻仁一钱半（益阳道，退外寒），升麻一钱（行阳助经），酒制黄柏一钱（泻火除湿），佛耳草四钱，当归身二钱，白茯苓、泽泻、柴胡各一钱，苍术一钱半。上件㕮咀，每服秤三钱，水二大盏，煎至一盏，去滓热服，早饭后、午饭前分服而愈。”痰嗽、喘促、体胖、身重，可知痰湿阻肺，宣降失常；脉缓、短气，可知肺卫之气郁闭。卫阳向外则势缓，卫阳向内则势重，故闭目周身麻木，开目则止。麻由气虚，木属痰湿。脉按之无力，可用补中益气法；脉兼见洪象，即有阴火而加黄柏。李东垣认为麻木是气虚不行所致，气不行是因为脾胃气虚，阳气不升，湿痰内停，阴火上乘引起，故治疗重点在于补气升阳，兼以祛湿泻火。阴火主要是指相火。两处记录的剂量无差异，但煎服法中的使用剂量有差异。《名医类案》所载更似《东垣试效方》。

文中所引经文两处均未查检出原文。按今本《灵枢》，“寒热病”在第二十一篇，且检原文，未见色脉病形相应、阴阳盛衰与目的关系等方面的论述。关于色脉病形关系的论述见于《素问》“平人气象论篇第十八”“玉机真藏论篇第十九”“五藏生成篇第十”等之中。

《名医类案·卷五·麻木》还记载了李东垣治疗麻木的另外两案：“一人四肢麻木，乃气虚也，四君子加天麻、麦冬、黄芪、川归，大剂服之愈。一人年四十余，面目十指俱麻木，乃气虚也，以补中益气，加木香、附子、麦冬、羌活、防风、乌药，服之愈。”此二人麻木，皆为气虚为主，第一例兼阴血不足，第二例兼有外风侵袭。

李东垣治杜意逵麻木

李东垣治杜意逵，患左手右腿麻木，右手大指次指亦常麻木至腕，已三四年矣。诸医不效，求治。曰：“麻者气之虚也，真气弱，不能流通，至填塞经络，四肢俱虚，故生麻木不仁，与一药，决三日效。”遂制人参益气汤，服二日，手心便觉热，手指中间如气胀满。至三日后，又觉两手指中间如手擦傍触之，曰真气遍至矣。遂于两手指甲傍，各以三棱针一刺之，微见血如黍粘许，则痹自息矣。后再与调理而愈。

（录自《续名医类案·卷三·麻木》）

杜意逵患病，左手和右腿麻木，右手大指次指至手腕也经常麻木，已经三四年了。请了数位医生治疗都无效，于是请李东垣诊治。李东垣认为“麻木是气虚的缘故，元气虚弱，不能流通导致经络闭塞，不能达于四肢，所以出现了麻木不仁，开一个药方，三天看效果”。于是开了人参益气汤，服了二日，手心便感觉发热，手指中间像有气胀满一样。三天后，又感觉两手手指中间像手擦旁触，李东垣认为是元气达到了。于是用三棱针刺两手指甲旁，出血像小米粒大小，经气即通。之后经调理痊愈。

本案原载于《东垣试效方·卷第九·暑热伤气》：“商人杜彦达，五月间，两手指麻木，四肢困倦，怠惰嗜卧，乃热伤元气也，以人参益气汤主之。人参益气汤：黄芪八钱，生甘草半钱，甘草炙二钱，人参半两，升麻二钱，白芍药三钱，五味子百四十个，柴胡二钱半，右件㕮咀，分作四服，每服水二盏，煎至一盏，去滓，稍热服，食远。神效。”《名医类案·卷五·麻木》

引作："一人，五月间两手指麻木，怠惰嗜卧。此热伤元气也。以补中益气汤，减白术、陈皮、川归，加白芍、五味，遂安。"

人参益气汤方亦见于《兰室秘藏·卷下·自汗门》："人参益气汤治两手指麻木，四肢困倦，怠惰嗜卧，乃热伤元气也。黄芪八钱，生甘草、人参已上各五钱，白芍药三钱，柴胡二钱五分，炙甘草、升麻已上各二钱，五味子一百四十个，上㕮咀，分作四服，每服水二盏，煎至一盏，去滓，稍热，食远服。"人参、生甘草剂量有所不同。邪热损伤元气，不能充达四肢而导致肢体的麻木，治疗当泻热补气。李东垣在前范天騋妻头痛案中认为"黄芪甘温，泻火补元气；人参甘温，泻火补中益气"。在《内外伤辨惑论·卷中》补中益气汤立方本旨中指出"夫脾胃虚者，因饮食劳倦，心火亢甚，而乘其土位，其次肺气受邪，须用黄芪最多，人参、甘草次之。……胃中清气在下，必加升麻、柴胡以引之，引黄芪、甘草甘温之气味上升，能补卫气之散解，而实其表也"，在升阳顺气汤后指出"脾胃不足之证，须用升麻、柴胡苦平味之薄者，阴中之阳，引脾胃中清气行于阳道及诸经，生发阴阳之气，以滋春气之和也；又引黄芪、人参、甘草甘温之气味上行，充实腠理，使阳气得卫外而为固也"。故黄芪、人参、甘草（生熟并用）泻热补气，升麻、柴胡引经之用而达于四肢，五味子、白芍酸甘敛阴以固载气之津。

李东垣治赵节使热麻

一人年七旬，病体热麻，股膝无力，饮食有汗，妄喜笑，善饥，痰涎不利，舌强难言，声嘎不鸣，身重如山。李诊脉，左手洪大而有力，是邪热客于经络之中也。二臂外有数瘢，问其故，对以燃香所致。李曰："君病皆由此也。夫人之十二经，灌溉周身，终而复始，盖手之三阳，从手表上行于头，加以火邪，阳并于阳，热甚炽焉，故邪热妄行，流散于周身而为热麻。《针经》曰：'胃中有热则虫动，虫动则胃缓，胃缓则廉泉开，故涎下。'热伤元气而沉重无力。饮食入胃，慓悍之气，不循常度，故多汗。心火盛，则妄喜笑。脾胃热，则消谷善饥。肺经衰，则声嘎不鸣。仲景云：'微数之脉，慎不可灸。'焦枯伤筋，血难复也。君奉养以膏粱之味，无故而加以火毒，热伤于经络而致此病，明矣。《内经》曰：'热淫所胜，治以苦寒，佐以苦甘，以甘泻之，以酸收之。'当以黄柏、知母之苦寒为君，以泻火邪，壮筋骨。又'肾欲坚，急食苦以坚之。'黄芪、生甘草之甘寒，泻热补表，五味子酸，止汗，补肺气之不足，以为臣。炙甘草、当归之甘辛，和血润燥，柴胡、升麻之苦平，行少阳、阳明二经，自地升天，以苦发之者也，以为佐。"㕮咀同煎，取清汁服之。又缪刺四肢，以泻诸阳之本，使十二经络相接而泄火邪。不旬日而愈，遂命其方曰：清阳补气汤。

（录自《名医类案·卷五·麻木》）

赵节度使七十岁了，患病表现为身体发热麻木，下肢无力，一吃饭喝水就出汗，不能控制地喜笑，容易肚饿，咳痰不利，舌强难言，声音难出，身体沉重。李东垣诊视，左手脉象洪大有力，这是邪热侵犯在经络之中，两个胳膊外侧有瘢痕，询问原因说是燃香导致的。李东垣认为"赵节使的病都是由燃香引起的。人通过十二经脉来灌溉周身，终而复始，其中手三阳经从手走向头部，头部是诸阳之会，燃香为火邪，两阳相合，邪热就厉害了，所以邪热乱窜流散在身体各处而感觉热麻。《灵枢·口问第二十八》：'胃中有热则虫动，虫动则胃缓，胃缓则廉泉开，故涎下。'指出胃中有热则谷虫就会蠕动，谷虫蠕动就会使胃气弛缓，因而廉泉张开，所以口涎流出。邪热损伤元气所以身体沉重无力。饮食进入胃中，生成的慓悍卫气，不能遵循常度运行，所以汗多。心火亢盛就会喜笑难控。胃热亢盛就会容易肚饿。肺经气虚所以声音难出。《伤寒论》第116条：‘微数之脉，慎不可灸。’指出见到微数脉，慎不可用灸法治疗，灸火可使筋骨受伤，津血难以复常。显然是赵节使养尊处优，无选择地燃香外受了火毒，邪热损伤经络而导致了本病。《内经》讲热邪太过，治疗应使用苦寒药物，配合使用苦甘药物，用甘味泻热，用酸味收敛阴气。应该以苦寒的黄柏、知母作为君药来泻火邪，壮筋骨。《素问·藏气法时论篇第二十二》：‘肾欲坚，急食苦以坚之。’指出肾脏病应该用苦味药物来坚强肾气。甘寒的黄芪、生甘草泻热补表，酸味的五味子止汗补益肺气，共为臣药。甘辛的炙甘草、当归和血润燥，苦平的柴胡、升麻通过少阳、阳明二经生发阳气，共为佐药”。粉碎后一起煎汤，服用其上清液。又用缪刺法针刺四肢，来清泄火热之邪接续十二经的经气。不到十天就好了，于是把这个方子叫作清阳补气汤。

本案原载于《东垣试效方·卷第九·杂方门·燃香病热》：“戊申春，节使赵君年几七旬，病身体热麻，股膝无力，饮食有汗，妄喜笑，善饥，痰涎不利，舌强难言，声嘎不鸣，求治于先师。诊得左寸脉洪大而有力，是邪热客于经络之中也。两臂外有数瘢，遂问其故，对以燃香所致。先师曰：‘君之病皆由此也。夫人之十二经，灌溉通身，终而复始，盖手之三阳，从手表上行于头，加之火邪，阳并于阳，热甚炽焉，故邪热妄行，流散于周身而为热麻。《黄帝针经·四卷·口问第一》：胃热则虫动，虫动则廉泉开，故涎下。热伤元气而沉重无力。饮食入胃，慓悍之气，不循常度，故多汗。心火盛，则妄喜笑。脾胃热，则消谷善饥。肺经衰，则声嘎不鸣。仲景云：微数之脉，慎不可灸。焦枯伤筋，血难复也。君奉养以膏粱之味，无故而加以火焫之毒，热伤经络而为此病，明矣。《内经》云：热淫所胜，治以苦寒，佐以苦甘，以甘泻之，以酸收之。当以黄柏、知母之苦寒为君，以泻火邪，壮筋骨，乃肾欲坚，急食苦以坚之。黄芪、生甘草之甘寒，泻热实表，五味子酸，止汗，补肺气之不足，以为臣。炙甘草、当归之甘辛，和血润燥，升麻、柴胡之苦平，行少阳、阳明二经，自地升天，以苦发之者也，以为佐。’吹咀同煎，取清汁服之。更缪刺四肢，以泻诸阳之本，使十二经络相接而泄火邪。不旬日良愈，遂名其方：清神补气汤。苍术四钱，藁本二钱，升麻六钱，柴胡三钱，五味子一钱半，黄柏三钱，酒知母二钱，陈皮一钱半，黄芪三钱，生甘草二钱，当归二钱。上件㕮如麻豆大，每服秤五钱，水五盏，煎至一盏，去滓，空心，候大小便，觉饥时服之。待少时，以美膳压之。”戊申春，即1248年春天。患者是节使赵君。所列方名为清神补气汤，药物还有苍术、藁本二味。

李东垣在《内外伤辨惑论·卷上·辨寒热》中指出内伤发热的病机是“肾间受脾胃下流之湿气，闭塞其下，致阴火上冲”。故其治用苦寒药物和针刺四肢来清泄邪热以疗热麻，补益脾肺来升其阳气以固其本。案中经文所引与今所见颇有不同，《素问·至真要大论篇第七十四》论述在泉之气热气太过时说“热淫于内，治以咸寒，佐以甘苦，以酸收之，以苦发之”。热气太过而伤于体内的，主治用咸寒之药，辅佐用甘苦之药，用酸味药收敛阴气，用苦药来发散热邪；论述司天之气所胜致病时说“热淫所胜，平以咸寒，佐以苦甘，以酸收之”。热淫所胜，以咸寒之药平其胜气，辅佐以苦甘之药，以酸味药收敛阴气。清代俞震在《古今医案按·卷八·麻木》中认为“东垣论病，悉本《内经》，简明确切，能发其所以然之故。用药亦本《内经》，以药性气味配合脏腑经络，绝无粉饰闲词，而轩岐要旨昭然若揭，诚非輓近可及。第药止一二分至四五分，何太少耶！岂以气味配合得当，机灵而径捷耶。后贤常云：愿学仲景，不学东垣。然东垣以极轻之分两，能愈疑难之久病，亦正易学”。

罗天益治张安抚中风

张安抚，年六十余，己未仲冬，患风症，半身不遂，语言謇涩，心神昏愦，烦躁自汗，表虚恶风，如洒冰雪（如洒冰雪，阴中也），口不知味，鼻不闻香臭，闻木音则惊怖，小便频多，大便结燥，若用大黄之类下之，平日饮食减少，不敢用，不然则满闷，昼夜不得寐（此证难治），约三月余，凡三易医，病不减。至庚申三月（下后），又因风邪，加之痰嗽，嗌干燥、疼痛不利，唾多，中脘气痞似噎。予思《内经》有云："风寒伤形，忧恐忿怒伤气，气伤脏乃病，脏病形乃应。"又云："人之气，以天地之疾风名之。"此风气下陷入阴中，不能生发上行（气不能升），则为病矣。又云："形乐志苦，病生于脉。"神先病也，邪风加之，邪入于经，动无常处（动有常则知邪不入经），前症互相出见。治病必求其本，邪气乃服。论时月则宜升阳补脾胃，泻风木（仲冬至季春），论病则宜实表里，养卫气，泻肝木，润燥，益元气，慎喜怒，是治其本也。以柴胡、黄芪各五分，升麻、当归、甘草（炙）各三分，半夏、黄柏、酒洗黄芩、人参、陈皮、芍药各二分，名曰加减冲和汤，煎服，自汗加黄芪五分，嗽加五味子二十粒。夜不得寐，乃心事烦扰，心火内动，上乘阳分，卫气不得交入阴分使然也，以朱砂安神丸服之，由是昼亦得睡。此风中腑，兼中脏也。

（录自《名医类案·卷一·中风》）

己未为1259年，庚申为次年，即1260年。张安抚（字耘夫）六十一岁，于闰十一月初患中风，半身不遂，说话含糊，神志不清，烦躁，汗出怕风，像被冰雪淋了一样，口中无味，鼻中无嗅，木音是指箫笛木鱼等乐音，听到则恐惧害怕，小便频多，大便燥结而用大黄之类的通下药，导致平素不敢饮食，如果不通下则自觉满闷，昼夜睡不着。三个月内换了三位医生，病情没有好转。到次年三月，又外感风邪，患咳嗽，吐痰，咽喉干燥疼痛，唾液多，胃脘部滞塞不通，像噎嗝一样。罗天益想到《灵枢·寿夭刚柔第六》里说："风寒伤形，忧恐忿怒伤气，气伤脏，乃病脏；寒伤形，乃病形。"风寒外袭，先伤形体，那是应之于外。忧恐忿怒等情绪激动，先伤内气，那是应之于内。气失协调，伤了五脏之和，就会使五脏有病。疾病与形体是相应的。《素问·阴阳应象大论篇第五》讲："人之气，以天地之疾风名之。"人体之气，就好像天地之间的风。这是风气下陷在阴中，不能正常地生发上行，才得的病。《灵枢·九针论第七十八》说："形乐志苦，病生于脉。"形体安乐，精神苦闷，则病会发生在经脉方面。这是精神先异常，再加上外风，邪气侵入经脉没有在固定的地方，所以有前述各方面混杂的表现。治病一定要从根本上去探求，邪气才能顺从。从时节来看，应当升提阳气，补益脾胃，疏泄肝气；从疾病来看，应当充实表里，固养卫气，疏泄肝气，滋润燥结之处，补益元气，节制情绪，这是治疗根本。采用加减冲和汤：柴胡、黄芪各五分，升麻、当归、炙甘草各三分，半夏、酒洗黄柏、黄芩、人参、陈皮、芍药各二分。自汗明显时加黄芪五分益气固表，咳嗽明显时加五味子二十粒收敛肺气。煎汤服用，睡眠差是心事重重而烦扰心神，心火内动，上乘阳分，属于阳的卫气不能内敛于阴分（阳不入阴），服用朱砂安神丸，这样不仅晚上，连白天也能睡着了。这是中风病中以中腑为主，兼有中脏的情况。

本案原载于《卫生宝鉴·卷八·风中腑兼中脏治验》："顺德府张安抚，字耘夫，年六十一岁，于己未闰十一月初，患风症。半身不遂，语言謇涩，心神昏愦，烦躁自汗，表虚恶风，如洒冰雪，口不知味，鼻不闻香臭，闻木音则惊悸，小便频多，大便结燥，若用大黄之类下之，郤便饮食减少不敢用，不然则满闷，昼夜不得瞑目而寐，最苦于此约有三月余，凡三易医，病全不减。至庚申年三月初七日，又因风邪，加之痰嗽，嗌干燥、疼痛不利，唾多，中脘气痞似噎。予思《内经》有云：'风寒伤形，忧恐忿怒伤气，气伤脏乃病，脏病形乃应。'又云：'人之气，以天地之疾风名之。'此风气下陷入阴中，不能生发上行，则为病矣。又云：'形乐志苦，病生于脉。'神先病也，邪风加之，邪入于经，动无常处，前证互相出见。治病必求其本，邪气乃覆。论时月则宜升阳，补脾胃，泻风木，论病则宜实表里，养卫气，泻肝木，润燥，益元气，慎喜怒，是治其本也。宜以加减冲和汤治之。加减冲和汤：柴胡、黄芪各五分，升麻、当归、甘草（炙）各三分，半夏、黄柏、黄芩、人参、陈皮、芍药各二分。上十一味，㕮咀，作一服。水二盏，煎至一盏。去渣，温服。如自汗加黄芪半钱，嗽者加五味子二十粒。昼夜不得睡，乃因心事烦扰，心火内动，上乘阳分，卫气不得交入阴分，故使然也，以朱砂安神丸服之，由是昼亦得睡。"

罗天益，字谦甫，号容斋，元代真定路藁城（今河北藁城县）人，是易水学派承前启后的关键医家。受业于李东垣，任太医而随军征战多年，整理了张元素、李东垣的著作，并于1281年撰《卫生宝鉴》24卷。顺德府即今邢台。柤，即渣，义同滓。加减冲和汤出自金代张元素《医学启源·卷中·六气方治·风》："加减冲和汤：治中府之病，宣外阳，补脾胃，泻风木，实表里，养荣卫。柴胡五分，升麻三分，黄芪五分，半夏二分，黄芩、陈皮、人参、芍药、甘草各二分半，当归、黄柏（酒浸）各三分。上锉如麻豆大，作一服，水二盏，煎至一盏，去滓，稍热服。如有自汗多者加黄芪半钱，嗽者加五味子二十粒。"朱砂安神丸参滑伯仁治汪泽民病郁案。

原案尚有复诊记录。"十日后，安抚曰：'不得睡三月有余，今困睡不已，莫非他病生否?’予曰：‘不然，卫气者，昼则行阳二十五度，夜则行阴二十五度，此卫气交入阴分，循其天度，故安抚得睡也，何病之有焉。’止有眼白睛红，隐涩难开，宜以当归连翘汤洗之。黄连、黄柏各五分，连翘四分，当归、甘草各三分，上作一服，水二盏，煎至一盏，去渣，时时热洗之”。原来睡不着，现在睡得多，张安抚当然怀疑自己是否患了其他疾病。罗天益说明了其中的道理，并针对目前存在的眼睛结膜发红，隐涩难开，给予当归连翘汤外洗。“十三日后，至日哺，微有闷乱不安，于前冲和汤中又加柴胡三分，以升少阳之气，饮三服。至十五日，全得安卧，减自汗、恶寒、燥热、胸膈痞，元小便多，服药之后，小便减少，大便一二日一行，鼻闻香，口知味，饮食如常，脉微弦而柔和，按之微有力”。之后又针对咽喉肿和牙齿无力进行了治疗，“止有咽喉中妨闷，会厌后肿，舌赤，早晨语言快利，午后微涩，宜以玄参升麻汤治之。升麻、黄连各五分，黄芩（炒）四分，连翘、桔梗各三分，鼠粘子（牛蒡子）、玄参、甘草、白僵蚕各二分，防风一分，上十味，㕮咀，作一服，水二盏，煎至七分，去渣，稍热噙漱，时时咽之。前证良愈，止有牙齿无力，不能嚼物，宜用牢牙散治之。羊筒骨灰、升麻各三钱，生地黄、黄连、石膏各一钱，白茯苓、人参各五分，胡桐泪（胡桐的树脂），上为极细末，入麝香少许，研匀。临卧擦牙后以温水漱之”。这是具有治疗作用的药物牙粉。其后，罗天益又给予了针灸治疗。“安抚初病时，右肩臂膊痛无主持，不能举动，多汗出，肌肉瘦不能正卧，卧则痛甚。经曰：‘汗出偏沮，使人偏枯。’予思《内经》云：‘虚与实邻，决而通之。’又云：‘留瘦不移，节而刺之。’使经络通和，血气乃复。又言陷下者灸之。为阳气下陷入阴中，肩膊时痛，不能运动，以火导之，火引而上，补之温之。已上证皆宜灸刺，谓此先刺十二经之井穴。于四月十二日右肩臂上肩井穴内，先针后灸二七壮。

及至疮发，于枯瘦处渐添肌肉，汗出少，肩臂微有力。至五月初八日，再灸肩井，次于尺泽穴各灸二十八壮，引气下行，与正气相接。次日肩膊又添气力，自能摇动矣”。张安抚在刚患病时，就有右肩臂疼痛，不能活动，仰卧更痛，汗出较多，肌肉瘦削。《素问·生气通天论篇第三》云：“汗出偏沮，使人偏枯。”阳气虚，气不周流，汗出偏于半身的，将来可能发生偏枯病。《灵枢·官能第七十三》云：“虚与实邻，知决而通之。”对于虚实相似的症状，应当决断而明其是非。《素问·三部九候论篇第二十》云：“留瘦不移，节而刺之。”如果久病体瘦，证候并不变易的，应该酌量刺之。使经络通畅，血气才可恢复。《灵枢·邪气脏腑病形第四》和《灵枢·经脉第十》都说“陷下者灸之”，脉虚陷下的要用灸法。这是阳气虚，下陷在阴中，故肩臂经常疼痛，不能活动，用灸火温补引导阳气向上。张安抚的症状都适合针灸治疗，先刺十二经之井穴来通经接气。在四月十二日于右肩井穴先针刺，后灸十四壮。到产生灸疮的时候，肌肉容积增加了，汗出减少，肩臂力量增加了。到五月初八，再次艾灸，肩井及尺泽各二十八壮，进一步通经接气。第二天肩臂力量更好一些，自己能活动了。“时值仲夏，暑热渐盛，以清肺饮子补肺气、养脾胃、定心气。白芍药五分，人参、升麻、柴胡各四分，天门冬、麦门冬（去心）各三分，陈皮二分半，甘草（生）、黄芩、黄柏、甘草（炙）各二分。上十一味，㕮咀，作一服，水二盏，煎至一盏，去租，温服，食后。汗多者加黄芪五分。后以润肠丸治胸膈痞闷，大便涩滞。麻子仁（另研）、大黄（酒煨）各一两半，桃仁泥子、当归尾、枳实（麸炒）、白芍药、升麻各半两，人参、生甘草、陈皮各三钱，木香、槟榔各二钱。上十二味，除麻仁、桃仁外，为末，却入二仁泥子，蜜丸桐子大。每服七八十丸，温水食前送下。初六日得处暑节，暑犹未退，宜微收实皮毛，益卫气。秋以胃气为本，以益气调荣汤主之。本药中加时药，使邪气不能伤也。人参三分（臣，益气和中），当归二分（佐，和血润燥），陈皮二分（佐，去白，顺气和中），熟地黄二分（佐，养血润燥，泻阴火），白芍四分（臣，补脾胃，微收，治肝木之邪），升麻二分（使，使阳明气上升，滋荣百脉），黄芪五分（君，实皮毛，止自汗，益元气），半夏（泡）三分（佐，疗风痰，强胃进食），白术二分（佐，养胃和中，厚肠胃），甘草（炙）二分（佐，引用，调和胃气，温中益气），柴胡二分（使，引少阳之气，使出于胃中，乃风行于天上），麦门冬三分（去心，佐犹有暑气未退，故加之，安肺气，得秋分节不用）。上十二味，㕮咀，作一服，水二盏，煎至一盏，去柤，温服。忌食辛热之物，反助暑邪，秋气不能收也。正气得复而安矣”。之后的处理就又体现了罗天益因时制宜的特点，即罗天益所强调的“本药中加时药，使邪气不能伤也”。

肩井，《素问·气穴论篇第五十八》在论述“针之所游行”的要穴时指出的“肩解”即肩井。《针灸甲乙经·卷之三·肩凡二十八穴第十三》载：“肩井，在肩上陷者中，缺盆上大骨前，手足少阳、阳维之会。刺入五分，灸五壮。”《针灸甲乙经·卷之十·手太阴阳明太阳少阳脉动发肩背痛肩前臑皆痛肩似拔第五》载：“肩背痹痛，臂不举，寒热凄索，肩井主之。”《类经图翼·八卷·经络六·足少阳胆经穴》载：“肩井，在肩上陷解中，缺盆上大骨前一寸半，以三指按取之，当中指下陷者中。手足少阳、足阳明、阳维之会。刺入五分，灸五壮。孕妇禁针。一曰此足阳明之会，连五脏气，若刺深令人闷倒，速补三里，须臾平复。凡针肩井者，皆以三里下其气。一曰此脏气所聚之处，不宜补。主治中风气塞，涎上不语，气逆，五劳七伤，头项颈痛，臂不能举，或因扑伤腰痛，脚气上攻。若妇人难产坠胎后手足厥逆，针之立愈，若灸更胜。”

尺泽，出自《灵枢·本输第二》：“肺出于少商……入于尺泽，尺泽，肘中之动脉也，为合，手太阴经也。”《针灸甲乙经·卷之三·手太阴及臂凡一十八穴第二十四》载：“尺泽者，水也，在肘中约纹上动脉，手太阴脉之所入也，为合。刺入三分，灸三壮。”《针灸甲乙经·卷之十·阳受病发风第二下》载：“手臂不得上头，尺泽主之。”《针灸甲乙经·卷之十·手太阴阳明太阳少阳脉动发肩背痛肩前臑皆痛肩似拔第五》载：“肘痛，尺泽主之。”《类经图翼·六卷·经络四·手太阴经穴》载：“尺泽，在肘中约文上，屈肘横文，筋骨罅中动脉。手太阴所入为合，肺实泻之。刺三分，留三呼，灸三壮五壮。甄权云：臂屈伸横文间筋骨罅中不宜灸。主治呕吐上气，喉痹鼓颔，心烦身痛不得汗，舌干咳唾脓血，心痛气短，肺积息贲，痎疟汗出，中风肩背痛，洒淅寒热，风痺肘挛，四支肿痛不得举，胁痛腹胀，小便数溺色变，遗失无度，面白善嚏，悲愁不乐，及小儿慢惊风，可灸一壮。”

罗天益治赵僧判中风

真定府临济寺赵僧判，于至元庚辰八月间，患中风，半身不遂，精神昏愦，面红颊赤，耳聋鼻塞，语言不出，诊其两手，六脉弦数（中风此脉甚多）。洁古有云：“中脏者，多滞九窍，中腑者，多著四肢。”今语言不出、耳聋鼻塞、精神昏愦，是中脏也，半身不遂，是中腑也。此脏腑俱受病邪，先以三化汤一两。内疏三两行，散其壅滞（先下），使清气上升，充实四肢，次与至宝丹加龙骨、南星，安心定志养神治之（后补），使各脏之气上升，通利九窍。五日，声音出，言语稍利，后随四时脉证，加减用药。不旬，即稍能行步，日以绳络其病脚，如履阈，或高处，得人扶之，方可逾也。又刺十二经之井穴（脏井：肺，少商穴；心，少冲穴；肝，大敦穴；脾，隐白穴；肾，涌泉穴；包络，中冲穴。腑井：胆，窍阴穴；胃，厉兑穴；三焦，关冲穴；小肠，少泽穴；大肠，商阳穴；膀胱，至阴穴），以接经络。翌日，舍绳络，能步几百步。大势皆去，戒之慎言语，节饮食，一年方愈。

（录自《名医类案·卷一·中风》）

至元是元世祖忽必烈（1215—1294）的年号。庚辰为1280年。真定府即今河北正定。赵僧判出家于河北正定临济寺，八月患中风，半身不遂，神志不清，脸色发红，耳聋鼻塞，不能说话。罗天益诊视，脉象弦数，认为在目前的表现中，不能说话、耳聋鼻塞、神志不清是中脏的表现，半身不遂是中腑的表现，因为张元素曾说过“中脏的邪气，大多阻滞在九窍，中腑的邪气，大多停留在四肢”，这是脏腑都被病邪侵袭的表现，先服三化汤一两，通过泻下消散壅滞，使脾胃之气能够充实四肢，接着服至宝丹加龙骨、天南星，安定心神，使各脏之气能够上升，通利滞塞的九窍。五天后，能够发出声音，说话就略微流利一些。此后顺应四时脉证来加减用药。不到十天，就能稍微行走，每天用绳子缠绕着患侧下肢，像迈门槛一样走，略高一些的地方，需要有人搀扶才能过去。又针刺其十二经之井穴，井穴为经气发源之处，经气运行始末之关键，刺之可通经接气。第二天，就能丢掉绳子走几百步远。病邪祛除大半，注意说话和饮食的调摄，一年后才痊愈。

本案原载于《卫生宝鉴·卷八·风中脏治验》：“真定府临济寺赵僧判，于至元庚辰八月间，患中风，半身不遂，精神昏愦，面红颊赤，耳聋鼻塞，语言不出，诊其两手，六脉弦数。尝记洁古有云：‘中脏者，多滞九窍，中腑者，多著四肢。’今语言不出、耳聋鼻塞、精神昏愦，是中脏也，半身不遂，是中腑也。此脏腑俱受病邪，先以三化汤一两。内疏三两行，散其壅滞，使清气上升，充实四肢，次与至宝丹加龙骨、南星，安心定志养神治之，使各脏之气上升，通利九窍。五日，音声出，语言稍利，后随四时脉证加减，用药不匀，即稍能行步，日以绳络其病脚，如履阈或高处，得人扶之，方可踰也。又刺十二经之井穴，以接经络。翌日不用绳络，能行步。几百日大势尽去。戒之慎言语，节饮食，一年方愈。”

本案亦为针药并用的治验。风中脏腑，病情较重。三化汤出自金代刘完素《素问病机气宜保命集·卷中·中风论第十》：“其中腑者，面加五色，有表证，脉浮而恶寒，拘急不仁，或中身之后，或中身之前，或中身之侧，皆曰中腑也，其治多易。中脏者，唇吻不收，舌不转而失音，鼻不闻香臭，耳聋而眼瞀，大小便秘结，皆曰中脏也，其治多难。……若风中腑者，先以加减续命汤，随证发其表；若忽中脏者，则大便多秘涩，宜以三化汤通其滞。……大抵中腑者多著四肢，中脏者多滞九窍，虽中腑者多兼中脏之证……中风外有六经之形证，先以加减续命汤随证治之，内有便溺之阻格，复以三化汤主之。厚朴、大黄、枳实、羌活各等分。上剉，如麻豆大，每服三两，水三升，煎至一升半，终日服之，以微利为度，无时。”其后，李东垣《医学发明·卷九·中风有三》云：“中血脉则口眼㖞斜，亦有贼风袭虚伤之者也。中腑则肢废，中脏则性命危急。此三者，治各不同。如中血脉，外有六经之形证，则从小续命加减，及疏风汤治之；中腑，内有便溺之阻隔，宜三化汤，或《局方》中麻仁丸通利；外无六经之形证，内无便溺之阻隔，宜养血通气，大秦艽汤、羌活愈风汤治之。……中风外有六经之形证，先以加减续命随证治之，内有便溺之阻隔，复以三化汤导之。厚朴（姜制）、大黄、枳实、羌活。上锉麻豆大，每服三两，水三升，煎至一升半，终日服之，以微利则已。”而至明代张景岳（1563—1640）《景岳全书·卷之五十五宇集·古方八阵·攻阵》则载：“洁古三化汤

（二十九）：治中风外有六经之形证，先以续命汤主之；内有便溺之阻格，此方主之。厚朴（姜制）、大黄、枳实、羌活各等分。上㕮咀，每服一两，水煎服，微利则止。”认为三化汤为张元素之方，不知所本。对于东垣、河间观点的异同，《景岳全书·卷之十从集·杂证谟·诸风》做了详细讨论，“据东垣、河间之说，若有同者，若有异者。如云中腑中脏，本皆同也。而东垣又云中血脉，则稍异矣。又如续命汤，在河间则以治腑病，东垣则以治血脉；三化汤在河间用以治中脏，而东垣用以治中腑，则又异矣。此或因证施治，各有所宜，姑无论也。再如河间曰：此非肝木之风，亦非外中于风。东垣亦曰：非外来风邪，乃本气自病也。夫皆曰非风，而又皆曰中腑中脏，不知所中者为何物，则分明又指为风矣。夫既曰将息失宜，又曰气衰所致，本皆言其虚也。而治法皆用汗下，则分明又作实邪矣。此等名目混乱，泾渭不分，若曰是，若曰非，而含糊可否之间，因致后学茫然莫知所宗。正以议论日多，不得其要，反滋千古疑窦，深可慨也。至若续命、三化等汤，恐亦非神衰形坏之人所能堪者。故凡读书稽古之士，宜加精究，勿谓古人之法如此，便可执而混用”。之所以称为三化，明代李梴《医学入门·卷首·释方》认为“三化汤，三药化痰、化滞、化风也”。清代《古今图书集成医部全录·卷二百二十》引明代吴昆（1551—1620）《医方考·卷一·中风门第一》谓：“中风，二便数日不利，邪气内实者，以三化汤微利之。盖大黄、厚朴、枳实，小承气汤也。上焦满，治以厚朴；中焦满，破以枳实；下焦实，夺以大黄。用羌活者，不忘乎风也。服后二便微行，则三焦之气无所阻塞，而复其传化之职矣，故曰三化。此方惟实者可用，虚者勿妄与之。若实者不用，则又失乎通达之权，是当大寇而亡九伐之法矣，非安内之道也。”三化汤开以通腑治疗中风之先河，今王永炎制星蒌承气汤治中风病之痰热腑实证，即源于三化汤。此外，因时制宜用药是刘河间临证的一大特色，“以一岁为总，以六经为别，春夏加石膏、知母、黄芩；秋冬加桂、附、芍药，又于六经别药，随证细分加减”。

至宝丹载于《苏沈良方·卷五》：“出《灵苑》，本池州医郑感，庆历中，为予处此方，以屡效，遂编入《灵苑》。生乌犀、生玳瑁、琥珀、朱砂、雄黄各一两，牛黄一分，龙脑一分，麝香一分。上丸如皂角子大，人参汤下一丸，小儿量减。旧说主疾甚多，大体专疗心热血凝，心胆虚弱，喜惊多涎，眠中惊魇，小儿惊热，女子忧劳，血滞血厥，产后心虚怔忪尤效，血病生姜小便化下。”《灵苑方》为沈括所集（已佚）。《太平惠民和剂局方·卷一·治诸风》云：“至宝丹，疗卒中急风不语，中恶气绝，中诸物毒暗风，中热疫毒，阴阳二毒，山岚瘴气毒，蛊毒水毒，产后血晕，口鼻血出，恶血攻心，烦躁气喘，吐逆，难产闷乱，死胎不下。已上诸疾，并用童子小便一合，生姜自然汁三五滴，入于小便内温过，化下三丸至五丸，神效。又疗心肺积热，伏热呕吐，邪气攻心，大肠风秘，神魂恍惚，头目昏眩，睡眠不安，唇口干燥，伤寒狂语，并皆疗之。生乌犀屑（研）、朱砂（研飞）、雄黄（研飞）、生玳瑁屑（研）、琥珀（研）各一两，麝香（研）、龙脑（研）各一分，金箔（半入药半为衣）、银箔（研）各五十片，牛黄（研）半两，安息香一两半（为末，以无灰酒搅澄飞过，滤去沙土，约得净数一两，慢火熬成膏），上将生犀、玳瑁为细末，入余药研匀，将安息香膏重汤煮凝成后，入诸药中和搜成剂，盛不津器中，并旋丸如桐子大，用人参汤化下三丸至五丸。又疗小儿诸痫急惊心热，卒中客忤，不得眠睡，烦躁风涎搐搦。每二岁儿服二丸，人参汤化下。”功能开窍安神、清热解毒。加龙骨可重镇安神，南星擅治风痰。清代徐大椿《兰台规范·卷一·通治方》言引自《局方》：“治中恶气绝，中风不语，中诸物毒，热疫烦躁，气喘吐逆，难产闷乱，死胎不下。

以上并用童便一合，生姜自然汁三五滴，和温化下三丸至五丸，神效。又治心肺积热，呕吐，邪气攻心，大肠风秘，神魂恍惚，头目昏眩，口干不眠，伤寒狂语，并治之。生乌犀屑、生玳瑁屑、琥珀、朱砂（研飞）、雄黄（研细）各一两，龙脑、麝香（研）各一分，牛黄五钱（研），安息香一两半（为末，酒研飞净，一两，熬膏，用水安息尤妙），银箔、金箔各五十片（研细为末），上将生犀、玳瑁为细末，入余药研匀，将安息香膏重汤煮，凝成后入诸药中，和搜成剂，丸如桐子大，用人参汤化下三丸至五丸。又治小儿诸痫，急惊心热，卒中客忤，不得眠，烦躁，风涎搐搦。每二岁儿服二丸，人参汤下。《本事方》中，多人参、南星、天竺黄。”清代王子接（1648—?）《绛雪园古方选注·卷八》云：“至宝丹，治心脏神昏，从表透里之方也。犀角、牛黄、玳瑁、琥珀以有灵之品内通心窍；朱砂、雄黄、金银箔以重坠之药安镇心神。佐以龙脑、麝香、安息香搜剔幽隐诸窍。……热入心包络，舌绛神昏者，以此丹入寒凉汤药中用之，能祛阴起阳，立展神明，有非他药之可及。”清代吴鞠通（1758—1836）《温病条辨·卷一》云：“局方至宝丹方：犀角（镑）一两，朱砂（飞）一两，琥珀（研）一两，玳瑁（镑）一两，牛黄五钱，麝香五钱，以安息重汤炖化，和诸药为丸一百丸，蜡护。方论：此方荟萃各种灵异，皆能补心体，通心用，除邪秽，解热结，共成拨乱反正之功。大抵安宫牛黄丸最凉，紫雪次之，至宝又次之。主治略同，而各有所长，临用对证斟酌可也。”吴鞠通在论凉开三宝之安宫牛黄丸时指出“牛黄得日月之精，通心之神。犀角主治百毒，邪鬼瘴气。……梅片，木之香。雄黄，石之香。麝香，乃精血之香。……朱砂补心体，泻心用，合金箔坠痰而镇固”。

《名医类案》夹注认为先下后补，其实不然，但其认为中风弦数脉常见是对的。偏瘫侧的脉象多弦大。“刺十二经之井穴”

即大接经法，参见曹通甫妻萧氏中风案。对于中风外无六经之形证者，刘完素也指出了治法，“中风外无六经之形证，内无便溺之阻格，知血弱不能养筋，故手足不能运动，舌强不能言语，宜养血而筋自荣，大秦艽汤主之。秦艽三两，甘草二两，川芎二两，当归二两，白芍药一两，细辛半两，川羌活、防风、黄芩各一两，石膏二两，吴白芷一两，白术一两，生地黄一两，熟地黄一两，白茯苓一两，川独活二两。上一十六味剉，每服一两，水煎去滓，温服无时。如遇天阴，加生姜煎；如心下痞，每两加枳实一钱同煎”。《医学发明·卷九·中风有三》云：“中风，外无六经之形证，内无便溺之阻隔，知为血弱不能养于筋，故手足不能运化，舌强不能言，宜养血而筋自荣也，当以大秦艽汤主之。秦艽、石膏各二两，甘草、川芎、当归、羌活、独活、防风、黄芩、白芍药、吴白芷、白术、生地黄、熟地黄、白茯苓各一两，细辛半两。上锉，每服一两，水二盏，煎至一盏，去滓温服无时。”《医方考·第一卷·中风门第一》云：“中风，手足不能运动，舌强不能言语，风邪散见不拘一经者，此方主之。中风，虚邪也。许学士云：留而不去，其病则实。故用驱风养血之剂兼而治之。用秦艽为君者，以其主宰一身之风，石膏所以去胃中总司之火，羌活去太阳百节之风疼，防风为诸风药中之军卒。三阳数变之风邪，责之细辛。三阴内淫之风湿，责之苓、术。去厥阴经之风，则有川芎。去阳明经之风，则有白芷。风热干乎气，清以黄芩。风热干乎血，凉以生地。独活疗风湿在足少阴。甘草缓风邪上逆于肺。乃当归、芍药、熟地者，所以养血于疏风之后，一以济风药之燥，一使手得血而能握，足得血而能步也。”

罗天益治李仲宽中风

按察书史李仲宽，年逾五旬，至元己巳春患风症，半身不遂，四肢麻痹，言语謇涩，精神昏愦。一友处一法：用大黄半斤，黑豆三升，水一斗同煮，豆熟去大黄，新汲水淘净黑豆，每日服二三合，则风热自去。服之过半，又一友云：通圣散、四物汤、黄连解毒汤，相合服之，其效尤速。服月余，精神愈困，又增喑哑不能言，气冷手足寒。命予诊视，细询前由，尽得其说。诊之，六脉如蛛丝，谓之曰："夫病有表里虚实寒热不等，药有君臣佐使大小奇偶之制。君所服药，无考凭，故病愈甚，今为不救，君自取耳。"未几而死。

（录自《续名医类案·卷二·中风》）

己巳为1269年。按察书史李仲宽五十多岁了，春天罹患中风，半身不遂，四肢麻痹，言语謇涩，精神昏愦。他的一个朋友开了个药方，用大黄半斤，黑豆三升，水一斗同煮，黑豆熟了以后去掉大黄，再用新打的水把熟黑豆淘洗干净，每天服用二三合，这样风热就逐渐消失了。于是李仲宽采用了这个办法。当他服用了一多半的时候，另外一个朋友告诉他，把通圣散、四物汤、黄连解毒汤合在一起服用，疗效更快。李仲宽又按这个办法服药。一个多月后，他感到精神更加困倦，又出现了声音嘶哑，不能说话，出气寒凉，手脚发凉。遂请罗天益诊视。罗天益详细询问了整个过程，知道了事情的来龙去脉。李仲宽的脉象是六脉如蛛丝，罗天益对他说："疾病有表里虚实寒热多少的不同，药物有君臣佐使大小奇偶的配伍规矩。你所服用的药物，无凭无据，所以病情才越来越厉害。到现在已经是无法救治了，你是咎由自取啊！"没过多久，李仲宽就去世了。

本案原载于《卫生宝鉴·卷二·用药无据反为气贼》："北京按察书史李仲宽，年逾五旬，至元己巳春患风症，半身不遂，四肢麻痹，言语謇涩，精神昏愦。一友处一法：用大黄半斤，黑豆三升，水一斗同煮，豆熟去大黄，新汲水淘净黑豆，每日服二三合，则风热自去。服之过半，又一友云：通圣散、四物汤、黄连解毒汤，相合服之，其效尤速。服月余，精神愈困，遂还真定，归家养病，亲旧献方无数，不能悉录。又增瘖哑不能言，气冷手足寒。命予诊视，细询前由，尽得其说。予诊之，六脉如蛛丝细。予谓之曰：‘夫病有表里虚实寒热不等，药有君臣佐使大小奇偶之制。君所服药，无考凭，故病愈甚，今为不救，君自取耳。’未几而死。”

大黄熟用可活血祛瘀，黑豆入肾可滋补，补肾活血是治疗中风后遗症的一个思路。唐代孙思邈《备急千金要方·卷第三妇人方中·中风第三》所列三十方中，就有大豆紫汤、独活紫汤、大豆汤三方应用了大豆，参杜壬治郝质子妇产后病痉案。明代李时珍《本草纲目·谷部第二十四卷·谷之三·大豆》：“颖曰：陶华以黑豆入盐煮，常时食之，云能补肾。盖豆乃肾之谷，其形类肾，而又黑色通肾，引之以盐，所以妙也。时珍曰：按《养老书》云：李守愚每晨水吞黑豆二七枚，谓之五脏谷，到老不衰。夫豆有五色，各治五脏。惟黑豆属水性寒，为肾之谷，入肾功多，故能治水消胀下气，制风热而活血解毒，所谓同气相求也。”大黄是被《神农本草经》认为具有推陈致新作用的三药之一。《本草纲目·草部第十七卷·草之六·大黄》：“杲曰：推陈致新，如戡定祸乱，以致太平，所以有将军之号。……藏器曰：凡用有蒸、有生、有熟，不得一概用之。……元素曰：味苦气寒，气味俱厚，沉而降，阴也。用之须酒浸煨熟者，寒因热用。酒浸入太阳经；酒洗入阳明经，余经不用酒。……杲曰：大黄苦峻下走，用之于下必生用。若邪气在上，非酒不至，必用酒浸引上至高之分，驱热而下。如物在高巅，必射以取之也。若用生者，则遗至高之邪热，是以愈后或目赤，或喉痹，或头肿，或膈上热疾生也。”本案中又有防风通圣散、四物汤、黄连解毒汤合用则表里气血混杂，难有章法而成乱军之计。故邪气未去而正气已伤，罗天益叹而不治。反观当下，不信医而信俗盲从者比比皆是，平素失于摄生而病后欲求速效者比比皆是，故知科学素养的培育是何等重要且不易。

四物汤目前认为出自唐代蔺道人（约790—850）《仙授理伤续断秘方》："凡伤重，肠内有瘀血者用此，白芍药、当归、熟地黄、川芎各等分，每服三钱，水一盏半。"宋代《太平惠民和剂局方·卷之九·治妇人诸疾》："四物汤：调益荣卫，滋养气血。治冲任虚损，月水不调，脐腹㽲痛，崩中漏下，血瘕块硬，发歇疼痛，妊娠宿冷，将理失宜，胎动不安，血下不止，及产后乘虚，风寒内搏，恶露不下，结生瘕聚，少腹坚痛，时作寒热。当归（去芦，酒浸，炒）、川芎、白芍药、熟干地黄（酒洒，蒸）各等分。上为粗末，每服三钱，水一盏半，煎至八分，去渣，热服，空心，食前。若妊娠胎动不安，下血不止者，加艾十叶，阿胶一片，同煎如前法。或血脏虚冷，崩中去血过多，亦加胶、艾煎。"张秉成（生卒年不详）《成方便读·卷一·补养之剂》："四物汤：当归二钱（酒炒），生地黄三钱，白芍二钱，川芎一钱半，治一切营血虚滞，及妇人经水不调，偏于阴分不足者。夫人之所赖以生者，血与气耳。而医家之所以补偏救弊者，亦惟血与气耳。故一切补气诸方，皆从四君化出；一切补血诸方，又当从此四物而化也。补气者，当求之脾肺；补血者，当求之肝肾。地黄入肾，壮水补阴；白芍入肝，敛阴益血。二味为补血之正药。然血虚多滞，经脉隧道，不能滑利通畅。又恐地芍纯阴之性，无温养流动之机，故必加以当归、川芎，辛香温润，能养血而行血中之气者，以流动之。"张山雷（1872—1934）《沈氏妇科辑要笺正·卷下·第五十一节诸方》："四物汤：治一切血虚，及妇人经病。当归（酒洗）、生地黄、芍药（炒）各二钱，芎䓖一钱五分。四物出自《合剂局方》，实从《金匮》胶艾汤得来，即以原方去阿胶、艾叶、甘草三味。以地黄养阴，而以芍药收摄耗散之气，是为补血正义。特微嫌其偏于阴分，无阳和之气以燠煦之，则滞而不行，不能流动，乃以当归之辛温润泽者，吹嘘而助其运动，又以川芎升举之，使不专于下趋，而后心脾肝肾，交得其益。四物之所以专为补血者，其旨如是。若夫临证之时，随宜进退。病偏于阳者，宜减归、芎；病偏于阴者，宜减地、芍。”

罗天益治曹通甫妻萧氏中风

有曹通甫外郎妻萧氏，六旬有余，孤寒无依。春月忽患风疾，半身不遂，语言謇涩，精神昏愦，口眼㖞斜，与李仲宽证同。予刺十二经井穴，接其经络不通。又灸肩井、曲池，详病时月，处药服之，减半。予曰：“不须服药，病将自愈。”明年春，张子敬郎中家见行步如故。

（录自《续名医类案·卷二·中风》）

萧氏是衙门书吏通甫的妻子，六十多岁了，孤独贫困，无所依靠。春天的时候突然患了中风，半身不遂，说话不清，神志昏乱，口眼㖞斜，和李仲宽的表现一样。罗天益治疗时针刺了十二经井穴，即少商、商阳、厉兑、隐白、少冲、少泽、至阴、涌泉、中冲、关冲、足窍阴、大敦穴，接其经络不通。罗天益又艾灸肩井、曲池等穴位。同时考虑到发病的时节，又为患者开具了内服的中药。这样，患者的病好了一半。罗天益认为这时可以不用继续服药了，患者的病能够继续好转而痊愈。果然，第二年的春天，在郎中张子敬的家里再次见到萧氏的时候，她走路的情况和未患病之前是一样的了。

本案原载于《卫生宝鉴·卷二·用药无据反为气贼》，文字相同。《灵枢·九针十二原第一》谓“所出为井”，井穴在中医针灸学的标本根结理论中为根为本，是十二经脉经气交接之处。针刺十二经井穴即“大接经法”，用以通经接气，治疗阴阳气血逆乱不通之证。大接经法出自于张元素之子张璧（云岐子，生卒年不详）《学医新说》，保留在罗天益《卫生宝鉴·卷七·中风门》中，分为大接经从阳引阴治中风偏枯、大接经从阴引阳治中风偏枯。从本医案记录推测，萧氏所患应为脑出血，经过针刺、艾灸、内服中药等治疗，达到痊愈。发病时有意识障碍，病情不轻，推测丘脑出血可能性大，病变靠近中线结构。罗天益师从李东垣，学术思想当遵东垣学说，其结合时令所处之方可能为息风之剂。罗天益临证经验丰富，才能断言患者停服中药而其病仍可向愈。

罗天益在总结完曹通甫妻萧氏中风和李仲宽中风的医案后，感叹道：“夫人病全，得不乱服药之力。由此论李仲宽乱服药，终身不救；萧氏贫困，恬澹自如获安。《内经》曰：用药无据，反为气贼，圣人戒之。姚雪斋举许先生鲁斋之言：‘富贵人有二事，反不如贫贱人，有过恶不能匡救，有病不能医疗。’噫！其李氏之谓欤。”治疗应当遵从原则，不能乱服药，不遵从规律，必然要受到伤害。《素问·离合真邪论篇第二十七》云：“用针无义，反为气贼。”用针没有法则，邪气就会为害正气。所以医疗之事，不是有钱就一定能够获得良好结局的，必须服从规律。姚雪斋即姚枢（1201—1278），字公茂，号雪斋，又号敬斋，谥文献。许鲁斋即许衡（1209—1281），字仲平，谥文正。两人同为元初理学家，共同辅佐元世祖忽必烈，对汉、蒙文化融合和交流，起过积极作用。

罗天益治杨仲实头痛

罗谦甫治柏参谋，年踰六旬，春患头痛，昼夜不得休息。询其由，云：“近在燕京，初患头昏闷微痛，医作伤寒解之，汗后，其痛弥笃，再汗之，不堪其痛矣（虚），遂归。每过郡邑，必求治疗，医药大都相近。至今痛不能卧，且恶风寒，而不喜饮食。”罗诊之，六脉弦细而微，气短促，懒言语。《内经》云：“春气者，病在头。”年高气弱，清气不能上升头面，故昏闷尔。且此症本无表邪，汗之过多，则清阳之气，愈受亏损，不能上荣，亦不得外固，所以头痛楚而恶风寒，气短弱而憎饮食。以黄芪钱半，人参一钱，炙甘草七分，白术、陈皮、当归、白芍各五分，升麻、柴胡各三分，细辛、蔓荆子、川芎各二分，名之曰顺气和中汤。食后进之，一饮而病减，再饮而病却（定方君臣佐使之妙，可以类推）。

（录自《名医类案·卷六·首风》）

杨仲实六十一岁，1252 年二月罹患头痛，难以忍受，昼夜无法入睡。曹通甫请罗天益诊视。杨仲实诉说：“最近在北京，刚开始觉着头昏沉发闷，轻微头痛，医生认为是伤寒，发汗以后头痛程度加重，再次发汗就更头痛了。于是就回来，在路上请医生看，也是用同样的药。到目前痛得无法入睡，怕风怕冷，不想吃饭。”脉象弦细而微，气短懒言，是气虚的表现。《素问·金匮真言论篇第四》说：“春气者，病在头。”春天的气候为病，病多在头部。患者年龄大，正气虚，清气不能向上升于头面，所以头昏沉闷。这病原本没有表邪，因为发汗过多，使正气更虚，不能向上荣养头面，也不能在外固护卫表，所以苦于头痛且怕风怕冷，气短而没有食欲，应该用顺气和中汤来治疗。这个方子能补气升阳，头痛自然就好了。两剂痊愈。《素问·生气通天论篇第三》讲：“阳者，卫外而为固也。”阳气是保卫人体外部而坚固腠理的。现在年龄大正气虚，再加上发汗，体表的阳气更虚，所以用黄芪为君药，甘温补卫实表。人参甘温补气，当归辛温补血，白芍酸寒收敛，作为臣药。白术、陈皮、炙甘草苦甘温，生阳养胃，作为佐药。柴胡、升麻苦平，作为引经药引少阳阳明之气上升，疏通百脉，灌溉周身；川芎、蔓荆子、细辛辛温，质地轻浮，清利空窍，作为使药。

本案原载于《卫生宝鉴·卷九·气虚头痛治验》："杨参谋名德，字仲实，年六十一岁。壬子年二月间，患头痛不可忍，昼夜不得眠。郎中曹通甫邀予视之。其人云：'近在燕京，初患头昏闷微痛，医作伤寒解之，汗出后，痛转加，复汗解，病转加而头愈痛，遂归，每过郡邑，召医用药一同，到今痛甚不得安卧，恶风寒而不喜饮食。'诊其六脉弦细而微，气短而促，语言而懒。《内经》云：'春气者，病在头。'年高气弱，清气不能上升头面，故昏闷。此病本无表邪，因发汗过多，清阳之气愈亏损，不能上荣，亦不得外固，所以头苦痛而恶风寒，气短弱而不喜食，正宜用顺气和中汤。此药升阳而补气，头痛自愈。顺气和中汤：黄芪一钱半，人参一钱，甘草（炙）七分，白术、陈皮、当归、白芍各五分，升麻、柴胡各三分，细辛、蔓荆子、川芎各二分，上㕮咀，作一服，水二盏，煎至一盏，去渣温服，食后服之。一服减半，再服全愈。《内经》云：'阳气者，卫外而为固也。'今年高气弱，又加发汗，卫外之气愈损，故以黄芪甘温补卫实表为君。人参甘温、当归辛温，补血气。白芍酸寒，收卫气而为臣。白术、陈皮、炙甘草苦甘温，养胃气，生发阳气，上实皮毛，肥腠理，为佐。柴胡、升麻苦平，引少阳阳明之气上升，通百脉灌溉周身者也。川芎、蔓荆子、细辛辛温，体轻浮，清利空窍，为使也。"壬子为1252年。

金代张元素在《医学启源·卷上·主治心法》中论述"随证治病用药"时指出"头痛须用川芎，如不愈，各加引经药，太阳蔓荆，阳明白芷，少阳柴胡，太阴苍术，少阴细辛，厥阴吴茱萸。顶巅痛，用藁本，去川芎"。之后李东垣在《兰室秘藏·

卷中·头痛门》中论头痛“凡头痛皆以风药治之者，总其大体而言之也。高巅之上，惟风可到，故味之薄者，阴中之阳，乃自地升天者也。然亦有三阴三阳之异。故太阳头痛，恶风寒、脉浮紧，川芎、羌活、独活、麻黄之类为主。少阳经头痛，脉弦细、往来寒热，柴胡为主。阳明头痛，自汗、发热、不恶寒、脉浮缓长实者，升麻、葛根、石膏、白芷为主。太阴头痛，必有痰，体重或腹痛，为痰癖，其脉沉缓，苍术、半夏、南星为主。少阴经头痛，三阴三阳经不流行，而足寒气逆为寒厥，其脉沉细，麻黄附子细辛汤为主。厥阴头痛，项强，或吐痰沫、厥冷，其脉浮缓，吴茱萸汤主之。血虚头痛，当归、川芎为主。气虚头痛，人参、黄芪为主。气血俱虚头痛，调中益气汤少加川芎、蔓荆子、细辛，其效如神”。

在李东垣相关著作中，调中益气汤有三，其一见《脾胃论·卷中·脾胃虚弱随时为病随病制方》：“黄芪一钱，人参（去芦头，有嗽者去之）、甘草、苍术已上各五分，柴胡（一味为上气不足，胃气与脾气下溜，乃补上气，从阴引阳也）、橘皮（如腹中气不得运转，更加一分）、升麻已上各二分，木香一分或二分。”其二见《兰室秘藏·卷上·劳倦所伤论》，所载较之少木香，多黄檗（酒洗）二分，升麻、柴胡为三分。其三见罗天益编著的《东垣试效方·卷一·劳倦所伤论》，所载较之增五味子（七个）、当归（五分）、芍药（三分），人参、甘草用半钱，以白术易苍术。所论主治略同。罗天益此治所用之顺气和中汤有类于《东垣试效方》所载之调中益气汤，并依据《兰室秘藏》有所加减。

罗天益治魏敬甫之子惊痫

罗氏治一子四岁，一僧摩顶授记，众僧念咒，因而大恐，遂惊搐，痰涎壅塞，目多白睛，项背强急，喉中有声，一时许方醒。后每见衣皂之人辄发。多服朱、犀、龙、麝镇坠之药四旬余，前症犹在。又加行步动作，神思如痴。罗诊其脉，沉弦而急。《针经》曰："心脉满大，痫瘛筋挛。"又云："肝脉小急，痫瘛筋挛。"盖小儿血气未定，神气尚弱，因而惊恐神无所依，又动于肝，肝主筋，故病瘛筋挛病久气弱。小儿易于虚实，多服镇坠寒凉之剂，复损其气，故加动作如痴。《内经》云："暴挛痫眩，足不任身，取天柱穴是也。"天柱穴乃足太阳脉气所发，阳跷跗而行也。又云："癫痫瘛疭，不知所苦，两跷主之，男阳女阴。"洁古云："昼发治阳跷申脉穴，夜发治阴跷照海穴。"先灸两跷各二七壮，次处沉香天麻汤（沉香天麻汤：羌活、独活君，防风、天麻、当归、甘草臣，附子、川芎、益智、生姜、半夏佐，沉香使）。

（录自《名医类案·卷十二·惊搐》）

魏敬甫的孩子四岁时接受佛礼，害怕当时的场面，引发痫性发作（强直-阵挛发作），持续时间比较长。此后每当见到穿黑衣服的人，就会发作。吃了许多朱砂、犀角、龙骨、麝香之类的重镇安神药物，四十多天病情依然如此，又出现行为异常。请罗天益诊视，脉象是沉弦而急。《素问·大奇论篇第四十八》里说："心脉满大，痫瘛筋挛；肝脉小急，痫瘛筋挛。"心脉满而大，是体内热甚，会出现癫痫、手足搐搦、筋脉拘挛的现象。肝脉小而紧，是肝脏虚寒，也会出现癫痫、手足搐搦、筋脉拘挛的现象。这是小儿形体和精神均未发育成熟，受到惊吓，六神无所依附，肝藏魂主筋，所以出现痫性发作。患病时间长而正气不足的小儿，过服攻邪之药，正气更虚，所以又出现行为异常。《灵枢·寒热病第二十一》云："暴挛痫眩，足不任身，取天柱。"突然拘挛、癫痫或眩晕，足部支撑不住身体，取天柱穴。天柱穴是足太阳膀胱经的穴位，主治阳痫。男性阳跷脉女性阴跷脉也主治痫病。张元素说白天发作的取阳跷脉的申脉穴，夜间发作的取阴跷脉的照海穴。先在前述各穴灸十四壮。申脉穴在外踝下凹陷处，照海穴在内踝下凹陷处。接着服用沉香天麻汤，三剂而痊愈。《素问·举痛论篇第三十九》说：“恐则气下，……（恐则精却，）精却则上焦闭。”恐惧则气下陷……恐惧会使精气衰退，精气下衰就会使上焦不通。《灵枢·官能第七十三》说：“从下上者，引而去之。”如病邪从下向上发展，就引病邪向下而排除之。所以利用君药羌活、独活的苦温之性，味薄属阴中之阳，引气上行，又能入太阳经为引经药。臣药天麻、防风，辛温散邪，当归、甘草辛甘温，补益气血。黑附、川乌、益智大辛温，行阳退阴，又能治客寒伤胃。肾主五液，在脾为涎，所以用生姜、半夏燥湿化痰。北齐徐之才《药对》里的十剂包括重镇的药物可以镇静潜降治疗神气怯弱。使药沉香，性味辛温，质地沉重，可以安神。药物的四气五味相合，升阳补胃，自然可以治疗惊恐怯弱。

本案原载于《卫生宝鉴·卷九·惊痫治验》：“魏敬甫之子四岁，一长老摩顶授记，众僧念咒，因而大恐，遂惊搐，痰涎壅塞，目多白睛，项背强急，喉中有声，一时许方省。后每见衣皂之人辄发。多服朱、犀、龙、麝镇坠之药，四十余日，前证仍在，又添行步动作神思如痴。命予治之，诊其脉沉弦而急。《黄帝针经》云：‘心脉满大，痫瘛筋挛。’又曰：‘肝脉小急，痫瘛筋挛。’盖小儿血气未定，神气尚弱，因而惊恐，神无所依，又动于肝，肝主筋，故痫瘛筋挛。病久气弱小儿，易为虚实，多服镇坠寒凉之药，复损其气，故行步动作如痴。《内经》云：‘暴挛痫眩，足不任身，取天柱穴者是也。’天柱穴乃足太阳之脉所发，阳痫附而行也。又云：‘痫瘛筋挛，不知所苦，两跷主之，男阳女阴。’洁古老人云：‘昼发取阳跷申脉，夜发取阴跷照海。’先各灸二七壮。阳跷申脉穴，在外踝下容爪甲白肉际陷中，阴跷照海穴，在足内踝下陷中是也。次与沉香天麻汤，服三剂而痊愈。沉香天麻汤：沉香、川乌（炮，去皮）、益智各二钱，甘草一钱半（炙），姜屑一钱半，独活四钱，羌活五钱，天麻、黑附子（炮，去皮）、半夏（泡）、防风各三钱，当归一钱半，上十二味，㕮咀，每服五钱，水二盏，姜三片，煎一盏，温服，食前。忌生冷硬物，寒处坐卧。《素问·举痛论》云：‘恐则气下，精竭而上焦闭。’又曰：‘从下上者，引而去之。’以羌活、独活苦温，味之薄者，阴中之阳，引气上行，又入太阳之经为引用，故以为君。天麻、防风辛温以散之，当归、甘草辛甘温，以补气血不足，又养胃气，故以为臣。黑附、川乌、益智大辛温，行阳退阴，又治客寒伤胃。肾主五液，入脾为涎，以生姜、半夏燥湿化痰。《十剂》云：‘重可去怯。’以沉香辛温体重清气，去怯安神，故以为使。气味相合，升阳补胃，恐怯之气，自得而平矣。”

小儿神气怯弱，大恐而使神不守舍，痰涎阻窍而惊搐成痫。而其稚阳又屡受寒凉重坠之品而折损，故行步动作，神思如痴。外灸天柱、申脉、照海，可调补阴阳之气，柔筋缓急。《素问·生气通天论篇第三》云：“阳气者，精则养神，柔则养筋。”阳气养神则精，养筋则柔，神得阳气温养则可正常发挥功能，筋得阳气温养则弛张自如。内服药物时，一方面选用体重气清之品；另一方面还需配伍燥湿化痰、补气养胃等辛散温补之品以升阳补胃。

天柱，首见于《灵枢·本输第二》：“次脉足太阳也，名曰天柱，七。”《灵枢·寒热病第二十一》亦云：“次脉，足太阳也，名曰天柱。”在颈项部从前正中线向左右两侧，次于第六行位于第七行的是属于足太阳膀胱经的天柱穴。《灵枢·根结第五》云：“足太阳根于至阴，溜于京骨，注于昆仑，入于天柱、飞扬也。”足太阳膀胱经起于井穴至阴，流于原穴京骨，注于经穴昆仑，上入于项部天柱，下入于足部的络穴飞扬。《针灸甲乙经·卷十二·小儿杂病第十一》云：“小儿惊痫，本神及前顶、囟会、天柱主之。”《针灸甲乙经·卷三·头自发际中央傍行凡五穴第六》云：“天柱，在侠项后发际，大筋外廉陷者中，足太阳脉气所发，刺入二分，留六呼，灸三壮。”《灵枢·厥病第二十四》云：“厥头痛，项先痛，腰脊为应，先取天柱，后取足太阳。”

申脉，见于《针灸甲乙经·卷三·足太阳及股并阳跷六穴凡三十六穴第三十五》：“申脉，阳跷所生也，在足外踝下陷者中，容爪甲，刺入三分，留六呼，灸三壮。”清代岳含珍（1602—1693）《经穴解》：“太阳标为巨阳，本为寒水，故曰在上则为阳，在下则为水。水之长生在申，故此穴在足踝之下，以申脉名之，言其水所生之源也。”

照海，见于《针灸甲乙经·卷三·足少阴及股并阴跷四穴阴维二穴凡二十穴第三十二》：“照海，阴跷脉所生，在足内踝下，刺入四分，留六呼，灸三壮。”清代程知（生卒年不详）《医经理解·穴名解》：“其地如海之大，穴如火之熠于海也。”今人张灿玾等校注云：“按本穴既属于肾足少阴脉，又为阴跷脉所生，脉气盛大如海，此前有足少阴荥穴然谷之相照，故名照海。”

罗天益治张仲谦麻木

罗谦甫治中书左丞相张仲谦，年三十余，正月，在大都患风证，半身麻木。一医欲汗之，罗曰：“治风当通因通用，法当汗。但此地此时，虽交春令，寒气犹存，汗之则虚其表，必有恶风寒之证。”张欲速瘥，遂汗之，觉体轻快而喜。数日复作，谓罗曰："果如君言，官事烦剧，不敢出门，如之何？"罗曰："仲景云：'大法夏宜汗，阳气在外故也。'今时阳气尚弱，初出于地，汗之则使气亟夺，卫气失守，不能肥实腠理，表上无阳，见风必大恶矣。《内经》曰：'阳气者，卫外而为固也。'又云：'阳气者，若天与日，失其所则折寿而不彰。'当汗之时，犹有过汗之戒，况不当汗而汗者乎！"遂以黄芪建中汤加白术服之，滋养脾胃，生发荣卫之气。又以温粉扑其皮肤。待春温气盛，表气渐实，即愈矣。《内经》曰："化不可伐，时不可违。"此之谓也。

（录自《名医类案·卷五·麻木》）

张仲谦是中书省的左丞相，五十二岁。春天一月时，在北京患中风，半身麻木。一位医生计划用发汗的办法，但是不能下决心，请罗天益拿主意。罗天益认为"治疗外风应该用汗法。但是就目前的时令和地方来看，虽然已到春天，但是寒气还没有完全消退，发汗的话会使卫表虚弱，一定要出现怕风怕冷的表现"。张仲谦想赶快痊愈，就采用了发汗的办法，感觉身体轻快。过了几天，再次请罗天益诊视，说："果然就像你说的怕风怕冷。但是需要处理的事情太多，我却不敢出门，这怎么办呢？"罗天益说："张仲景说治疗原则之所以是夏天适宜发汗，是因为阳气在外的原因。现在这个时候，阳气刚升发出地面，还很弱小，发汗就会损伤它，卫气不能固守肌表，所以会怕风。《素问·生气通天论篇第三》讲：'阳者，卫外而为固也。'阳气是保卫人体外部而坚固腠理的。'阳气者，若天与日，失其所则折寿而不彰。'人体有阳气，像天有太阳一样。太阳失去正常运动，万物就不能生存；人体的阳气失其运行，就会折寿而不能生长壮大。应该发汗的时候尚且有不要过度汗出的告诫，何况不应该发汗的时候却发汗了呢！"于是服用黄芪建中汤加白术，补益脾胃来生发荣卫之气。又用温粉扑皮肤止汗。等到春天天气转暖，卫表之气逐渐充实，病可痊愈。《素问·五常政大论篇第七十》所说的“化不可伐，时不可违”，是指天地对万物的生化，人是不能代替的，四时的气候节序，人是不可违反的，讲的就是这个道理。

本案原载于《卫生宝鉴·卷二十三·时不可违》：“中书左丞相张仲谦，年五十二岁。至元戊辰春正月，在大都患风证，半身麻木。一医欲汗之，未决可否，命予决之。予曰：‘治风当通因通用，汗之可也。然此地此时，虽交春令，寒气独存，汗之则虚其表，必有恶风寒之证。’仲谦欲速瘥，遂汗之，身体轻快。后数日，再来邀予视之，曰：‘果如君言，官事繁剧，不敢出门，当如之何?’予曰：‘仲景云大法夏宜汗，阳气在外故也。今时阳气尚弱，初出于地，汗之则使气亟夺，卫气失守，不能肥实腠理，表上无阳，见风必大恶矣。《内经》曰阳气者，卫外而为固也。又云阳气者，若天与日，失其所则折寿而不彰。当汗之时，犹有过汗之戒，况不当汗而汗者乎！’遂以黄芪建中汤加白术服之，滋养脾胃，生发荣卫之气。又以温粉扑其皮肤。待春气盛，表气渐实，即愈矣。《内经》曰‘心不可伐，时不可违。’此之谓也。”《名医类案》所引年龄有误，《卫生宝鉴》中引《内经》原文有误。戊辰为1268年。

麻木之理，当为不荣与不通两端。不通之麻木，宜以测邪气之寒热痰瘀而治之；不荣之麻木，则应以补益气血为主。张仲谦之麻木为汗出伤阳，肌表营卫之气不能濡养而致。治疗则取中焦脾胃，以益营卫生化来源而补之，而仍需顺应天时方可痊愈。黄芪建中汤出自《金匮要略·血痹虚劳病脉证并治第六》：“虚劳里急，诸不足，黄芪建中汤主之。”原注：“于小建中汤内加黄芪一两半。余依上法。”虚劳病，见腹中拘急，气血阴阳都不足的，黄芪建中汤可以主治。小建中汤是在桂枝汤基础上倍用芍药加饴糖而成的，“桂枝三两（去皮），甘草三两（炙），大枣十二枚，芍药六两，生姜二两，胶饴一升，上六味，以水七升，煮取三升，去滓，内胶饴，更上微火消解，温服一升，日三服”，辛甘化阳，酸甘化阴，调和调补阴阳，用于“虚劳里急，悸，衄，腹中痛，梦失精，四肢痠疼，手足烦热，咽干口燥”。《灵枢·终始第九》云：“阴阳俱不足，补阳则阴竭，泻阴则阳脱，如是者，可将以甘药，不可饮以至剂。”对于阴阳两虚的病证，单纯补阳会使阴气衰竭，单纯泻阴会使阳气亡脱，像这样的病证，只可以用缓剂补养，而不能用峻猛的补益药。清代尤怡《金匮要略心典》：“求阴阳之和者，必于中气。求中气之立者，必以建中也。”罗天益加白术，意仍在益气健脾，通过健运脾胃来达到化源营卫之用。

罗天益治丑斯兀阑发狂

罗谦甫治丑斯兀阑病五七日。发狂乱，弃衣而走，呼叫不避亲疏，手执潼乳与人饮之。时人皆言风魔了，巫祷不愈而增剧。罗诊之，脉得六至，数日不更衣，渴饮潼乳。罗曰：“北地高寒，腠理致密，少有病伤寒者，然北地比夏初时，乍寒乍热，因此触冒寒邪，失于解利，因转属阳明证，胃实谵语，又食羊肉以助其热，两热相合，是谓重阳，狂阳胜宜下。”急以大承气汤一两半，加黄连二钱，水煎服之。是夜，下利数行，燥屎二十余块，得汗而解。翌日，再往视之，身凉脉静。众皆喜曰：“罗谦甫医可风魔的也。”由此见伤寒非杂病之比，六经不同，传变亦异。诊之而疑，不知病源，互相侮嫉，吁！嗜利贪名而耻于学问（今时医通病），误人之生，岂浅鲜哉！（外感伤寒）

（录自《名医类案·卷八·颠狂心疾》）

四月初，罗天益随宫帐行进到界河里驻扎。丑斯兀闽患病数日，神志狂乱，行为异常。人们都说他中了风魔，请巫师作法后非但没有治愈反而更厉害了。蒙古宪宗蒙哥（1209—1259）知道后下令请罗天益诊视。丑斯兀闽数日未解大便而脉数，口渴而时饮湩乳。罗天益认为北方属高寒地带，人们普遍皮肤致密，很少有患伤寒病的，但是目前的气候是时冷时热，所以感受了寒邪，没有及时外解，从而演化成了阳明证，胃肠实热壅滞而胡言乱语，再加上食物是羊肉，助火生热。两方面的热邪合在一起就是经常所说的“重阳则狂”。阳热内盛的应该通下，所以紧急给予大承气汤一两半，加黄连二钱增泻热之力，用水煎好喝了。当天夜里排出燥屎二十多块，汗出后就好了。第二天，再诊时，脉静身凉无异常。大家都很高兴，说罗天益能够治疗风魔病。从此罗天益声名鹊起，更受任用。罗天益感叹道：伤寒病和杂病是不同的，六经表现不同，病情变化也不同，如果医生诊断不清而猜疑嫉妒，喜好名利而不深研学问，误治损伤人的生命，这样的事难道还少吗？

本案原载于《卫生宝鉴·卷六·发狂辨》：“甲寅岁四月初，予随斡耳朵行至界河里住。丑斯兀闽病五七日，发狂乱，弃衣而走，呼叫不避亲疏，手执湩乳，与人饮之。时人皆言风魔了，巫师祷之不愈而反剧。上闻，命予治之。脉得六至，数日不得大便，渴饮湩乳。予思之，北地高寒，腠理致密，少有病伤寒者。然北地此时乍寒乍热，因此触冒寒邪，失于解利，因转属阳明证，胃实谵语。又食羊肉以助其热，两热相合，是谓重阳则狂。阳胜宜下，急以大承气汤一两半，加黄连二钱，水煎服之。是夜下利数行燥屎二十余块，得汗而解。翌日，再往视之，身凉脉静。众人皆喜，曰：‘罗谦甫医可风魔的也。’由此见用。伤寒非杂病之比，六经不同，传变各异，诊之而疑，不知病源，立相侮嫉。呜呼！嗜利贪名，耻于学问，此病何日而愈耶。”甲寅为

1254年，时为蒙古宪宗主政。斡耳朵为宫帐。《说文解字·卷十一·水部》云："湩，乳汁也。从水重声。"湩乳可能就是马、牛、羊等牲畜之乳汁。另说认为湩乳即潼乳，为马奶酒之类的饮品。金代李东垣在《医学发明·脚气论》中说："北方之人，常食湩乳，又饮之无节，且湩如之为物，其形质则水也，酒醴亦然。"明代李时珍在《本草纲目兽部·第五十卷·马》中说"汉时以马乳造为酒，置挏马之官，谓挏撞而成也。挏音同。"查《辞海》云："挏，推引，用力拌动。"《汉书·卷二十二·礼乐志》云："师学百四十二人，其七十二人给大官挏马酒。"注云："李奇曰：以马乳为酒，撞挏乃成也。（颜）师古曰：挏音动，马酪味如酒，而饮之亦可醉，故呼马酒也。"挏通潼，潼与湩形近而讹。应从后说。

《素问·至真要大论篇第七十四》云："诸躁狂越，皆属于火。"各种躁动不安，发狂而行为失常的，都属于火邪为患。《素问·宣明五气论篇第二十三》云："邪入于阳则狂。"病邪入于阳分，就会引发狂病。《难经·二十难》云："重阳者狂。"原义是指脉象寸部和尺部都是阳脉的会发狂，这里是指多种阳热性因素促使火乱神明而发狂。体质壮实而外感寒邪，化热入里而内结阳明，形成阳明热结之实证，故以大承气汤下之，加黄连清之而愈。

罗天益治史太尉口僻

元罗谦甫治太尉忠武史公，年近七十，于至元戊辰十月初，侍国师于圣安寺。丈室中，煤炭火一炉，在左侧边，遂觉面热，左颊微有汗，师及左右诸人皆出，因左颊疏缓，被风寒客之，右颊急，口喎于右，脉得浮紧，按之洪缓。罗举医学提举忽君吉甫，专科针灸。先于左颊上灸地仓穴一七壮，次灸颊车穴二七壮，后于右颊上热手熨之，议以升麻汤加防风、秦艽、白芷、桂枝，发散风寒，数服而愈。或曰：“世医多治以续命等汤，今用升麻汤加四味，其理安在?”曰：“足阳明经，起于鼻交頞中，循鼻外，入上齿中，手阳明经，亦贯于下齿中，况两颊皆属阳明，升麻汤，乃阳明经药，香白芷又行手阳明之经，秦艽治口噤，防风散风邪，桂枝实表而固荣卫，使邪不能伤，此其理也。夫病有标本经络之别，药有气味厚薄之殊，察病之源，用药之宜，其效如桴鼓之应。不明经络所过，不知药性所主，徒执一方，不惟无益，而反害之者多矣，学者宜深思之。”

（录自《名医类案·卷一·中风》）

戊辰为1268年。史太尉六十八岁，十月初陪同国师八思巴（1235—1280）在圣安寺。丈室内有火炉，史太尉的左侧面部受热而稍微出了点汗，在跟随国师等人出门后，就发生了面神经麻痹。左侧面部肌肉瘫痪，嘴偏向了右侧，这是因为左面颊受热而腠理疏松，外受风寒之邪，脉象浮紧，按之洪缓。罗谦甫请擅长针灸的忽吉甫艾灸左侧地仓七壮、颊车十四壮，之后热熨右颊，内服药物采用升麻汤加防风、秦艽、白芷、桂枝，用以发散风寒，几剂就痊愈了。有人就会问：“历来医生治疗这种情况大多会采用小续命汤等汤方，而你用升麻汤加这四味药，是什么道理呢?”罗天益解释说：“足阳明胃经和手阳明大肠经都循行在面颊，面颊属于阳明，升麻汤里都是阳明经药，白芷归经入手阳明经，秦艽可治口噤，防风疏散风邪，桂枝固护肌表，调和荣卫之气，使邪气不能损伤正气，这就是道理所在。疾病有标本经络的区别，药有气味厚薄的不同，探察疾病产生的源头，选用合适的药物，效果就像用鼓槌打鼓鼓就响一样。如果不明白经络循行，不知道药物的性质和主治，只凭一张方子来治病，不只是没有益处，反而会贻害许多人，学习医学的人应该深入思考。”

本案原载于《卫生宝鉴·卷八·风中血脉治验》：“太尉忠武史公，年六十八岁。于至元戊辰十月初，侍国师于圣安寺丈室中。煤炭火一炉在左侧边，遂觉面热，左颊微有汗。师及左右诸人皆出。因左颊疏缓，被风寒客之。右颊急，口㖞于右，脉得浮紧，按之洪缓。予举医学提举忽君吉甫专科针灸，先于左颊上灸地仓穴一七壮，次灸颊车穴二七壮，后于右颊上热手熨之。议以升麻汤加防风、秦艽、白芷、桂枝，发散风寒。数服而愈。或曰：‘世医多以续命汤等药治之，今君用升麻汤加四味，其理安在？’对曰：‘足阳明经起于鼻，交頞中，循鼻外，入上齿中，手阳明经亦贯于下齿中，况两颊皆属阳明。升麻汤乃阳明经药，香白芷又行手阳明之经，秦艽治口噤，防风散风邪，桂枝实表而固荣卫，使邪不能再伤，此其理也。夫病有标本经络之别，药有气味厚薄之殊，察病之源，用药之宜，其效如桴鼓之应。不明经络所过，不知药性所在，徒执一方，不惟无益，而又害之者多矣。学人宜精思之。”医学提举是主管医学教育的官员，元代在1272年方设立医学提举司，故忽吉甫可能是在后来担任过这一职务。忽泰必烈（生卒年不详），名公泰，字吉甫，大都人，著有《金兰循经取穴图解》。桴鼓相应出自东汉班固（32—92）《汉书·卷七十五·眭两夏侯京翼李传第四十五》：“顺之以善政，则和气可立致，犹枹鼓之相应也。”唐代颜师古（581—645）注曰：“枹，击鼓之椎也。”枹同桴，后用桴鼓相应来形容疗效快而好。

《卫生宝鉴》在本案后附列了秦艽升麻汤，“治中风手足阳明经口眼㖞斜，恶风恶寒，四肢拘急。升麻、葛根、甘草（炙）、芍药、人参各半两，秦艽、白芷、防风、桂枝各三钱。上㕮咀，每服一两，水二盏，连鬚葱白三茎，长二寸，约至一盏，去滓，稍热服，食后服药毕，避风寒处卧，得微汗出则止”。罗天益认为口眼㖞斜之口癖是风中血脉所致，属于手足阳明经之病。参考药物归经使用药物加强了治疗的针对性。药物归经理论是易水学派的张元素提出来的，罗天益师从李东垣，是张元素的再传弟子。再参之罗天益所治面热面汗案，可认为其所言升麻汤为升麻葛根汤，出自于宋代阎孝忠（生卒年不详）《阎氏小儿方论·药方》：“升麻葛根汤，治伤寒、温疫、风热，壮热、头痛、肢体痛，疮疹已发、未发，并宜服之。干葛（细锉）、升麻、芍药、甘草（锉，炙）各等分。上同为粗末。每服四钱，水一盏半，煎至一盏，量大小与之，温服，无时。”后载入《太平惠民和剂局方·卷之二·治伤寒》：“治大人、小儿时气温疫，头痛发热，肢体烦疼，及疮疹已发及未发，疑二之间，并宜服之。升麻、白芍药、甘草（炙）各十两，葛根十五两。上为粗末，每服三钱，用水一盏半，煎取一中盏，去滓稍热服，不计时候，日二三服，以病气去，身清凉为度。小儿量力服之。”

罗天益治杨郎中妻面热

（附：罗天益治一僧面寒）

罗谦甫治杨郎中之内，年五十余，体肥盛，春患头目昏闷，面赤热多，服清上药不效。罗诊其脉，洪大而有力。《内经》云：“面热者，足阳明（胃）病。”《脉经》云：“阳明经气盛有余，则身以前皆热。”况其人素膏粱，积热于胃，阳明多血多气，本实则风热上行，诸阳皆会于头，故面热之病生矣。先以调胃承气汤七钱，黄连二钱，犀角一钱，疏利三两行，彻其本热。次以升麻加黄连汤，去经络中风热上行，则标本之病俱退矣。方以升麻、葛根各一钱，白芷七分，甘草（炙）、白芍各五分，连、芩酒制各四分，川芎、生犀末各三分，荆芥穗、薄荷叶各二分，上㕮咀，水半盏，先浸川芎、荆芥穗、薄荷作一服，水二盏半，煎至一盏半，入先浸三味同煎（煎法可法）至一盏，食后温服，日三服。忌湿面、五辛之物。

（录自《名医类案·卷七·面病》）

杨郎中的妻子五十一岁，身体肥胖，春季患头目昏沉，有发闷感，脸上发红发热，服药清上部热邪的药无效。请罗天益诊视，脉洪大而有力。《灵枢·邪气脏腑病形第四》说："面热者，足阳明病。"面部发热就是足阳明经有了病变。《灵枢·经脉第十》说："气盛则身以前皆热。"足阳明胃经气盛的实证，身前胸腹部发热。更何况患者平素饮食肥甘厚味，胃有积热，阳明经是多气多血之经，头面部是人体阳气汇聚的地方，邪热上行就出现面部发热。先服用调胃承气汤七钱，加黄连二钱、犀角一钱，疏通肠腑，使热下行。接着服用升麻加黄连汤，用来去除经络当中的风热，这样连标带本的邪气就都去除了，几剂而愈。

本案原载于《卫生宝鉴·卷九·面热治法并方》："杨郎中之内，五十一岁，身体肥盛。己酉春，患头目昏闷，面赤热多，服清上药不效，请予治之。诊其脉，洪大而有力。《内经》云：'面热者，足阳明病。'《脉经》云：'阳明经气盛有余，则身已前皆热。'况其人素膏粱，积热于胃，阳明多血多气，本实则风热上行，诸阳皆会于头，故面热之病生矣。先以调胃承气汤七钱，黄连二钱，犀角一钱，疏利三两行，彻其本热。次以升麻加黄连汤，去经络中风热上行，如此则标本之病邪俱退矣。升麻加黄连汤：升麻、葛根各一钱，白芷、黄连各七分，甘草（炙）、草豆蔻仁、人参各五分，黑附（炮）七分，益智三分，上九味，㕮咀，作一服，水三盏，连须葱白同煎至一盏，去渣，温服，数服良愈。"后《普济方·卷五十二·面门》等亦有转引。己酉为1249年。

在《名医类案·卷七·面病》中还引用了罗天益治疗的另外一例面寒的病案，"真定府维摩院僧，年六十余，体瘠弱。初冬，病头面不耐寒，气弱不敢当风行，诸法不效。罗诊其脉，弦细而微，且年高，常食素茶果而已。此阳明之经本虚。《脉经》云：气不足，则身已前皆寒栗，又加诵经文损气，由此胃气虚，经络之气亦虚，不能上达头面，故大恶风寒。先以附子理中丸数服，而温其中气，次以升麻汤加附子，行其经络，方以升麻、葛根各一钱，白芷、黄芪各七分，甘草（炙）、草豆蔻仁、人参各五分，黑附炮七分，益智三分，作一服，连须葱白同煎，数服良愈。”同年十月，正定维摩院身体瘦弱的六十一岁老尼患病，头面部怕冷，腠理虚怕风吹，各种治疗均无效。罗天益诊视，脉象弦细而微。患者年龄大，平素是素食，胃经经气不足，《灵枢·经脉第十》说：“气不足，则身已前皆寒栗。”足阳明胃经气不足的虚证，身前胸腹部都感觉寒冷。再加上诵读经书损耗正气，所以胃气不足。经腑之气都不足，不能向上荣养头面，所以怕风怕冷。先服用附子理中丸温养胃气，接着服用升麻汤加附子行其经络，数剂而愈。

罗天益在《卫生宝鉴·卷九·升麻汤辨》中对升麻汤治疗面热面寒的经验做了详细说明，“或曰：升麻汤加黄连治面热，加附子治面寒，有何根据？答曰：出自仲景。云岐子注仲景《伤寒论》中辨葛根汤云：尺寸脉俱长者，阳明经受病也，当二三日发。以其脉夹鼻络目，故身热、目疼、鼻干、不得卧，此阳明经受病也。始于鼻交额中，从头至足，行身之前，为表之里。阳明经标热本实，从标脉浮而长，从本脉沉而实。阳明为病，主蒸蒸而热，不恶寒，身热为标。阳明本实者，胃中燥，鼻干目疼，为肌肉之本病，兀兀而热。阳明禁不可发汗，在本者不禁下，发之则变黄证。太阳主表，荣卫是也。荣卫之下，肌肉属阳明。二阳并病，葛根汤主之。卫者桂枝，荣者麻黄，荣卫之中，桂枝麻黄各半汤。荣卫之下肌肉之分者，葛根汤主之，又名解肌汤。故阳明为肌肉之本，非专于发汗止汗之治。桂枝麻黄两方互并为一方，加葛根者，便作葛根汤。故荣卫，肌肉之次也。桂枝、芍药、甘草、生姜、大枣止汗，麻黄、桂枝、甘草、生姜发汗。葛根味薄，独加一味，非发汗止汗，从葛根以解肌，故名葛根汤。钱仲阳制升麻汤，治伤寒温疫风热壮热，头痛体痛，疮疹已发未发，用葛根为君，升麻为佐，甘草、芍药安其中气。朱奉议《活人书》将升麻汤列为阳明经解。若予诊杨氏妇阳明标本俱实，先攻其里，后泻经络中风热，故升麻汤加黄连，以寒治热也；尼长老阳明标本俱虚寒，先实其里，次行经络，升麻汤加附子，以热治寒也。仲景群方之祖，信哉！”罗天益认为升麻汤出自钱乙，是因为《阎氏小儿方论》是附录在《小儿药证直诀》之后的。综上，升麻葛根汤是阳明经专药，有引经之用，调理阳明经气，加黄连清热则治阳明经之热证，加附子温寒则治阳明经之寒证。朱奉议指朱肱，曾著《伤寒类证活人书》。

朱丹溪治一妇左瘫

（附：朱丹溪治中风诸案）

一妇，年六十余，手足左瘫，不言而健有痰。以防风、荆芥、羌活、南星、没药、乳香、木通、茯苓、厚朴、桔梗、甘草、麻黄、全蝎、红花为末，酒下，未效。时春，脉伏而微，又以淡盐汤韭汁，每早一碗吐之。至五日，仍以白术、甘草、陈皮、茯苓、厚朴、菖蒲，日进二服（吐后必用清补二剂，亦是一法）。又以川芎、山栀、豆豉、瓜蒂、绿豆粉、韭汁、盐汤，吐甚快，后以四君子汤服之。又以川归、酒芩、红花、木通、厚朴、鼠粘子、苍术、南星、牛膝、茯苓为末，酒糊丸，服十日后，微汗（仍以汗解），手足微动而言（作实痰治）。

（录自《名医类案·卷一·中风》）

一位六十多岁的妇女，左侧偏瘫，不能说话，痰也非常多。朱丹溪先以外风痰瘀论治，以麻黄、防风、荆芥、羌活散其风，以南星、茯苓、厚朴、桔梗消其痰，以没药、乳香、全蝎、红花动其瘀，酒性善行以助药力，但服后未能起效。当时是春天，其脉象是伏而微的，与天气不符，朱丹溪考虑为痰伏在里，正气亦不足，当先祛邪，后扶正。于是每天早上服用淡盐汤韭汁，来涌吐痰涎。五天后再服用清补之剂固护胃气，使之耐吐。然后再用涌吐之剂，再服四君子汤来健脾益气，固护中焦。后仍以理气化痰、活血通经治疗，手足就能够略微活动，也能说话了。

朱丹溪，名震亨，字彦修，元代婺州义乌（今浙江义乌市）人，居赤岸村，因傍丹溪，故后人尊称其为“丹溪翁”，著有《格致余论》《局方发挥》《本草衍义补遗》《金匮钩玄》等。其门人编著有《丹溪心法》《丹溪先生治法心要》《脉因证治》等。朱丹溪集诸氏之大成，指出中风的发生是将息失宜，痰瘀热风综合为患，强调了痰、瘀、热、风在发病中的重要性，而本虚的因素主要是血虚和气虚。治疗上重视痰瘀的处理，区分初证及初证既定后的不同，区分左瘫右痪的不同，灵活运用汗吐下和诸法。《丹溪心法·卷一·中风一》云：“中风大率主血虚有痰，治痰为先，次养血行血。或属虚，挟火与湿，又须分气虚血虚。半身不遂大率多痰，在左属死血少血，在右属痰有热，并气虚。左以四物汤加桃仁、红花、竹沥、姜汁；右以二陈汤、四君子等汤加竹沥、姜汁。痰壅盛者、口眼㖞斜者、不能言者，皆当用吐法，一吐不已再吐。……治风之法，初得之即当顺气，及日久即当活血。……初证既定，宜以大药养之，当顺时令而调阴阳，安脏腑而和营卫，少有不愈者也。……初证已定，别无他变，以大药和治之。”《局方发挥》也指出了当时治疗中风的时弊，“新旧所录治风之方凡十道，且即至宝丹、灵宝丹论之，曰治中风不语，治中风语涩。夫不语与语涩，其可一例看乎？有失音不语，有舌强不语，有神昏不语，有口噤不语；有舌纵语涩，有舌麻语涩。……小续命汤比《要略》少当归、石膏，多附子、防风、防己，果与仲景意合否也？仲景谓汗出则止药，《局方》则曰久服差，又曰久病风、阴晦时更宜与，又曰治诸风，似皆非仲景意。然麻黄、防己可久服乎？诸风可通治乎？”

本案原载于《丹溪心法·卷一·中风一》，案中“健有痰”原为“健啖”，即胃口很好。联系其后的治疗，以“健啖”为是，因胃气壮足，故可耐受涌吐之剂连攻五天。案中妇左瘫，故认为是痰瘀为患，其治基本上遵循了上述思路。四君子汤出自《太平惠民和剂局方·卷之四·治痰饮》：“治荣卫气虚，脏腑怯弱，心腹胀满，全不思食，肠鸣泄泻，呕哕吐逆，大宜服之。人参（去芦）、甘草（炙）、茯苓（去皮）、白术各等分。右为细末，每服二钱，水一盏，煎至七分，通口服，不拘时，入盐少许，白汤点亦得。当服温和脾胃，进益饮食，辟寒邪瘴雾气。”《医方集解·补养之剂》云：“此手足太阴、足阳明药也。人参甘温，大补元气为君。白术苦温，燥脾补气为臣。茯苓甘淡，渗湿泻热为佐。甘草甘平，和中益土为使也。气足脾运，饮食倍进，则余脏受荫，而色泽身强矣。……以其皆中和之品，故曰君子也。”《续名医类案·卷十三·瘫痪》记载了另一例肥人中风：“朱丹溪治一肥人，忧思气郁，右手瘫，口喎，与补中益气汤。有痰加半夏、竹沥、姜汁，煎服。”案中为右瘫，故补气化痰。

《名医类案·卷一·中风》中还记录了朱丹溪的多例中风病案，“胡清年，三十六岁，平日好饮酒大醉，一时晕倒，手足俱麻痹，用黄芪一两、天麻五钱、甘蔗汁半盏。时付三患中风，双眼合闭，晕倒不知人，子也不识，四君子汤加竹沥、姜汁二合，愈。……何澄患中风，四肢不知痛痒，麻木乃气虚，大剂四君子汤加天麻、麦冬八分，黄芪、当归身（虚）。……徐浦三好色，妾四人有色，患中风，四肢麻木无力，半身不遂，四物汤（治风先治血，血生风自灭）加天麻、苦参、黄柏、知母、麦冬、人参、白术、黄芪、僵蚕、全蝎、地龙而愈。……陶文三年五十六岁，患中风，身如刺疼，四物汤加防风、荆芥、蝉蜕、麦冬、蔓荆子（血虚协湿）。王从一，年四十二岁，十指尽麻木，并面麻，乃气虚症，补中益气汤加木香、附子各五分，愈，又加麦冬、羌活、防风、乌药，服之痊愈（一则一身如刺疼，一则十指尽麻、面麻，又如此用药）。……宗京舍，年二十九岁，患中风，四肢麻木，双足难行，二陈汤加当归、人参、麦冬、黄柏、杜仲、牛膝、白术（虚）”。这七例原载于《丹溪先生治法心要·卷八·医案拾遗第二十五》：“一人年三十六，平日好饮酒大醉，一时晕倒，手足俱麻痹，用黄芪一两，天麻五钱，水煎，加甘蔗汁半盏服。一人患中风，双眼合闭，晕倒不知人，四君子汤加竹沥、姜汁，服之愈。一人患中风，四肢麻木不知痛痒，乃气虚也，大剂四君子汤加天麻、麦冬、黄芪、当归。一人好色有四妾，患中风，四肢麻木无力，半身不遂，四物汤加参、芪、术、天麻、苦参、黄柏、知母、麦冬、僵蚕、地龙、全蝎。一人患中风，满身如刺疼，四物加荆芥、防风、蝉蜕、蔓荆子、麦门冬。一人年四十二，十指尽麻木，面亦麻，乃气虚证，补中益气汤加木香、附子各半钱，服之愈，又加麦冬、羌活、防风、乌药，服之全愈。一人年二十九，患中风，四肢麻木，双足难行，二陈加参、术、当归、黄柏、杜仲、牛膝、麦冬。”这些均是以气血不足挟痰挟瘀来治疗的，尤其是对于双侧病变者。

又如《名医类案·卷一·中风》中另外两案：“一肥人中风口㖞，手足麻木，左右俱废，作痰治，以贝母、瓜蒌、南星、半夏、陈皮、白术、黄芩、黄连、黄柏、羌活、防风、荆芥、威灵仙、薄桂、甘草、天花粉，好吃面加白附子，入竹沥、姜汁，更加少酒行经。一肥人中风，用苍术、南星、酒芩、酒柏、茯苓、木通、升麻、厚朴、甘草、牛膝、红花，水煎，先吐后药。”这两案原载于《丹溪心法·卷一·中风一》："肥人中风，口㖞，手足麻木，左右俱废，作痰治。贝母、瓜蒌、南星、荆芥、防风、羌活、黄柏、黄芩、黄连、白术、陈皮、半夏、薄桂、甘草、威灵仙、天花粉，多食湿面加附子、竹沥、姜汁、酒一匙，行经。……一人体肥中风，先吐，后以药。苍术、南星、酒芩、酒柏、木通、茯苓、牛膝、红花、升麻、厚朴、甘草。"《丹溪先生治法心要·卷一·中风第一》引作："肥人中风，口㖞，手足麻木，左右俱作痰治。贝母、瓜蒌、南星、荆芥、防风、羌活、黄柏、黄芩、黄连、白术、陈皮、半夏、薄桂、甘草、威灵仙、天花粉，多食面加白附子、竹沥、姜汁、酒一匙，行经。……一人体肥中风，先吐，后以苍术、南星、酒芩、酒柏、木通、茯苓、牛膝、红花、升麻、厚朴、甘草。"朱丹溪认为"肥白人多湿，……瘦人阴虚火热"。根据体质不同论治，也是其论治中风的特色。

朱丹溪治一老人眩晕

一老人，头目昏眩而重，手足无力，吐痰相续，脉左散大而缓，右缓大不及左，重按皆无力，饮食略减而微渴，大便四日始一行。医投风药，朱曰："若是，至春必死，此大虚证，宜大补之。"以参、芪、归、芍、白术、陈皮浓煎，下连柏丸三十粒。服一年，后精力如丁年。连柏丸，姜汁炒，姜糊为丸，冬加干姜少许。

（录自《名医类案·卷五·虚损》）

一位老人七十九岁，头晕目眩且头重，手足无力，持续吐痰，饮食较前有所减少，略微感觉口渴，大便四天解一次。朱丹溪诊视，脉象左侧散大而缓，右侧没有左侧那么缓大，两侧重按都无力。其他医生主张用息风药。朱丹溪说："如果用息风药，到春天的时候老人必死无疑。这是元气亏虚的重证，应该大补元气。”于是用人参、黄芪、当归、白芍、白术、陈皮浓煎取汁，送服连柏丸三十粒。这样服了一年，后来这位老人精力旺盛，就像壮年时一样了。黄连、黄柏都要用姜汁炒，再以姜汁糊为丸，冬天时要加少量干姜。

本案原载于《丹溪先生治法心要·卷二·痰第二十》：“一男子年七十九岁，头目昏而重，手足无力，吐痰口口相续，左手脉散大而缓，右手脉缓而大，不及于左，重按皆无力，饮食略减而微渴，大便三四日一行。若与风药，至春深必死。此大虚证，当以补药作大剂服之。与黄芪、人参、当归身、芍药、白术、陈皮浓煎作汤，使下连柏丸三十丸。服一年半，精力如少壮时。连柏丸冬加干姜少许，作令药，余三时皆依本法，连柏皆以姜汁炒，为末，用姜汁糊丸。”《续名医类案·卷三·头晕》转引为“朱丹溪治一男子，年七十九岁，头目昏眩而重，手足无力，吐痰口口相续，左手脉散大而缓，右手缓而大，大不及于左，重按皆无力，饮食略减而微渴，大便三四日一行。众人皆与风药，朱曰：服此药至春深必死，此皆大虚症，当以补药大剂服之。众而去，乃教用人参、黄芪、当归、白芍、白术、陈皮，浓煎作汤，下连柏丸三十粒。如此者服一年半，而精力如少壮时。连柏丸冬加干姜少许，余三时皆依本法，连柏皆姜汁炒为细末，又以姜汁煮糊为丸”。《古今医案按·卷四·虚损》又引为“丹溪治一老人，七十九岁，头目昏眩而重，手足无力，吐痰相续，左脉散大而缓，右脉缓大不及左，重按皆无力，饮食略减而微渴，大便四日始一行。医投风药，朱曰：‘若用风药，至春必死。此大虚证，宜大补之。’以参、芪、归、芍、白术、陈皮浓煎，下连柏丸三十粒。服一年后，精力如丁年。连柏丸用姜汁炒，姜汁糊丸”。俞震按：“脉缓大，重按无力，参、芪、术是矣，连柏丸何耶？岂以其微渴大便四日一行耶？或以脉缓大为热耶？”黄连、黄柏之用，意在苦寒坚阴。

本例虽然痰多，脉散大、缓大，但重按皆无力，朱丹溪据此判断其为元气亏虚而肝肾阴火亢盛。金代李东垣《内外伤辨惑论·卷中·饮食劳倦论》及《脾胃论·卷中·饮食劳倦所伤始为热中论》均言："饮食失节，寒温不适，则脾胃乃伤；喜怒忧恐，劳役过度，而损耗元气。既脾胃虚衰，元气不足，而心火独盛。心火者，阴火也，起于下焦，其系系于心，心不主令，相火代之；相火，下焦包络之火，元气之贼也。火与元气不能两立，一胜则一负。脾胃气虚，则下流于肾，阴火得以乘其土位。"故以参、芪、归、芎、术、陈浓煎大补元气，合黄连清心、黄柏清肾而泻其阴火，姜汁炒、姜糊丸、冬加干姜，一则针对痰，一则制连柏之寒。可见金元医家，学术思想一以承之。魏之琇评论："此症大补而佐以连、柏，妙不可言矣。盖一眼注定肝肾二经，以连清肝火，柏清肾火者也。既虑其寒，重以姜汁制之，可谓尽善。然不若竟用地黄、杞子，如左归加减，尤为善中之善也。"朱丹溪后在《丹溪心法·卷四·头眩六十七》中指出"头眩，痰挟气虚并火。治痰为主，挟补气药及降火药。无痰则不作眩，痰因火动"，亦可从另一面说明本案之治法。

朱丹溪治陈兄头痛

丹溪治一人，体长，露筋骨，体虚而劳，头痛楚，自意不疗，脉弦大，兼数。寻以人参、白术为君，川芎、陈皮为佐，服至五月余，未瘳，以药力未至耳。自欲加黄芪，朱弗许。翌日，头痛顿愈，但脉微盛，又膈满不饥而腹胀，审知其背加黄芪也。遂以二陈加厚朴、枳壳、黄连以泻其卫，三贴乃安。是瘦人虚劳，多气实也。

（录自《名医类案·卷五·虚损》）

浙江金华东阳姓陈的男子，身体瘦长，体质虚弱，罹患虚劳，头痛得厉害，自己觉得已经无法治愈。朱丹溪诊视，脉象弦大略数，遂处方人参、白术、川芎、陈皮。喝了五六天病情没好转，大家都认为药不对证。朱丹溪说："用药是讲究层次先后的，再过一两天应当好转。"患者的弟弟就问："为什么不少加一些黄芪呢?"朱丹溪没有回答他。又经过一天，患者忽然说他的病一下子就好了。朱丹溪诊脉，感觉脉象较前略微有力。又过了半天，患者说他胃脘痞满，不觉肚饿，再看其腹纹已变得隐约了。朱丹溪就问："难道昨天的药里加进了黄芪?"回答说："是加了，但是就最近的三剂加了。"于是赶紧改服二陈汤加厚朴、枳壳、黄连，三剂后痊愈。

本案原载于《格致余论·治病先观形色然后察脉问证论》："东阳陈兄，露筋骨，体稍长，患体虚而劳，头痛甚，至有诀别之言。余察其脉弦而大带数，以人参、白术为君，川芎、陈皮为佐，至五六日未减，众皆讶之，以药之不对也。余曰：'药力有次第矣，更少俟一二宿当自安。'忽其季来问：'何不少加黄芪?'予笑不答。又经一宿，忽自言病顿愈。予脉之，觉指下稍盛。又半日，病者言膈上满，不觉饥，视其腹纹已隐矣。予曰：'夜来药中莫加黄芪否?'曰：'然，止与三帖。'遂速与二陈汤加厚朴、枳壳、黄连，以泻其卫，三帖而安。"《丹溪先生治法心要·卷三·头痛第三十七》载为："一人筋稍露，体稍长，本虚又作劳，头疼甚，脉弦而数，以人参为君，川芎、陈皮为佐治之。六日未减，更两日当自安，忽自言病退，脉之似稍充。又半日膈满，其腹文已隐。询之，乃弟自于前方加黄，已三帖矣。遂以二陈汤加厚朴、枳壳、黄连，泻其卫，三帖而安。"

患者脾胃素虚，故身虽高却瘦，以至于筋骨外露，体质虚弱，出现的头痛当属气虚头痛，故治以人参、白术补益中焦之气为君，佐以川芎上行止痛，陈皮理气和中。数日未减，缘于虚甚，而患者则欲求速效，故知世事往往如此。本应立足持久，但却图冀速效，故患者偷偷加入黄芪，以为可以增强补气之力。但却适得其反，黄芪在此，有碍中焦脾胃之气，故服后膈上满而不觉饥，且有助湿生热之弊。遂改二陈汤加厚朴、枳壳、黄连，理气开痞，化湿清热而愈。反观本案，患者其弟提问之时，应已加用了黄芪，这在《丹溪先生治法心要》的记录中得到证实。朱丹溪指出“夫黄芪，补气药也。……便有宜不宜存焉，可不审乎！”临证有气虚而不适宜用黄芪的，也有气不虚而需要使用黄芪的。魏之琇评论：“症本虚，固当补。然瘦人气实，纯用气药，即不芪亦必胀满。参、术继以枳、朴，先补后泻，理亦无碍。第先生素重养阴，此案何以独否？”可知虽有学术之成见，亦需因人制宜以治之。

朱丹溪治陈女病痫

一女八岁，病痫，遇阴雨及遇惊则作，羊鸣吐涎。知其胎受惊也，但病深不愈。乃以烧丹丸，继以四物汤入黄连、生甘草，随时令加减，且令淡味以助药力，半年而愈。

（录自《名医类案·卷八·痫》）

陈家八岁幼女，经常发生痫病，赶上阴雨天就发作，遇到受惊吓也发作，发作时口吐涎沫，声如羊叫。朱丹溪诊视后说：“这是在胎儿时受惊所致。此病顽固，调治半年，有望痊愈。但是一定要饮食清淡来配合药物的作用。”于是服用烧丹丸，后又服用四物汤加黄连，并随时令加减，过了半年就痊愈了。

本案原载于《格致余论·慈幼论》：“又陈氏女八岁，时得痫病，遇阴雨则作，遇惊亦作，口出涎沫，声如羊鸣。予视之曰：此胎受惊也。其病深痼，调治半年，病亦可安。仍须淡味以佐药功。与烧丹元，继以四物汤入黄连，随时令加减，半年而安。”《名医类案·卷十二·胎毒》转引为“一女得痫，遇阴雨则作，遇惊亦作，口出涎沫，声如羊鸣。此胎受惊也，其病深痼，须调治半年，可安。仍须淡味以助药力，与烧丹丸，继以四物汤入黄连，随时令加减，果半年而愈”。《古今医案按·卷六·痫》转引为“一女八岁病痫，遇阴雨及惊则作，羊鸣吐涎。知其胎受惊也，但病深不愈。乃以烧丹丸，继以四物汤入黄连、生甘草，随时令加减，且令淡味以助药力，半年而愈”。

《格致余论·慈幼论》云：“人生十六岁以前，血气俱盛，如日方升，如月将圆。惟阴长不足，肠胃尚脆而窄，养之之道不可不谨。童子不衣裘帛……血气俱盛，食物易消，故食无时。然肠胃尚脆而窄，若稠黏干硬，酸咸甜辣，一切鱼肉、木果、湿面、烧炙、煨炒，但是发热难化之物，皆宜禁绝。”朱丹溪认为小儿穿衣只宜布裳，不宜裘帛，饮食不可纵口嗜食。另外，妊娠期的胎教也很关键，《格致余论·慈幼论》云：“古之胎教，具在方册，愚不必赘。若夫胎孕致病，事起茫昧，人多玩忽，医所不知。儿之在胎，与母同体，得热则俱热，得寒则俱寒，病则俱病，安则俱安。母之饮食起居，尤当慎密。”朱丹溪强调了母亲的饮食起居的重要性及对胎儿的影响。《素问·奇病论篇第四十七》云：“人生而有病癫疾者……病名为胎病。此得之在母腹中时，其母有所大惊，气上而不下，精气并居，故令子发为癫疾矣。”人有生下来就患癫痫的，这叫作胎病。这是因为胎儿在腹中的时候，其母曾受到大的惊恐，气逆于上而不下，惊与气聚在一起，所以使孩子生下来就患有癫痫。

烧丹丸在包括朱丹溪在内的明以前医学著作内未能检索到。清代林佩琴（1771—1839）《类证治裁·卷之四·痫症·论治》：“胎痫得之母腹中者镇其怯，烧丹丸。”《类证治裁·卷之四·痫症·附方》云："（胎痫）烧丹丸：元精石、轻粉各一钱，粉霜、硼砂各五分。研细，入寒食面一钱，水丸，再用面裹煨黄，研丸。"朱丹溪所用可能是该方。

朱丹溪治一孕妇痫病

丹溪治一妇人有孕六个月，发痫，手足扬掷，面紫黑，合眼流涎，昏愦。每苏，医与镇灵丹五十贴，时作时止，至产后方自愈。其夫疑丹毒发，求治。脉举弦按涩，至骨则沉滞数。朱意其痫必于五月复作，应前旧时，至则果作。皆巳（脾）午（心）时。乃制防风通圣散，减甘草，加桃仁、红花，或服或吐，四五剂渐轻，发疥而愈。

（录自《名医类案·卷八·痫》）

一位孕妇妊娠六个月，出现痫病，手足乱动，面色紫黑，闭着眼睛，口中流涎，神志昏愦。医生在其苏醒的时候，给其服用镇灵丹五十剂，痫病时发时止，到生产后才停止发作。她丈夫怀疑是丹毒外发，请朱丹溪诊视。脉象浮取为弦沉取为涩，重按则沉滞数，朱丹溪认为患者的痫病一定会在五月复发。到了五月果然就复发了，发作的时间前后都是巳午时（上午 9 时至下午 1 时）。于是服用防风通圣散，减甘草，加桃仁、红花，有时服用，有时涌吐，四五剂后逐渐减轻，后来出了疥疮后就再也没有发作过。

本案另见于《古今医案按·卷六·痫》："丹溪治一妇人，有孕六阅月。发痫，手足扬掷，面紫黑，合眼流涎昏愦。每苏，医与镇灵丹五十帖，时作时止，至产后方自愈。其夫疑丹毒发求治。脉举弦按涩，至骨则沉滞数。朱意其痫必于五月复作。应前旧时，至则果作，皆巳（脾）午（心）时，乃制防风通圣散减甘草，加桃仁、红花，或服或吐，四五剂渐轻，发疥而愈。”

孕则阴血下聚以养胎，产后阴血渐复则可自愈。孕妇病痫，其因虽为痰瘀，仍需虑其胎产，虽服镇灵丹而未能求本。手足扬掷为风，面紫黑为瘀，合眼流涎为痰，痰瘀蒙蔽清窍则昏愦。朱丹溪据脉象认为痰瘀未尽，断其必于五月复发，发作时间是脾心之时，季节及时辰均为阳气最旺时，阳盛动风，裹挟痰瘀。治疗之法，取防风通圣散之开通三焦之实，去甘草之缓，加桃仁、红花以化瘀。关于吐法治疗痫病，《金匮钩玄·卷第二·痫》云：“此证必用吐，吐后用平肝之药，青黛、柴胡、川芎之类。”《丹溪心法·卷四·痫五十九》云：“大法宜吐，吐后用平肝之剂，青黛、柴胡、川芎之类，龙荟丸正宜服之。”《丹溪治法心要·卷五·痫证第七十六》云：“痫不必分五等，专主在痰，多用吐法。……大概此证必用吐，吐后用平肝之药，青黛、柴胡、川芎之类。”故以吐下治其痰瘀。然防风通圣散尚有发散之功，疥亦皮肤发疮，痰邪从肌腠而发。

镇灵丹疑为震灵丹。《太平惠民和剂局方·卷之五·治痼冷》：“震灵丹（紫府元君南岳魏夫人方，出《道藏》，一名紫金丹）：此丹不犯金石飞走有性之药，不僭不燥，夺造化冲和之功。大治男子真元衰惫，五劳七伤，脐腹冷疼，肢体痠痛，上盛下虚，头目晕眩，心神恍惚，血气衰微，及中风瘫缓，手足不遂，筋骨拘挛，腰膝沉重，容枯肌瘦，目暗耳聋，口苦舌干，饮食无味，心肾不足，精滑梦遗，膀胱疝坠，小肠淋沥，夜多盗汗，久泻久痢，呕吐不食，八风五痹，一切沉寒痼冷，服之如神。及治妇人血气不足，崩漏虚损，带下久冷，胎脏无子，服之无不愈者。禹馀粮（火煅醋淬不计遍，以手捻得碎为度）、紫石英、赤石脂、丁头代赭石（如禹馀粮炮制）各四两。已上四味，并作小块，入甘锅内，盐泥固济，候干，用炭一十斤煅通红，火尽为度，入地坑埋，出火毒，二宿。滴乳香（别研）、五灵脂

（去沙石，研）、没药（去沙石，研）各二两，朱砂（水飞过）一两。上件前后共八味，并为细末，以糯米粉煮糊为圆，如小鸡头大，晒干出光。每一粒，空心温酒下，冷水亦得。常服镇心神，驻颜色，温脾肾，理腰膝，除户疰蛊毒，辟鬼魅邪疠。久服轻身，渐入仙道。忌猪、羊血，恐减药力。妇人醋汤下，孕妇不可服。极有神效，不可尽述。”但文献中明确指出孕妇不可服，故当存疑待考。

朱丹溪治一妇痫痫

一妇人积怒与酒，病痫，目上视，扬手掷足，筋牵，喉响，流涎，定则昏昧，腹胀疼冲心，头至胸大汗，痛与痫间作，昼夜不息。此肝有怒，邪因血少而气独行，脾受刑，肺胃间久有酒痰，为肝所侮，郁而为痛，酒性喜动，出入升降，入内则痛，出外则痫。乘其入内之时，用竹沥、姜汁、参术膏等药甚多。痫痛间作无度，乘痛时，灸大敦（肝穴，在足大指甲后一韭叶）、行间（泻肝穴，在足大指次指锐缝间动脉）、中脘（任脉，在脐上四寸），间以陈皮、芍药、甘草、川芎汤调膏，与竹沥服之无数。又灸太冲（肝穴，在足大指本节后三寸，或云一寸半，动脉陷中）、然谷（肾穴，在足内踝前大胸下陷中）、巨阙（任穴，在脐上六寸）及大指半甲肉（鬼哭穴），且言鬼怪，怒骂巫者。朱曰：邪乘虚而入，理或有之，与前药佐以荆沥除痰，又用秦承祖救鬼法（即鬼哭穴，以两手大指相并缚定，用大艾炷骑缝灸之。务令两甲角及甲后肉，四处著火，一处不著，则不效），哀告我自去。余症调理而安。

（录自《名医类案·卷八·痫》）

一位妇人好酒善怒，罹患痫病，发作时双眼上视，手足乱动，筋脉牵动肌肉抽动，喉中有声，口中流涎，发作后则昏睡而神志模糊，腹胀，腹痛向上冲心，从头到胸部出汗，疼痛与痫病交替出现，昼夜不止。医生认为这是怒动肝气，血少乘脾，肺胃素有酒痰，木反侮金而出现疼痛，酒性善动，入内则为痛，出外则发痫。在入内为痛之时，服用了许多竹沥、姜汁、参术膏。疼痛与痫病交替发作很多次，在疼痛时艾灸大敦、行间、中脘，断续服用了许多陈皮、芍药、甘草、川芎汤调石膏及竹沥。又艾灸太冲、然谷、巨阙及大指甲肉鬼哭穴。患者口中言论鬼怪，怒骂巫者。朱丹溪诊视，认为邪气乘虚而入，这是有道理的。继续服用前药，加用荆沥化痰，又采用秦承祖救鬼法即艾灸鬼哭穴，患者哀告要离开。其他不适经调理而痊愈。

本案应引自《针灸聚英·卷二·玉机微义针灸证治》："秦承祖灸鬼法：鬼哭穴，以两手大指相并缚，用艾炷骑缝灸之，令两甲角后肉四处着火，一处不着则不效。按：丹溪治一妇人，久积怒与酒，病痫。目上视，扬手踯足，筋牵，喉响流涎，定则昏昧，腹胀痛冲心，头至胸大汗，痫与痛间作。此肝有怒邪，因血少而气独行，脾受刑，肺胃间有酒疾，为肝气所侮而为痛。酒性喜动，出入升降，入内则痛，出外则痫。用竹沥、姜汁、参术膏等药甚多，痫痛间作无度。乘痛时灸大敦、行间、中脘，间以陈皮、芍药、甘草、川芎汤调石膏与竹沥，服之无数。又灸太冲、然谷、巨阙及大指甲肉。且言鬼怪，怒骂巫者。丹溪曰：邪乘虚而入，理或有之。与前药，佐以荆沥防痰，又灸鬼哭穴，余证调理而安。"鬼哭穴为经外奇穴，手拇指桡侧爪甲角一穴，直对桡侧爪甲角处之皮肤部一穴，双手共四穴。

患者为郁怒合酒痰为患，痰随酒气而动，入内则为腹痛，出外则为痫病。治疗则以竹沥、姜汁、陈皮等化痰邪，参术膏益气养血，扶正杜痰邪之源，艾灸之法亦然，太冲、大敦、行间清泻肝火，然谷、巨阙、中脘扶正祛痰。后加荆沥以增祛痰之力。

《本草纲目·木部·第三十六卷·牡荆》云："用新采荆茎，截尺五长，架于两砖上，中间烧火炙之，两头以器承取，热服，或入药中。"牡荆即黄荆，荆沥即以黄荆之茎，火烤沥汁，如竹沥之法。"饮之，去心闷烦热，头风旋晕目眩，心头漾漾欲吐，卒失音，小儿心热惊痫，止消渴，除痰唾，令人不睡。除风热，开经络，导痰涎，行血气，解热痢。""时珍曰：荆沥气平味甘，化痰去风为妙药。故孙思邈《千金翼》云：凡患风入多热，常宜以竹沥、荆沥、姜汁各五合，和匀热服，以瘥为度。陶弘景亦云：牡荆汁治心风为第一。《延年秘录》云：热多用竹沥，寒多用荆沥。震亨曰：二汁同功，并以姜汁助送，则不凝滞，但气虚不能食者，用竹沥；气实能食者，用荆沥。"

大敦首见于《灵枢·本输第二》："肝出于大敦，大敦者，足大指之端及三毛之中也，为井木。"《素问·阴阳离合论篇第六》云："厥阴根起于大敦。"《针灸甲乙经·卷之三·足厥阴及股凡二十二穴第三十一》云："肝出大敦，大敦者，木也。在足大指端，去爪甲角如韭叶及三毛中，足厥阴脉之所出也，为井。刺入三分，留十呼，灸三壮。"《针灸甲乙经·卷之九·足厥阴脉动喜怒不时发㿗疝遗溺癃第十一》云："阴跳遗溺，小便难而痛，阴上入腹中，寒疝阴挺出，偏大肿，腹脐痛，腹中悒悒不乐，大敦主之。"《针灸甲乙经·卷之十一·阳脉下坠阴脉上争发尸厥第三》云："尸厥，死不知人，脉动如故，隐白及大敦主之。"《类经图翼·八卷·经络六·足厥阴肝经穴》云："大敦，在足大指端去爪甲如韭叶及三毛中。一云内侧为隐白，外侧为大敦。足厥阴所出为井。刺二分，留十呼，灸三壮。主治：卒心痛，汗出，腹胀肿满，中热喜寐，五淋七疝，小便频数不禁，阴痛引小腹，阴挺出，血崩，尸厥如死。病左取右，病右取左。孕妇产前产后，皆不宜灸。一云凡疝气腹胀足肿者，皆宜灸之，以泄肝木，而脾胃之土自安。"《针灸大成·卷七·足厥阴肝经穴主治》云："主五淋，卒疝七疝，小便数遗不禁，阴头中痛，汗出，阴上入小腹，阴偏大，腹脐中痛，悒悒不乐，病左取右，病右取左。腹胀肿病，小腹痛，中热喜寐，尸厥状如死人，妇人血崩不止，阴挺出，阴中痛。"

行间首见于《灵枢·本输第二》："肝……溜于行间，行间，足大指间也，为荥。"《针灸甲乙经·卷之三·足厥阴及股凡二十二穴第三十一》云："行间者，火也。在足大指间动脉应手陷者中，足厥阴之所溜也，为荥。刺入六分，留十呼，灸三壮。"《针灸甲乙经·卷之九·足厥阴脉动喜怒不时发癫疝遗溺癃第十一》云："腹痛上抢心，心下满，癃，茎中痛，怒瞋不欲视，泣出，长太息，行间主之。"《针灸甲乙经·卷之十二·妇人杂病第十》："月事不利，见血而有身反败，阴寒，行间主之。"《类经图翼·八卷·经络六·足厥阴肝经穴》云："行间，在足大指间动脉应手陷中，一云在足大指次指歧骨间，上下有筋，前后有小骨尖，其穴正居陷中，有动脉应手。足厥阴所溜为荥。刺三分，留十呼，灸三壮。主治：呕逆咳血，心胸痛，腹胁胀，色苍苍如死状，终日不得息，中风口㖞四逆，嗌干烦渴，瞑不欲视，目中泪出，太息，癫疾，短气，肝积肥气，痎疟洞泄，遗尿癃闭，崩漏白浊，寒疝少腹肿，腰痛不可俯仰，小儿惊风。一曰主便赤溺难白浊，胸背心腹胀痛，泻行间火而热自清，木气自下。"《针灸大成·卷七·足厥阴肝经穴主治》云："主呕逆，洞泄，遗溺癃闭，消渴嗜饮，善怒，四肢满，转筋，胸胁痛，小腹肿，咳逆呕血，茎中痛，腰疼不可俯仰，腹中胀，小肠气，肝心痛，色苍苍如死状，终日不得息，口㖞，癫疾，短气，四肢逆冷，嗌干烦渴，瞑不欲视，目中泪出，太息，便溺难，七疝寒疝，中风，肝积肥气，发痎疟，妇人小腹肿，面尘脱色，经血过多不止，崩中，小儿急惊风。"

太冲首见于《灵枢·本输第二》："肝……注于太冲，太冲，行间上二寸陷者之中也，为腧。”《针灸甲乙经·卷之三·足厥阴及股凡二十二穴第三十一》云：“太冲者，土也。在足大指本节后二寸，陷者中，足厥阴脉之所注也，为俞。刺入三分，留十呼，灸三壮。”《针灸甲乙经·卷之九·肝受病及卫气留积发胸胁满痛第四》云：“暴胀，胸胁榰满，足寒，大便难，面唇白，时呕血，太冲主之。”《针灸甲乙经·卷之九·足厥阴脉动喜怒不时发癞疝遗溺癃第十一》云：“狐疝，太冲主之。”《医宗金鉴·卷四十二·杂病心法要诀·疝证总括》云：“卧则入腹，立则出腹入囊，似狐之昼则出穴而溺，夜则入穴而不溺者，为狐疝。”狐疝指腹股沟斜疝，立则显卧则隐，如狐之出没无定。《针灸甲乙经·卷之十一·五气溢发消渴黄瘅第六》云：“黄瘅，热中善渴，太冲主之。”《针灸甲乙经·卷之十二·妇人杂病第十》云：“女子疝，及少腹肿，溏泄，癃，遗溺，阴痛，面尘黑，目下眦痛，太冲主之。……女子漏血，太冲主之。”《类经图翼·八卷·经络六·足厥阴肝经穴》云：“太冲，在足大指本节后二寸，内间陷者中，动脉应手。一云在足大指本节后，行间上二寸，内间有络亘连至地五会二寸骨罅间，动脉应手陷中。足厥阴所注为腧，即原也。刺三分，留十呼，灸三壮。主治：虚劳呕血，恐惧气不足，呕逆发寒，肝疟令人腰痛，嗌干胸胁支满，太息浮肿，小腹满，腰引少腹痛，足寒，或大小便难，阴痛遗溺溏泄，小便淋癃，小腹疝气，腋下马刀疡瘘，胻痠踝痛，女子月水不通，或漏血不止，小儿卒疝。”《针灸大成·卷七·足厥阴肝经穴主治》云：“主心痛脉弦，马黄，瘟疫，肩肿吻伤，虚劳浮肿，腰引小腹痛，两丸骞缩，溏泄，遗溺，阴痛，面目苍色，胸胁支满，足寒，肝心痛，苍然如死状，终日不得息，大便难，便血，小便淋，小肠疝气痛，㿉疝，小便不利，呕血呕逆，发寒，嗌干善渴，肘肿，内踝前痛，淫泺，胻痠，腋下马刀疡瘘，唇肿，女子漏下不止，小儿卒疝。”

然谷首见于《灵枢·本输第二》："肾……溜于然谷，然谷，然骨之下者也，为荥。"《针灸甲乙经·卷之三·足少阴及股并阴跷阴维凡二十穴第三十二》云："然谷者，火也。一名龙渊，在足内踝前，起大骨下陷者中，足少阴脉之所溜也，为荥。刺入三分，留三呼，灸三壮。刺之多见血，使人立饥欲食。"《针灸甲乙经·卷之九·寒气客于五脏六腑发卒心痛胸痹心疝三虫第二》云："厥心痛，与背相引，善瘈，如从后触其心，身伛偻者，肾心痛也。先取京骨、昆仑，……不已取然谷。"《难经·六十难》云："五脏气相干，名厥心痛。"唐代杨玄操注曰："诸经经络皆属于心，若一经有病，其脉逆行，逆则乘心，乘心则心痛，故曰厥心痛，是五脏气冲逆致痛。"厥心痛表现为心痛彻背，筋脉抽挚，脊背屈曲不能伸直，则是肾邪逆心所致，治疗先取与肾经相表里的膀胱经京骨、昆仑，如痛未止，再刺肾经的然谷。《针灸甲乙经·卷之九·邪在心胆及诸脏腑发悲恐太息口苦不乐及惊第五》云："心如悬，哀而乱，善恐，嗌内肿，心惕惕恐，如人将捕之，多羡出，喘，少气，吸吸不足以息，然谷主之。"心肾不足，取肾荥然谷。《针灸甲乙经·卷之九·足厥阴脉动喜怒不时发㿉疝遗溺癃第十一》云："癃疝，然谷主之。"《医宗金鉴·卷四十二·杂病心法要诀·疝证总括》云："少腹痛引阴丸，小便不通者，为癃疝也。"癃疝指尿道痉挛之类。《针灸甲乙经·卷之十一·胸中寒发脉代第一》云："胸中寒，脉代时不至，上重下轻，足不能安地，少腹胀，上抢心，胸胁满，咳唾有血，然谷主之。"《针灸甲乙经·卷之十一·五气溢发消渴黄瘅第六》云："消渴黄瘅，足一寒一热，舌纵烦满，然谷主之。"《针灸甲乙经·卷之十二·妇人杂病第十》云："女子不字，阴暴出，经水漏，然谷主之。"《类经图翼·七卷·经络五·足少阴肾经穴》云："然谷（一名龙渊，一名然骨），在足内踝前起大骨下陷者中，足少阴所溜为荥。刺三分，留三呼，灸三壮，一曰刺不宜见血。主治：喘呼烦满，咳血喉痹消渴，舌纵心恐，少气涎出，小腹胀，痿厥寒疝，足跗肿胻痠，足一寒一热，不能久立，男子遗精，妇人阴挺出，月经不调，不孕，初生小儿脐风撮口，痿厥洞泄。此穴主泻肾脏之热，若治伤寒，亦宜出血。”《针灸大成·卷六·足少阴肾经穴主治》云：“主咽内肿，不能内唾，时不能出唾，心恐惧如人将捕，涎出喘呼少气，足跗肿不得履地，寒疝，小腹胀，上抢胸胁，咳唾血，喉痹，淋沥白浊，胻痠不能久立，足一寒一热，舌纵，烦满，消渴，自汗，盗汗出，痿厥，洞泄，心痛如锥刺，坠堕恶血留内腹中，男子精泄，妇人无子，阴挺出，月事不调，阴痒，初生小儿脐风口噤。”

朱丹溪治一少年病痉

丹溪治一少年，痘疮靥谢后，忽口噤不开，四肢强直，不能屈，时绕脐腹痛一阵，则冷汗如雨，痛定汗止，时作时止，脉极弦紧而急，如直弦状（绕脐痛似实，时作时止为虚，诸紧为寒）。知其极勤苦，因劳倦伤血，疮后血愈虚，风寒乘虚而入，当用辛温养血，辛凉散风。芍药、当归为君，川芎、青皮、钓钩藤为臣，白术、甘草、陈皮为佐，桂枝、木香、黄连为使，更加红花少许，煎服十二帖而安（妙方，使尤佳）。

（录自《名医类案·卷三·痉》）

一位二十多岁的男子患痘疮，皮疹渐退后突然出现口噤不开，四肢强直，肢体不能屈，伴发作性腹部脐周疼痛，冷汗淋漓，疼痛停止则出汗也停止，脉象弦紧急非常明显，像绷紧的琴弦一样。请朱丹溪诊视。朱丹溪了解到患者平素非常勤奋、辛苦，认为劳倦过度耗伤了阴血，加上罹患痘疮也损伤阴血，阴血更虚，风寒之邪久乘虚而侵入，应当用辛温药物来养血，辛凉药物来散风。芍药、当归为君，川芎、青皮、钓钩藤为臣，白术、甘草、陈皮为佐，桂枝、木香、黄连为使，再加上少许红花，服用了十二剂就痊愈了。

本案原载于《丹溪先生治法心要·卷八·痘疹第四》："一男子，年二十余，患痘疮，靥谢后忽口噤不开，四肢强直，不能舒屈，时绕脐痛，痛一阵则冷汗出如雨，痛定则汗止，时止时作，其脉弦紧而急，如直弦状。询知此子极劳苦，意其因劳倦伤血，且山居多风寒，乘虚而感之，后因痘出，其血又虚，当用温药养血，辛凉散风，遂以当归身、白芍药为君，以川芎、青皮、钩藤为臣，白术、陈皮为佐，甘草、桂皮、南木香、黄芩为使，加以红花少许，煎服而愈。"

《脉因证治·卷上·三痉》云："血气内虚，四气外袭，……皆因血虚，筋无所养，邪因入之。"痉病发生于痘疮之后，痘疮及劳倦均损耗阴血，筋失所养，居处环境在山中，风寒之邪乘虚外感，风邪动摇，故见强直之象及发作之象。芍药、当归养血息风，钩藤平肝息风，川芎、红花活血息风，白术、甘草益气以生血，青皮、陈皮、木香理气以助生化，桂枝温养以助生血，黄连反佐以制温性。朱丹溪所指辛温是当归、川芎、白术、桂枝等，辛凉是芍药、钩藤、黄连等。

朱丹溪治一肥人病痿

丹溪治一人，形肥味厚，多忧怒，脉常沉涩。春病痰气，医以为虚寒，用燥热香窜之药。至夏，足弱，气上冲，食减。朱曰：此热郁而脾虚，痿厥之证作矣（韩飞霞以脉涩而用清燥汤，丹溪以脉沉涩断为热郁，可见涩脉属血虚有火）。形肥而脉沉，未是死症，但药邪并火旺（夏月），难治。且与竹沥下白术膏，尽二斤，气降食进，至一月后，仍大汗而死。书此以为误药之戒。

（录自《名医类案·卷八·痿》）

东阳一位姓吴的五十岁男子，平素形体肥胖，饮食厚重，性情常忧虑恼怒，脉象沉涩。春季时罹患痰气病，所请的医生认为是虚寒所致，服用了燥热香窜之药。到了夏季，出现双下肢发软，有气上冲，饮食减少。请朱丹溪诊视。朱丹溪认为这是热郁兼脾虚导致的痿厥病证，形体肥胖的同时脉象沉不一定是不治之症，但是所服燥热香窜之药伤津耗气损正，而遇到时令正好是火旺之夏季，就属于难治之症了。所以就勉强给予竹沥、白术膏，服用了二斤之后，气不上冲了，饮食也改善了。但是过了一个月，患者仍然大汗出后去世了。记录这个例子是要告诫错误服药的教训。

本案原载于朱丹溪《格致余论·涩脉论》："东阳吴子方年五十，形肥味厚，且多忧怒，脉常沉涩。自春来得痰气病，医以为虚寒，率与燥热香窜之剂。至四月间，两足弱，气上冲，饮食减。召我治之。予曰：此热郁而脾虚，痿厥之证作矣。形肥而脉沉，未是死证，但药邪太盛，当此火旺，实难求生。且与竹沥下白术膏，尽二斤，气降食进。一月后大汗而死。"本案又见载于《名医类案·卷三·痰》："一人年五十，形肥味厚，且多忧怒，脉常沉涩，自春来得痰气病，医认为虚寒，率与燥热香窜之剂。至四月间，两足弱，气上冲，饮食减。朱视之曰：此热而脾虚，痿厥之症作矣。形肥而脉沉，未是死症，但药邪太盛，当此火旺，实难求生，且与竹沥下白术膏，尽二斤，气降食进。一月后，仍大汗而死。"

形肥而素体脾虚，气弱痰湿内盛。忧怒则情志难遂，气郁化火内盛。燥热药物使火更盛脾愈虚，至夏而两足痿弱；脾胃之气虚逆上冲而饮食减少。竹沥清热豁痰，白术膏滋补脾气，为标本并治之策。清代俞震《古今医案按·卷八·痿》曰："气冲即是喘逆，又复食减，病已重矣，况兼两足弱乎。此下虚上盛之候，其谓形肥而脉沉，未是死证。即《平脉篇》肥人责浮之义，盖指脉非应死之脉，实死于药也。"燥热香窜之药，伤津耗气，固不可常服。但是本案停药既久，又服白术膏二斤，再过一月方死，故其死亦可能有其他原因，不应一概归咎于他人。

朱丹溪治郑安人病痿

朱丹溪治郑安人，年六十，虚而有痰，脉缓足弱，与半夏天麻白术汤，下酒芩丸愈。

（录自《续名医类案·卷十三·痿》）

郑安人六十岁了，体质虚弱，平素有痰，脉象缓，双下肢无力。朱丹溪诊视，给予半夏天麻白术汤，送服酒芩丸，逐渐痊愈。

安人源自于古代对官员之妻的封号，后来用作对妇女的尊称。有封号的妇女称为命妇，其级别取决于其丈夫的官职，是名义上的待遇。宋代官员自正六品上朝奉郎以上，其妻封安人。朝奉郎是表示官员等级的散官称号。朱丹溪在《局方发挥》中认为"诸痿生于肺热，……肺金体燥而居上，主气畏火者也。脾土性湿而居中，主四肢畏木者也。火性炎上，若嗜欲无节，则水失所养，火寡于畏而侮所胜，肺得火邪而热矣。木性刚急，肺受热则金失所养，木寡于畏而侮所胜，脾得木邪而伤矣。肺热则不能管摄一身，脾伤则四肢不能为用，而诸痿之病作"。这秉承了《素问·痿论篇第四十四》"五藏因肺热叶焦，发为痿躄"的观点。肺有热肺叶就会枯萎，发生痿躄不能行走的疾病。火克金，木克土，肺属金，脾属土，火盛肝旺则肺热脾伤，肺为五脏之华盖，不能管摄一身，脾主四肢，四肢不能为用，就会发生痿病。半夏天麻白术汤应为李东垣《脾胃论》半夏白术天麻汤，乃治肝脾之剂，平肝扶脾；酒芩即黄芩，为清肺热之药。病即责之肺热，即当清肺热，这是治痿之本。

朱丹溪治一女病郁

（附：罗太无治一僧病郁）

一女许嫁后，夫经商二年不归，因不食，困卧如痴，无他病，多向里床睡。朱诊之，肝脉弦出寸口，曰：此思想气结也，药难独治，得喜可解，不然令其怒，脾主思，过思则脾气结而不食，怒属肝木，木能克土，怒则气升发，而冲开脾气矣。令激之大怒而哭，至三时许，令慰解之，与药一服，即索粥食矣。朱曰：思气虽解，必得喜，则庶不再结。乃诈以夫有书，旦夕且归。后三月，夫果归而愈。

（录自《名医类案·卷二·郁》）

一位女子订婚后，未婚夫外出经商两年多也没回来，因而不吃不喝，倦卧在床，像傻了一样，没有其他表现，就是面朝里躺着。请朱丹溪诊视，脉象长弦，朱丹溪说："这是忧思导致的气机郁结，单独用药治疗很困难，有喜事才能解决。没有喜事的话就得使其发怒，脾主思，过度忧思就会因脾气郁结而不吃不喝，肝主怒属木，木能克土，发怒会使气机升发，能冲开脾气的郁结。"于是刺激她，使她大怒且哭泣，过了三个多时辰，又安慰了她，并服用了药物，之后她就要粥吃了。朱丹溪说："忧思导致的气郁虽然暂时缓解了，但仍然必须有喜事才有希望使气机不再郁结。"于是谎称其未婚夫寄来了书信，说不久就会回来。过了三个月，其未婚夫果然回来了，女子的病也好了。

元末明初戴良（1317—1383）《九灵山房集·丹溪翁传》中记录为“一女子病不食，面北卧者且半载，医告术穷。翁诊之，肝脉弦出左口。曰：此思男子不得，气结于脾故耳。叩之，则许嫁，夫入广且五年。翁谓其父曰：是病唯怒可解，盖怒之气击而属木，故能冲其土之结，今第触之使怒耳。父以为不然。翁入而掌其面者三，责以不当有外思。女子号泣大怒，怒已进食。翁复潜谓其父曰：思气虽解，然必得喜则庶不再结。乃诈以夫有书，旦夕且归。后三月，夫果归而病不作”。清代俞震《古今医案按·七情·思》引作：“一女新嫁后，其夫经商二年不归。因不食，困卧如痴，无他病，多向里床坐。丹溪诊之，肝脉弦出寸口。曰：此思男子不得，气结于脾，药难独治，得喜可解。不然，令其怒，脾主思，过思则脾气结而不食，怒属肝木，木能克土，怒则气升发而冲开脾气矣。其父掌其面，呵责之，号泣大怒。至三时许，令慰解之。与药一服，即索粥食矣。朱曰：思气虽解，必得喜，庶不再结。乃诈以夫有书，旦夕且归。后三月，夫果归而愈。”本案的内容有所演变。《丹溪翁传》强调第一是其他医生无法诊治，第二是病程为五年，第三是朱丹溪亲自激惹患者。至《名医类案》则病程为两年，未说明其他两点，《古今医案按》则认为应当是其父激惹患者方为合理。肝寄相火，思夫不归，肝郁气结，脉弦出寸口，而知其气郁之甚。肝郁乘脾，故不思饮食。在本案中，朱丹溪病因判断上是很准确的，治疗上采用情志相胜法，喜属心属火，怒属肝属木，忧属肺属金，思属脾属土，病因于忧思，木克土，火克金，故怒胜思、喜胜忧，但其更强调治病求本，意愿得遂方为根本之法。

《格致余论·张子和攻击注论》记录了朱丹溪在拜师学医过程中，其师罗太无所治一个因思致病的例子。罗知悌（约1243—1327），字子敬，号太无，元代泰定二年（1325）收朱丹溪为徒，现仅存《罗太无先生口授三法》。朱丹溪“决意于得名师……以为之依归，发其茅塞。遂游江湖，但闻某处有某治医，便往拜而问之。……泰定乙丑夏，始得闻罗太无并陈芝岩之言，遂往拜之。蒙叱骂者五七次，趑趄（音资苴，犹豫不前）三阅月，始得降接。因观罗先生治一病僧，黄瘦倦怠，罗公诊其病，因乃蜀人，出家时其母在堂，及游浙右经七年。忽一日，念母之心不可遏，欲归无腰缠，徒而朝夕西望而泣，以是得病。时僧二十五岁，罗令其隔壁泊宿，每日以牛肉、猪肚甘肥等，煮糜烂与之。凡经半月余，且时以慰谕之言劳之。又曰：我与钞十锭作路费，我不望报，但欲救汝之死命尔！察其形稍苏，与桃仁承气，一日三帖下之，皆是血块痰积方止。次日只与熟菜、稀粥，将息又半月，其人遂如故。又半月余，与钞十锭遂行”。蜀僧所病，是因为羁旅在外七年而思念其母，但是客观上又回不去，所思不遂，徒泣而已，以至于黄瘦倦怠。罗太无认为患者内有瘀血积痰，但因正气太弱，不耐攻邪，遂以养正之法，同时以言语宽慰，并诺资助其归蜀路费以安其心，待正气受攻而以大剂桃仁承气汤攻下瘀血积痰，清养复正后资助其归蜀探母。《素问·举痛论篇第三十九》认为“思则气结”，脾在志为思，过度思虑则使脾运失司而气血生化不足，气血亏虚，气机郁结而使津血不能正常运行输布，瘀血积痰由生。罗太无先以扶正铺垫，疏导宽慰，然后攻下痰瘀，但同时没有忽略遂其心愿是根本，医者仁术，虽破费但能救人性命。本案在《续名医类案·卷十·郁症》中转录为“罗太监治一病僧，黄瘦倦怠。询其病，曰乃蜀人，出家时其母在堂，及游浙右，经七年。忽一日，念母之心不可遏，欲归无腰缠，徒尔朝夕西望而泣，以是得病。时僧二十五岁，罗令其隔壁泊宿，每以牛肉、猪肚甘肥等煮糜烂与之（太监替和尚开荤）。凡经半月余，且慰谕之。且又曰：我与钞十锭作路费，我不望报，但欲救汝之死命耳。察其形稍苏，与桃仁承气汤，一日三帖，下之皆是血块痰积。次日与熟干菜、稀粥，将息又半月，其人遂愈。又半月，与钞十锭遂行”。可见转录多可致讹。

桃仁承气汤即桃核承气汤，出自《伤寒论·卷第三·辨太阳病脉证并治第六》：“太阳病不解，热结膀胱，其人如狂，血自下，下者愈。其外不解者，尚未可攻，当先解其外。外解已，但少腹急结者，乃可攻之，宜桃核承气汤。桃仁五十个去皮尖，大黄四两，桂枝二两去皮，甘草二两炙，芒硝二两。上五味，以水七升，煮取二升半，去滓，内芒消，更上火，微沸下火，先食温服五合，日三服，当微利。”患太阳病经治未愈，邪热随经下结于膀胱，患者就好像发狂了一样，如果患者便血了就可痊愈。如果患者表证未外解，那就还不能攻下治疗，应该先解除在外之表邪。等表证外解后，患者只是表现为少腹拘急胀痛，才能攻下治疗，适宜用桃核承气汤。柯琴《伤寒来苏集·伤寒附翼·卷下》：“夫人身之经营于内外者，气血耳。太阳主气所生病，阳明主血所生病。邪之伤人也，先伤气分，继伤血分，气血交并，其人如狂，是以太阳阳明并病。所云气留而不行者，气先病也；血壅而不濡者，血后病也。若太阳病不解，热结膀胱，乃太阳随经之阳热瘀于里，致气留不行，是气先病也。气者血之用，气行则血濡，气结则血蓄，气壅不濡，是血亦病矣。小腹者，膀胱所居也，外邻冲脉，内邻于肝。阳气结而不化，则阴血蓄而不行，故少腹急结；气血交并，则魂魄不藏，故其人如狂。治病必求其本，气留不行，故君大黄之走而不守者，以行其逆气；甘草之甘平者，以调和其正气；血结而不行，故用芒硝之咸以软之，桂枝之辛以散之，桃仁之苦以泄之。气行血濡，则小腹自舒，神气自安矣。此又承气之变剂也。此方治女子月事不调，先期作痛，与经闭不行者最佳。”方以桃仁辛润破血散瘀，开结通滞，大黄气血兼顾，泻下热结，凉血破瘀，两药并行为君。芒硝软坚润燥，桂枝辛散温通，共为臣药。甘草佐使，益胃护中。清代吕震名（1798—1852）《伤寒寻源·下集》：“主用桃仁以利瘀，承气以逐实，使血分之结热，亟从下夺，与三承气之攻阳明胃实者不同。”

朱丹溪治一室女病郁

丹溪治一室女，因事忤意，郁结在脾，半年不食，但日食熟菱米枣数枚，遇喜，食馒头弹子大，深恶粥饭。朱意脾气实，非枳实不能散，以温胆汤去竹茹，与数十帖而安。

（录自《名医类案·卷二·郁》）

一位未婚女子，因为遇到不顺心的事情，脾气郁结，半年来不能正常吃饭，每天只是吃几个熟菱、米枣，遇到高兴的事，才能吃进去弹子大小的馒头，并且非常讨厌粥饭。朱丹溪认为是脾气郁结不能消散所致，需要用枳实来散结，所以给予温胆汤去竹茹，数十剂才痊愈。

室女，指未婚女子。宋代齐仲甫（生卒年不详）《女科百问·第十三问》：“室女者，乃未出闺门之女也。”《古今医案按·卷二·不食》亦载此案，俞震指出“不食之因甚多，而因郁因怒，其大端也”，说明了情志因素对于饮食的影响。清代沈金鳌（1717—1776）《杂病源流犀烛·卷十八·内伤外感门·伤食不能食源流》：“丹溪曰：……一室女，因事忤意，郁结在脾，半年不食，但日食荞麦数口，或馒头弹子大，深恶粥饭。予意脾气实，非枳实不能开，以温胆汤去竹茹，与数十帖而安。《内经》注曰：思则气结者，系心不散，故气亦停留而为结也。《得效》曰：思伤脾者，脾在志为思，思则气化不行，精衰中脘，不得饮食，腹胀满，四肢怠惰。”

事不随意而使脾气郁结，须以枳实之辛苦寒来消散。温胆汤出自宋代陈无择（1131—1189）《三因极一病证方论·卷之九·

虚烦证治》："治大病后，虚烦不得眠，此胆寒故也，此药主之。又治惊悸。半夏（汤洗七次）、竹茹、枳实（麸炒，去瓤）各二两，陈皮三两，甘草一两（炙），茯苓一两半。上为剉散，每服四大钱，水一盏半，姜五片，枣一枚，煎七分，去滓，食前服。"《三因极一病证方论·卷之十·惊悸证治》云："治心胆虚怯，触事易惊，或梦寐不祥，或异象惑，遂致心惊胆慑，气郁生涎，涎与气搏，变生诸证，或短气悸乏，或复自汗，四肢浮肿，饮食无味，心虚烦闷，坐卧不安。"《医方集解·和解之剂》云："此足少阳、阳明药也。橘、半、生姜之辛温，以之导痰止呕，即以之温胆；枳实破滞；茯苓渗湿；甘草和中；竹茹开胃土之郁，清肺金之燥，凉肺金即所以平肝木也。如是则不寒不燥而胆常温矣。"《医宗金鉴·卷二十九·删补名医方论·卷四》云："方以二陈治一切痰饮，加竹茹以清热，加生姜以止呕，加枳实以破逆，相济相须，虽不治胆而胆自和，盖所谓胆之痰热去故也。命名温者，乃谓温和之温，非谓温凉之温也。"因其凉而去竹茹。

朱丹溪治一妇怒郁

丹溪治一妇人，年十九岁，气实，多怒不发。忽一日大发叫而欲厥。盖痰闭于上，火起于下，上冲故也。与香附末五钱，甘草三钱，川芎七钱，童便、姜汁煎，又与青黛、人中白、香附末为丸，稍愈，后大吐乃安。复以导痰汤加姜炒黄连、香附、生姜，下当归龙荟丸。

（录自《古今医案按·卷五·七情·怒》）

一位十九岁妇人，平素体质壮实，遇到许多生气的事情，但是她从来没有发过怒火。有一天突然大叫，就像快要晕过去一样。朱丹溪诊视，认为这是郁火上冲，挟痰上闭所致。先服用香附、甘草、川芎、童便、姜汁，接着又服用青黛、人中白、香附做的丸药，稍好一些。之后用涌吐之法，基本痊愈。然后服用导痰汤加姜炒黄连、香附、生姜，送服当归龙荟丸善后。

本案原载于《丹溪心法·卷五·拾遗杂论九十九》："一妇人十九岁，气实，多怒事不发。一日，忽大叫而欲厥，盖痰闭于上，火起于下而上冲。始用香附五钱，生甘草三钱，川芎七钱，童便、姜汁煎服。又用青黛、人中白、香附末为丸。稍愈不除，后用大吐乃安。吐后用导痰汤加姜炒黄连、香附、生姜煎，下龙荟丸。"后《丹溪先生治法心要·卷一·火第十》引作："一妇人，气实，多怒不发。忽一日大发叫而欲厥。盖痰闭于上，火起于下，上冲故也。与香附末五钱，生甘草三钱，川芎七钱，童便、姜汁煎，又以青黛、人中白、香附末为丸，稍愈后大吐乃安。后以导痰汤加姜炒黄连、香附、生姜汤下龙荟丸。"《丹溪先生治法心要·卷六·厥第九十二》引作："一妇人，年十九，气怒事不发，一日忽大发叫而欲厥，盖痰闭于上，火起于下而上冲。始用香附五钱，生甘草三钱，川芎七钱，童便、姜汁煎服。后又用青黛、人参、白附子为丸，少愈不除，后用大吐乃安。吐后用导痰汤加姜炒黄连、香附、生姜，下龙荟丸。"《丹溪先生治法心要》可能将人中白、香附末误为人参、白附子。《名医类案·卷三·厥》引作："一少妇气实多怒，事不如意，忽大叫而欲厥，盖痰闭于上，火起于下而上冲，滑伯仁乃用香附五钱，生甘草三钱，川芎七钱，童便、姜汁炒，煎服，又用青黛、人中白、香附丸服，稍愈，后用吐法，乃安。再用导痰汤，加姜汁、黄连、香附、生姜，下龙会丸，安。"则误为元代滑伯仁治验。

平素隐忍不发，怒气内郁，气滞痰生伏于内，终而化火，忍无可忍，忽一日大发。发则痰火上壅，有闭窍之势，故欲厥。香附、川芎为治郁要药，行气活血，童便、人中白均咸寒，引火下行，凉血散瘀。关于青黛，清代黄宫绣《本草求真·卷四泻剂·泻火》认为“大泻肝经实火及散肝经火郁”。气动郁缓，故稍愈，但痰邪未泄，病则难愈，故又用吐法。唐代王冰注“木郁达之”谓“达谓吐之也”。吐之则木气顺畅，在上之痰涎可泄。其用药疏肝清火、行气化痰、活血行滞，借重姜汁、生姜，所谓“肝欲散，急食辛以散之”。故其木郁，得吐乃安。然后仍以化痰清火、行气解郁之剂善后。

导痰汤出自宋代严用和（生卒年不详）《济生方·咳喘痰饮门·痰饮论治》：“导痰汤，治一切痰厥，头目眩晕，或痰饮留积不散，胸膈痞塞，胁肋胀满，头痛吐逆，喘急痰嗽，涕唾稠黏，坐卧不安，饮食可思。半夏（汤泡七次）四两，天南星（炮，去皮）、橘红、枳实（去瓤，麸炒）、赤茯苓（去皮）各一两，甘草（炙）半两。上㕮咀，每服四钱，水二盏，生姜十片，煎八分，去滓，温服，食后。”《成方便读·卷三·除痰之剂》谓导痰汤即二陈汤“加胆星、枳实，治玩痰胶固，非二陈所能除者，加胆星以助半夏化痰，加枳实以成冲墙倒壁之功耳”。

当归龙荟丸出自《黄帝内经宣明论方·卷四·热门》，原名当归龙胆丸，“治肾水阴虚，风热蕴积，时发惊悸，筋惕搐弱，神志不宁，荣卫壅滞，头目昏眩，肌肉瞤瘛，胸膈痞塞，咽嗌不利，肠胃燥涩，小便溺闭，筋脉拘奇，肢体痿弱，喑风痫病，小儿急慢惊风。常服宽通血气，调顺阴阳，病无再作。当归（焙）、龙胆草、大栀子、黄连、黄檗、黄芩各一两，大黄、芦荟、青黛各半两，木香一分，麝香半钱（别研）。上为末，炼蜜为丸，如大豆大，小儿如麻子大，生姜汤下，每服二十丸，忌发热诸物”。《丹溪先生心法·卷四·胁痛七十一》云：“痛甚者，肝火盛，以当归龙荟丸，姜汁下，是泻火之要药。……治内有湿热，两胁痛。先以琥珀膏贴痛处，却以生姜汁吞此丸。痛甚者，须炒令热服。草龙胆、当归、大栀子、黄连、黄芩各一两，大黄、芦荟半两，木香一钱半，黄柏一两，麝香半钱。一方加柴胡、川芎各半两。又方加青黛半两，蜜丸，治胁痛，曲丸，降肝火。上十味为末，面糊丸。”《医方集解·泻火之剂》云：“治一切肝胆之火，神志不宁，惊悸搐搦，躁扰狂越，头连目眩，耳鸣耳聋，胸膈痞塞，咽嗌不利，肠胃燥涩，两胁痛引少腹，肝移热于肺而咳嗽。亦治盗汗。当归（酒洗）、龙胆草（酒洗）、栀子（炒黑）、黄连（炒）、黄檗（炒）、黄芩（炒）一两，大黄（酒浸）、青黛（水飞）、芦荟五钱，木香二钱，麝香五分，蜜丸，姜汤下。此足厥阴手足少阳药也。肝木为生火之本，肝火盛则诸经之火相因而起，为病不止一端矣。故以龙胆、青黛直入本经而折之，而以大黄、芩、连、栀、檗通平上下三焦之火也。芦荟大苦大寒，气臊入肝，能引诸药同入厥阴，先平其甚者，而诸经之火无不渐平矣。诸药苦寒已甚，当归辛温，能入厥阴，和血而补阴，故以为君。少加木香、麝香者，取其行气通窍也。然非实火不可轻投。”

朱丹溪治一少妇病郁

一少妇年十九，因大不如意事，遂致膈满不食，累月惫甚，不能起坐，巳（脾）午（心）间发热面赤，酉（肾）戌（心包）退，夜小便数而点滴，脉沉涩而短小（沉为气滞，涩为血瘀，短小为虚），重取皆有，经水不足。此气不遂而郁于胃口，有瘀血而虚，中宫却因食郁而生痰。遂补泻兼施，以参、术各二钱，茯苓一钱，红花一豆大，带白陈皮一钱，浓煎，食前热饮之，少顷药行，与粥半匙，少顷与神佑丸，减轻粉、牵牛（减轻粉、牵牛，即小胃丹），细丸如芝麻大，津液咽下十五丸，昼夜二药，各进四服，至次日，食稍进，第三日，热退面不赤，七日而愈。

（录自《名医类案·卷二·郁》）

一位十九岁少妇，因为有很不如意的事，出现胸膈满闷，不欲饮食，几个月下来，疲惫不堪，不能起坐，上午巳时到午时（9 时至 13 时）发热面红，下午酉时到戌时（17 时至 21 时）发热面红消失，晚上小便次数多，点滴而出，脉象沉涩短小，沉取不消失，月经量少。这是由于事不如意而脾胃气郁，脾胃气虚兼有瘀血，脾胃因为食郁又产生了痰邪。于是以补泻兼施之法治疗，人参、白术、茯苓、陈皮、红花浓煎，饭前趁热服用，过一会儿服用少量粥，之后再服用神佑丸减轻粉、牵牛，做成芝麻粒大小，噙化十五粒，一昼夜用两遍，各服四次。到了第二天，能少量进食，第三天，没有出现发热面红，七天就痊愈了。

郁本于气，《丹溪心法·卷三·六郁五十二》云："气血冲和，万病不生，一有怫郁，诸病生焉。故人身诸病，多生于郁。"气郁而引起食郁、痰郁、血郁诸郁，久则脾失运化，精微失养。巳午间发热面赤提示心脾郁结有热，就脉象而言，沉为气滞，涩为血瘀，短小为虚，故治疗当补泻兼施，以人参益气健脾补其虚，白术、茯苓化湿健脾助人参之力，陈皮理气化痰，红花活血化瘀，浓煎取其药力集中。药前食后，助其胃气。神佑丸即三花神佑丸，见载于《丹溪心法·卷一·中湿四》："治一切水湿肿病，大腹实胀，喘满。轻粉一钱，大黄一两（为末），牵牛二两，芫花（醋拌炒）、甘遂、大戟各半两。上为末，滴水丸小豆大。初服五丸，每服加五丸，温水下，无时，日三。"神佑丸减轻粉、牵牛，即小胃丹。小胃丹见载于《丹溪心法·卷二·痰十三》："芫花（好醋拌匀，过一宿，瓦器不住手搅，炒令黑，不要焦）、甘遂（湿面裹，长流水浸半日，再用水洗，晒干，又水浸，冬七春秋五日，或水煮亦可）、大戟（长流水煮一时，再水洗，晒干）各半两，大黄（湿纸裹煨勿焦，切，焙干，再酒润炒熟，焙干）一两半，黄柏三两（焙炒）。上为末，粥丸麻子大。每服二三十丸，临卧，津液吞下，或白汤一口送下。取其膈上之湿痰热积，以意消息之，欲利则空心服。”每服量小，但持续服用以续药力。痰消瘀去，郁开食进而愈。

朱丹溪治一妇病郁

一妇暑月赴筵，坐次失序，自愧而成病，言语失伦。脉弦数，法当导痰清热补脾。其家不信，用巫治之，旬余而死。此妇痰热殆甚，乃以法尺惊其神，使血不宁，法水逆其肤，使汗不得泄，不死何俟？

（录自《名医类案·卷八·邪祟》）

金氏妇正值壮年，夏天赴筵，坐座位搞错了位置。回来后，其姑问起这件事，金氏妇非常难为情，感觉很惭愧，开始说话语无伦次。朱丹溪诊视，脉象弦数，应当用化痰清热、补益脾气的方法治疗。但是，她的家属不这样认为，还请了巫人来治疗，十几天她就死了。金氏妇痰热很盛，本来就非常危险，还用法尺惊扰了她的心神使血行不能安宁，法水冰伏了她的皮肤使汗不能正常外泄，怎么能够不死呢？

本案原载于《格致余论·虚病痰病有似邪祟论》：“又金氏妇壮年，暑月赴筵归，乃姑询其坐次失序，遂赧然自愧，因成此病，言语失伦，其中又多间一句曰：奴奴不是。脉皆数而弦。余曰：此非邪，乃病也，但与补脾清热导痰，数日当自安。其家不信，邀数巫者，喷水而咒之，旬余而死。或问曰：病非邪而邪治之，何遽至于死？余曰：暑月赴宴，外境蒸热，辛辣适口，内境郁热，而况旧有积痰，加之愧闷，其痰与热，何可胜言。今乃惊以法尺，是惊其神而血不宁也；喷以法水，是冰其体，密其肤，使汗不得泄也。汗不泄，则蒸热内燔；血不得宁，则阴消而阳不能独立也，不死何俟！”《丹溪先生治法心要·卷二·痰第二十》

云："金氏妇壮年，暑月赴筵回，乃姑询其坐次失序，自愧因成病，言语失伦，又多自责之言，两脉皆弦数。予曰：非鬼邪，乃病也，但与补脾导痰清热，数日当自安。其家不信，以数巫喷水，而恐之，旬余而死。"

在《格致余论》中，朱丹溪指出其病机是夏天时分，外界环境是湿热蒸腾，吃的饭菜也是辛辣助热的，遇到违背礼仪的事情，使得心境惭愧郁闷而化热，加之平素体内就有积痰，所以痰热很盛。法尺是道教法器，法水是巫者除病驱邪所用之水。道场仪式给患者也造成了很大的精神刺激。所以致使金氏妇郁郁而亡。患者为可治而未治，是可悲叹。

朱丹溪治一妇患梅核气

一妇人因七情，咽喉有核如绵，吐不出，咽不下，及两胁心口作痛，饮食少，胎已三月矣。用香附、砂仁、茯苓、陈皮各二钱，麦冬、厚朴、白术、人参、甘草各五分，枳壳、芍药、白豆蔻各八分，竹茹二钱，姜五片，煎服。心痛不止，加草豆蔻。

（录自《丹溪先生治法心要·卷三·噎膈》）

一位妇人因为情志方面的因素出现咽喉中有如绵的核状物，吐也吐不出来，咽也咽不下去，两胁胃脘疼痛，饮食减少，且已怀孕三个月了。服用香附、砂仁、茯苓、陈皮、麦冬、厚朴、白术、人参、甘草、枳壳、芍药、白豆蔻、竹茹、生姜。胃脘疼痛持续不止，加服草豆蔻。

患者面临的问题，其实有三。一者梅核气。《金匮要略·卷下·妇人杂病脉证并治第二十二》云："妇人咽中如有炙脔，半夏厚朴汤主之。半夏厚朴汤方：半夏一两，厚朴三两，茯苓四两，生姜五两，干苏叶二两。上五味，以水七升，煮取四升，分温四服，日三夜一服。”《金匮要略心典》云：“此凝痰结气，阻塞咽嗌之间，《千金》所谓咽中帖帖，如有炙肉，吞不下，吐不出者是也。半夏、厚朴、生姜辛以散结，苦以降逆，茯苓佐半夏利痰气，紫苏芳香，入肺以宣其气也。”《丹溪心法·卷二·痰十三》云：“喉中有物，咯不出，咽不下，此是老痰。”二者两胁心口作痛，即胃脘痛。《丹溪心法·卷四·心脾痛七十》云：“冷痛者，加草豆蔻仁炒末，姜汁炊饼丸服。”故患者当为胃中虚寒。三者妊娠三月，用药需考虑胎产因素。《丹溪心法·卷五·产前九十一》云：“产前安胎，白术、黄芩为妙药也。”《本草衍义补遗》云：“黄芩安胎者，乃上中二焦药，降火下行也。缩砂安胎者，治痛，行气也。若血虚而胎不安者，阿胶主之。”《丹溪先生治法心要·卷七·胎孕第二》在讨论一例孕三月胎必堕的妇人治疗时指出“以其妙年，只补中气，使血自荣，时初夏，教以浓煎白术汤，下黄芩末一钱，与数十帖，得保全而生”。故治疗以茯苓、陈皮、厚朴、枳壳、竹茹、生姜理气化痰，香附、砂仁理气安胎，白术、人参益气安胎，麦冬、芍药补益阴血，白豆蔻、甘草理气和中，半夏因其妊娠禁忌而不用，胃痛持续故加草豆蔻温中止痛。《丹溪心法·卷二·痰十三》还指出“痰结核在咽喉中，燥不能出入，用化痰药和咸药软坚之味，栝蒌仁、杏仁、海石、桔梗、连翘，少佐朴硝，以姜汁蜜和丸，噙服之”。

朱丹溪治陈状元弟忧

丹溪治陈状元弟，因忧病咳唾血，面黧色，药之十日不效。谓其兄曰：此病得之失志伤肾，必用喜解，乃可愈。即求一足衣食之地处之，于是大喜，即时色退，不药而愈。由是而言，治病必求其本，虽药中其病，苟不察其得病之因，亦不能愈也。

（录自《古今医案按·卷五·七情·忧》）

陈状元的弟弟因为忧虑过度出现咯血，面色黧黑，请朱丹溪诊治，服用药物十天没有好转。朱丹溪对陈状元说："你弟弟的病是因为意志不遂损伤了肾气，一定得用喜事来化解才能痊愈。"于是找了一个衣食无忧的地方来安置患者。陈状元的弟弟因此很高兴，病情很快好转而痊愈了。从这个例子来看，治病一定要探求根源，虽然药是对证的，但是不考虑患病的缘由即病因，也是不能够治愈的。

本案原载于《丹溪先生治法心要·卷五·咳血第六十》："一人因忧患病，咳吐血，面黧黑色，药之十日不效。谓其兄陈状元曰：此病得之失志而伤肾，必用喜解乃可愈。即求一足衣食地处之，于是大喜，即时色退，不药而愈。所以言治病必求其本，虽药得其所病之气，宜苟不得其致病之情，则方终不效也。"

《素问·阴阳应象大论》云："肺……在变动为咳，在志为忧，忧伤肺，喜胜忧。"忧病伤肺，故见咯血，母病及子，失志伤肾，色黑属肾，故患者面色黧黑，病得之忧且失志，故为肺肾同病。《素问·举痛论篇第三十九》云："喜则气缓。"喜悦则气可缓散。以喜解其忧，使其衣食无忧，为其治本之策。由此可见，情志因素对人的影响是很显著的。

倪维德治刘子正妻病厥

倪维德治一妇病气厥，笑哭不常，人以为鬼祟所凭。倪诊脉俱沉，胃脘必有积，有所积，必作疼。遂与二陈汤导之，吐痰升许而愈。此盖积痰类祟也。

（录自《名医类案·卷三·哭笑无常》）

刘子正的妻子患气厥，时而哭时而笑，人们以为是有鬼神作祟。请倪维德（1303—1377）诊视，患者双侧脉象都是沉脉。所以倪维德认为胃脘必定是有积滞，有了积滞就一定引起疼痛。于是给予二陈汤来导积滞外出，吐出痰涎数升后痊愈。这是痰邪积滞在里而类似鬼神作祟。

本案原载于清代张廷玉（1672—1755）等《明史·卷二百九十九·列传第一百八十七·方伎》："刘子正妻病气厥，或哭或笑，人以为祟。诊之曰：'两手脉俱沉，胃脘必有所积，积则痛。'问之果然。以生熟水导之，吐涎数升愈。"《素问·气厥论》云："胆移热於脑，则辛頞鼻渊（鼻渊者，浊涕下不止也），传为衄衊瞑目，故得之气厥也。"《黄帝内经太素·卷第二十六·寒热·寒热相移》杨上善注："此胆传之病，并因逆热气之所致也。"胆腑之热邪移转给脑，鼻腔内就会感到辛酸不适而引起鼻渊（鼻渊是经常流浓稠鼻涕的疾病），并可导致鼻中出血、眼屎增多而睁不开眼睛等症状，这些都是热邪上攻所造成的。但从文义来看，《素问·气厥论》中"故得之气厥也"可能为衍文。《黄帝内经太素》作"故得之厥气"。厥之发生，总属阴阳之气不相顺接。气厥，应属于发作性的意识障碍，本案中患者还有精神行为的异常。脾为生痰之源，中焦为气机升降的枢纽。倪维德诊视，据脉沉而断为积痰所致。胃中积痰，气机升降失常，气逆而厥，气郁而苦笑无常。治痰的具体措施，《名医类案》谓二陈汤，《明史》谓生熟水。

二陈汤出自《太平惠民和剂局方·卷之四·治痰饮·绍兴续添方》："二陈汤：治痰饮为患，或呕吐恶心，或头眩心悸，或中脘不快，或发为寒热，或因食生生冷，脾胃不和。半夏（汤洗七次）、橘红各五两，白茯苓三两，甘草（炙）一两半。上为㕮咀。每服四钱，用水一盏，生姜七片，乌梅一个，同煎六分，去滓，热服，不拘时候。"《医宗金鉴·卷二十九·删补名医方论》云："二陈汤：治肥盛之人，湿痰为患，喘嗽胀满。半夏（制）三钱，茯苓三钱，陈皮（去白）二钱，甘草一钱，上四味，加姜三片，水煎服。［集注］李中梓曰：肥人多湿，湿挟热而生痰，火载气而逆上。半夏之辛，利二便而去湿。陈皮之辛，通三焦而理气。茯苓佐半夏，共成燥湿之功。甘草佐陈皮，同致调和之力。成无己曰：半夏行水气而润肾燥。经曰辛以润之是也。行水则土自燥，非半夏之性燥也。或曰：有痰而渴，宜去半夏代以贝母。吴琨曰：渴而喜饮，小便利者易之。不能饮水，小便不利，虽渴宜半夏也。此湿为本，热为标，所谓湿极而兼胜己之化，非真象也。又东南之人，湿热生痰，故朱震亨主之加枳实、砂仁，名枳实二陈汤，其性较急也。先哲云：二陈为治痰之妙剂，其于上下、左右无所不宜，然只能治实痰之标，不能治虚痰之本。虚痰之本在脾胃，治者详之。”《医宗金鉴·卷四十一·杂病心法要诀·痰饮总括》云：“诸痰，谓一切痰，皆宜二陈汤治之。即橘红、半夏、茯苓、甘草也。因有苓、半，性过渗燥，故与燥痰不相当也。”

关于生熟水，《本草纲目·水部·第五卷·生熟汤》载：“以新汲水、百沸汤合一盏和匀，故曰生熟。今人谓之阴阳水。”其气味甘咸，“调中消食。凡痰疟，及宿食毒恶之物，胪胀欲作霍乱者，即以盐投中，进一二升，令吐尽痰食，便愈”。关于其功用，李时珍认为“上焦主纳，中焦腐化，下焦主出。三焦通利，阴阳调和，升降周流，则脏腑畅达。一失其道，二气淆乱，浊阴不降，清阳不升，故发为霍乱呕吐之病。饮此汤辄定者，分其阴阳，使得其平也”。

倪维德，字仲贤，江苏吴县人，晚年自号敕山老人，著有眼科专著《原机启微》三卷，并校订刊行《东垣试效方》。其祖父倪秀文、父倪昌嗣均以医名。《明史》谓其“幼嗜学，已乃业医，以《内经》为宗。病大观以来，医者率用裴宗元、陈师文《和剂局方》，故方新病多不合。乃求金人刘完素、张从正、李杲三家书读之，出而治疾，无不立效。……尝言：‘刘、张二氏多主攻，李氏惟调护中气主补，盖随时推移，不得不然。’故其主方不执一说”。

滑伯仁治夏子韶妻病痿

滑伯仁治一妇，始病疟，当夏月，医以脾寒胃弱，久服桂附等药（久服则偏胜），后疟虽退，而积火焰炽，致消谷善饥，日数十饭犹不足，终日端坐如常人，第目昏不能视，足弱不能履，腰胯困软，肌肉虚肥。至初冬，伯仁诊之，脉洪大而虚濡，曰："此痿症也，长夏过服热药所致，盖夏令湿当权，刚剂太过，火湿俱甚，肺热叶焦，故两足痿易而不为用也。"遂以东垣长夏湿热成痿之法治之。日食益减，目渐能视，至冬末，忽下榻行步如故。

（录自《名医类案·卷八·痿》）

夏子韶的妻子在夏天六七月的时候罹患疟疾，医生认为是脾寒胃弱，于是较长时间地服用肉桂、附子等药物。后来，疟疾虽然好了，但是出现消谷善饥，每天吃无数顿饭仍然觉得没吃饱，整天像正常人一样正襟端坐着，直到两眼昏花看不清东西，两腿无力不能走路，腰胯困软，肌肉虚胖。到了初冬，夏子韶请滑伯仁（1304—1386）诊视，其妻脉象洪大而虚濡。滑伯仁说："这是痿证。在长夏的时节过度服用热性药物所导致的，这是因为长夏时节是湿气为主，服用热性药物过多，则火气和湿气都会很厉害，肺热叶焦，所以两只脚就变得不堪任用了。"于是采用李东垣治疗长夏湿热成痿的方法治疗。患者每天的饮食量逐渐减少，眼睛逐渐能看清东西，到了冬末，有一天突然就能下床，像以前一样走路了。

本案原载于明代朱右（1314—1376）《白云稿·卷十一·撄宁生传》："夏子韶妻始病疟，当六七月，他医以为脾寒胃弱，久服桂附后，疟虽退而积火燔炽，致消谷善饥，日数十饭犹不足，终日端坐如常人。弟目昏不能视，足弱不能履，腰胯困软，肌肉虚肥。至初冬，子韶谒撄宁生往候。脉洪大而虚濡，曰：'此痿证也。长夏过服热药所致。盖夏令湿当权，刚剂太过，火湿俱甚，肺热叶焦，故两足痿易而不为用也。东垣有长夏湿热成痿之法，当以此治之。'食日益减，目渐能视。至冬末，忽自起下榻，行步如故。"

滑伯仁先习儒书于韩说先生，后弃儒学医，师从京口（今江苏镇江）名医王居中、东平高洞阳。学习经典而作《读素问钞》《难经本义》，研究针灸而作《十四经发挥》。临证论病，本于内经，而又能旁参金元诸子经验。明代朱右所撰《白云稿·卷十一·撄宁生传》是最早详细记载滑伯仁事迹的传记，载"故其行有治验，所至人争延，致以得撄宁生诊视，一决生死为无憾。生无间贫富，皆往治，报不报，弗较也，遂知名吴楚间，在淮南曰滑寿，在吴曰伯仁氏，在鄞越曰撄宁生。云生年七十余，颜容如童，行步轻捷，饮酒无筴，人有请，虽祁寒暑雨弗惮，世多德之。其治法往往奇中，人间能言之，故记者颇多"。撄宁生为滑伯仁晚年自号。撄宁，语出《庄子·大宗师》："其为物无不将也，无不迎也，无不毁也，无不成也，其名为撄宁。撄宁也者，撄而后成者也。"撄为扰动之意，撄宁指经过扰动之后归于寂静，是庄子所追求的极高修养境界，即接触外物而不为所动，保持心神宁静。这里的淮南指以仪真（今仪征）为中心的地区，吴地指以杭州城为中心的地区（今苏州省南部、浙江省北部）；鄞越指以四明城（今宁波）、上虞、余姚为中心的地区（今宁绍地区）。滑伯仁之学术，当以儒为基，以道为翼，以医为体，渊源深厚，疗效出众，从而名闻江浙苏楚。

《素问·痿论篇第四十四》论述痿证的机制，“肺热叶焦，则皮毛虚弱急薄，著则生痿躄也”“五藏因肺热叶焦，发为痿躄”。肺脏有热，肺叶就会枯萎，肺主皮毛，皮毛也会呈现虚弱急薄的状态，稽留而严重者就会导致四肢痿废不用的发生，由于肺热液涸，不能敷布精血津液，内不能养脏腑，外不能濡五体，才出现脉痿、筋痿、肉痿、骨痿。夏子韶妻先病疟，以热药致胃强脾弱，虽消谷善饥而精微不能归于正化，肌肉虚胖而肢体痿软。究其因，乃湿热内盛，肺热叶焦。

金代李东垣《内外伤辨惑论·卷二·暑伤胃气论》云：“《刺志论》云：‘气虚身热，得之伤暑。’热伤气故也。《痿论》云：‘有所远行劳倦，逢大热而渴，渴则阳气内伐，内伐则热舍于肾；肾者水脏也，令水不能胜火，则骨枯而髓虚，故足不任身，发为骨痿。故《下经》曰：骨痿者，生于大热也。’此湿热成痿，令人骨乏无力，故治痿独取阳明。时当长夏，湿热大胜，蒸蒸而炽，人感之多四肢困倦，精神短少，懒于动作，胸满气促，肢节沉疼；或气高而喘，身热而烦，心下膨痞，小便黄而少，大便溏而频，或痢出黄糜，或如泔色；或渴或不渴，不思饮食，自汗体重；或汗少者，血先病而气不病也。其脉中得洪缓，若湿气相搏，必加之以迟，迟病虽互换少差，其天暑湿令则一也。宜以清燥之剂治之，名之曰清暑益气主之。”此即东垣长夏湿热成痿之法，同样的论述在其《脾胃论·卷中·长夏湿热胃困尤甚用清暑益气汤论》中也可见到。《素问·刺志论篇第五十三》讲气不足而身体发热，是因为遭受了暑热的伤害。这是热邪伤气的缘故。《素问·痿论篇第四十四》讲有的因为远行劳顿，又遇到热的天气，感到口渴，口渴是人体内部的阳明之气亏乏，于是虚热就侵入到肾脏；肾主水，属水脏，水不能胜火，就会出现骨枯髓空，导致双下肢不能支持身体，产生骨痿；所以

《下经》才说骨痿是由于大热所引起的。李东垣认为这就是湿热成痿的机制，使人疲乏无力，兼见湿滞热盛气伤的诸多表现，所以治疗痿证应当重视阳明之气，创制了清暑益气汤。在《脾胃论·卷下·湿热成痿肺金受邪论》中还有一段论述，“六七月之间，湿令大行，子能令母实而热旺，湿热相合，而刑庚大肠，故寒凉以救之。燥金受湿热之邪，绝寒水生化之源，源绝则肾亏，痿厥之病大作，腰以下痿软瘫痪，不能动，行走不正，两足欹侧。以清燥汤主之”。类似论述在其《兰室秘藏·卷下·自汗门》中也可见到。

《内外伤辨惑论》所载清暑益气汤为：黄芪（汗少者减五分）、苍术（泔浸去皮）以上各一钱五分，升麻一钱，人参（去芦）、白术、橘皮、神曲（炒）、泽泻以上各五分，甘草（炙）、黄柏（酒浸）、当归身、麦门冬（去心）、青皮（去白）、葛根以上各三分，五味子（九个），上㕮咀，作一服，水二盏，煎至一盏，去滓，稍热服，食远。《脾胃论》所载清暑益气汤为：黄芪（汗少减五分）、苍术（泔浸，去皮）、升麻以上各一钱，人参（去芦）、泽泻、神曲（炒黄）、橘皮、白术以上各五分，麦门冬（去心）、当归身、炙甘草以上各三分，青皮（去白）二分半，黄柏（酒洗，去皮）二分或三分，葛根二分，五味子（九枚），上件同㕮咀，都作一服，水二大盏，煎至一盏，去滓，大温服，食远，剂之多少，临病斟酌。两书所载，剂量略有差异。方义阐释两书亦有差异，《内外伤辨惑论》谓：“《内经》云：‘阳气者，卫外而为固也，炅则气泄。’今暑邪干卫，故身热自汗。以黄芪、人参、甘草补中益气为君；甘草、橘皮、当归身甘辛微温，养胃气，和血脉为臣。苍术、白术、泽泻渗利除湿。升麻、葛根苦甘平，善解肌热，又以风胜湿也。湿胜则食不消而作痞满，故炒曲甘辛，青皮辛温，消食快气。肾恶燥，急食辛以润之，故以黄柏苦辛寒，借甘味泻热补水虚者滋其化源。以五味子、麦门冬酸甘微寒，救天暑之伤庚金为佐也。……此病皆因饮食失节，劳倦所伤，日渐因循，损其脾胃，乘暑天而作病也。”《脾胃论》谓：“《内经》云：‘阳气者，卫外而为固也，炅则气泄。’今暑邪干卫，故身热自汗。以黄芪甘温补之为君；人参、橘皮、当归、甘草，甘微温，补中益气为臣；苍术、白术、泽泻，渗利而除湿，升麻、葛根，甘苦平，善解肌热，又以风胜湿也。湿胜则食不消而作痞满，故炒曲甘辛，青皮辛温，消食快气，肾恶燥，急食辛以润之，故以黄柏苦辛寒，借甘味泻热补水虚者滋其化源；以人参、五味子、麦门冬，酸甘微寒，救天暑之伤于庚金为佐。……此病皆由饮食劳倦，损其脾胃，乘天暑而病作也。”宜从《内外伤辨惑论》。

《脾胃论》所载清燥汤为：黄连（去须）、酒黄柏、柴胡以上各一分，麦门冬、当归身、生地黄、炙甘草、猪苓、曲以上各二分，人参、白茯苓、升麻以上各三分，橘皮、白术、泽泻以上各五分，苍术一钱，黄芪一钱五分，五味子九枚，上㕮咀，如麻豆大，每服半两，水二盏半，煎至一盏，去滓，稍热，空心服。《兰室秘藏》所载清燥汤为：黄芪一钱五分，橘皮、白术、泽泻以上各五分，人参、白茯苓、升麻以上各三分，炙甘草、麦门冬、当归身、生地黄、神曲末、猪苓以上各二分，柴胡、酒黄柏、黄连、苍术以上各一分，五味子九个，上剉如麻豆大，每服五钱，水二盏，煎至一盏，去滓，空心热服。两方剂量略有差异。

滑伯仁治天宁寺僧病狂

滑伯仁治一僧，病发狂谵语，视人皆为鬼，诊其脉累累如薏苡子，且喘且搏，曰：此得之阳明胃实。《素问》云：阳明主肉，其经血气并盛，甚则弃衣升高，逾垣妄詈。遂以三化汤三四下，复进以火剂（琇按：火剂，子和谓是黄连解毒汤），乃愈（下法）。

（录自《名医类案·卷八·颠狂心疾》）

滑伯仁曾治疗过一位天宁寺的僧人，患病狂乱，言语混乱，把人都当作鬼。滑伯仁诊视，他的脉象连续不断像薏苡仁成串一样，呼吸急促，还躁动不止。滑伯仁认为这是阳明胃实的缘故。《素问》："阳明主肉，其经血气并盛，甚则弃衣升高，逾垣妄詈。"于是给予三化汤，服后大便三四次，又给予火剂服用，获得痊愈。

本案原载于《白云稿·卷十一·撄宁生传》："天宁寺僧病发狂谵妄，视人皆为鬼。寿诊其脉，累累如薏苡子，且喘且搏，曰：'此得之阳明胃实。《素问》云：阳明主肉，其经血气并盛，甚则弃衣升高，踰垣妄骂。'寿以三化汤三四下，复进以火剂，乃脱然如故。"

《素问·阳明脉解篇第三十》阐述了邪客阳明导致发狂的机制，"阳明主肉，其脉血气盛，邪客之则热，……病甚则弃衣而走，登高而歌，或至不食数日，逾垣上屋，所上之处，皆非其素所能也，……阳盛则使人妄言骂詈不避亲疏"。阳明主宰肌肉，其经脉多血多气，外邪侵犯它就会发热，阳明病重的时候能脱掉衣服乱跑，登到高处唱歌，或者几天不吃饭，跳墙上房，这些都不是其平素所能够做的，阳气偏盛就会使人出现骂人而不避亲疏。《难经·五十九难》云："其脉三部阴阳俱盛是也。"脉象是寸关尺三部不论轻举重按都盛大有力。滑寿《难经本义》注云："狂疾发于阳，故其状皆自有余而主动；癫疾发于阴，故其状皆自不足而主静。其脉三部阴阳俱盛者，谓发于阳为狂，则阳脉俱盛；发于阴为癫，则阴脉俱盛也。"阳明多气多血，其大络通心。阳明胃实，气盛作狂；火热扰心，神识不明，病发狂语；神窍不利，视人为鬼。本案乃阳明胃实之证，故需泻下阳明，应用三化汤及黄连解毒汤均是金元诸子经验。三化汤可下阳明之实，黄连解毒汤可清阳明之热。黄连解毒汤被称为火剂，当指其为治疗火热证之剂。

滑伯仁治杭妓病狂

一妓患心疾，狂歌痛哭，裸裎妄詈，问之则瞪视默默。脉沉坚而结，曰："得之忧愤沉郁，食与痰交积胸中。"涌之，皆积痰裹血，后与大剂清上膈，数日如故。

（录自《名医类案·卷三·哭笑无常》）

杭州的一个歌妓罹患精神异常，发狂地歌唱，痛哭着乱骂，衣着也不整，询问她有何痛苦，她却眼睛盯着别人而不说话。请滑伯仁诊视，发现她的脉象沉坚而结，滑伯仁说："她的病是因为忧愁和愤怒无法宣泄，沉郁在里，食与痰交织在一起，郁积在胸中才得的。"遂给予服用涌吐药，吐出来的都是郁积的痰，且混杂着血，又给予黄连解毒汤来清泄膈上之郁火，几天之后就痊愈了。

本案原载于《白云稿·卷十一·撄宁生传》："杭妓有患心疾，狂歌，痛哭，裸裎，妄骂，问之则瞪视默默。其父母固邀伯仁诊视。脉沉坚而结，曰：'得之忧愤沉郁，食与痰交积胸中。'涌之，皆积痰裹血，复与火剂清上膈，数日如故。"

该歌妓所患之狂，与天宁寺僧显然不同，似乎是双相情感障碍。滑寿认为其脉沉坚而结，《诊家枢要·持脉手法》谓"沉为阴为里，诊为湿为实"，属于情感不得疏泄，忧愤沉郁，痰食交积，郁于胸中所致。病在胸膈，当以涌吐之法。"大剂"与"火剂"有形近而讹之争，所指应为黄连解毒汤。此案极类张从正之治法。

滑伯仁治汪泽民病郁

滑伯仁治一人病怔忡善忘，口澹、舌燥、多汗、四肢疲软、发热、小便白而浊（有形，有形作血论）。众医以内伤不足，拟进茸、附等药未决。脉之，虚大而数（数则为火）。曰：“是由思虑过度，厥阴之火为害耳。夫君火以名，相火以位，相火代君火行事者也。相火一扰，能为百病，百端之起，皆由心生。越人云：忧愁思虑则伤心。其人平生志大心高，所谋不遂，抑郁积久，致内伤也。”服补中益气汤、朱砂安神丸，空心进小坎离丸，月余而安。

（录自《名医类案·卷八·怔忡》）

汪泽民罹患心慌，记性差、好忘事，口中乏味，舌头干燥，出汗多，四肢疲乏无力，自觉发热，小便色白混浊。所请的医生都认为是内伤不足之虚证，计划采用鹿茸、附子等药物来治疗。赵彦博认为不妥，与医生争论，没有做出最后决定，赵彦博久坚持请滑伯仁来诊视。汪泽民的脉象虚大而数，滑伯仁诊视后说：“这是由于思虑过度，阳气上逆化火导致的病症。少阴君火主导人体的生长变化，少阳相火的作用才能正常。相火取代了君火来主导使得阳气上逆化火为害。相火扰动，会引起许多疾病，这些疾病的源头都是由于君火不能主导才产生的。扁鹊在《难经·四十九难》里说‘忧愁思虑过度就会损伤心’。汪泽民平常志向远大，心气很高，所希望的不能实现，抑郁持续时间长了，导致了内伤。”遂给予服用补中益气汤、朱砂安神丸，空腹服用小坎离丸，一个多月就痊愈了。

本案原载于《白云稿·卷十一·撄宁生传》：“汪泽民病怔忡善忘，口淡舌燥，多汗，四肢疲软，发热，小便白而浊。众医以内伤不足拟进茸、附。赵彦博争之未决，固招伯仁至。视其脉虚大而数，曰：'是由思虑过度，厥阳之火为患耳。夫君火以名，相火以位，相火代君火行事者也。相火一扰能为百病，况厥阳乎。百端之起，皆自心生。越人云：忧愁思虑则伤心。汪君平生志大心高，所谋不遂，抑郁积久，致内伤也。然抱薪救火，望安奚能。'遂命服东垣补中益气汤、朱砂安神丸，空心则进小坎离丸。月余彦博抵书云：汪之疾瘳矣。"又重复载于《名医类案·卷二·内伤》："滑伯仁治一人病怔忡善忘，口澹、舌燥、多汗、四肢疲软、发热、小便白而浊。众医以内伤不足，拟进茸、附。伯仁诊其脉，虚大而数，曰：'是由思虑过度，厥阴之火为患耳。夫君火以名，相火以位，相火代君火行事者也。相火一扰，能为百病，况厥阳乎，百端之起，皆自心生。越人云：忧愁思虑则伤心。其人平生志大心高，所谋不遂，抑郁积久，致内伤也。然抱薪救火，望安奚能。'遂命服补中益气汤、朱砂安神丸，空心则进小坎离丸，月余而安。"汪泽民所谋不遂，抑郁久积，化热生风，上扰于心，故见怔忡善忘，口淡舌燥，发热多汗；脾主四肢，木郁克土，故见四肢疲软；肝肾皆寄相火，阳扰于上，下气化不利，故见小便白而浊。前医皆误作内伤不足，进茸、附以温补，于病不妥。病由思虑过度，脾失健运，厥阴之火为害，故以补中益气汤补土抑木，兼制厥阴火害，辅以朱砂安神丸镇心安神，清热养血，小坎离丸通补心肾。

《素问·天元纪大论篇第六十六》云："君火以明，相火以位。"唐代王冰（约710—805）注云："君火在相火之右，但立名于君位，不立岁气，故天之以气，不偶其气以行君火之正，守位而奉天之命，以宣行火令耳。以名奉天，故曰君火以名；守位禀命，故曰相火以位。"相火原为运气中的概念，指时令节序的六气变化。后世医家逐渐将其引申到人体脏腑之气中，如宋代钱乙“肝有相火”、刘河间称肾为相火、张元素称三焦相火、张从正称胆为相火等。元代朱丹溪《格致余论·相火论》：“太极动而生阳，静而生阴。阳动而变，阴静而合，而生水、火、木、金、土，各一其性。惟火有二，曰君火，人火也；曰相火，天火也。火内阴而外阳，主乎动者也，故凡动皆属火。以名而言，形气相生，配于五行，故谓之君；以位而言，生于虚无，守位禀命，因其动而可见，故谓之相。天主生物，故恒于动；人有此生，亦恒于动；其所以恒于动，皆相火之为也。”指出相火以阴为基，以阳为用，相火之常为人身动气。“见于天者，出于龙雷，则木之气；出于海，则水之气也。具于人者，寄于肝肾二部，肝属木而肾属水也。胆者，肝之腑；膀胱者，肾之腑；心胞络者，肾之配；三焦以焦言，而下焦司肝肾之分，皆阴而下者也”，指出肝、肾、胆、心胞络、三焦均内寄相火。“相火易起，五性厥阳之火相扇，则妄动矣。火起于妄，变化莫测，无时不有，煎熬真阴，阴虚则病，阴绝则死。君火之气，经以暑与湿言之；相火之气，经以火言之，盖表其暴悍酷烈，有甚于君火者也，故曰相火元气之贼”，进一步认为相火之变为元气之贼，能够耗散人体正气，引起诸病。其在《格致余论·阳有余阴不足论》中指出“心，君火也，为物所感则易动。心动则相火亦动，动则精自走，相火翕然而起”。目前一般认为心为君主之官，君火指心火，居于上焦，主宰全身；相火居于下焦，温养脏腑，以潜藏守伏为宜。两者各安其位，推动人体的功能活动。

补中益气汤与朱砂安神丸均出于金代李东垣《内外伤辨惑论·卷中·饮食劳倦论》：“苟饮食失节，寒温不适，则脾胃乃伤；喜怒忧恐，劳役过度，而损耗元气。既脾胃虚衰，元气不足，而心火独盛。心火者，阴火也，起于下焦，其系系于心，心不主令，相火代之；相火，下焦胞络之火，元气之贼也。火与元气不能两立，一胜则一负。脾胃气虚，则下流于肾，阴火得以乘其土位。故脾胃之证，始得之则气高而喘，身热而烦，其脉洪大而头痛，或渴不止，皮肤不任风寒而生寒热。盖阴火上冲，则气高而喘，身烦热，为头痛，为渴，而脉洪大；脾胃之气下流，使谷气不得升浮，是生长之令不行，则无阳以护其荣卫，不任风寒，乃生寒热，皆脾胃之气不足所致也。……惟当以甘温之剂，补其中，升其阳，甘寒以泻其火则愈。《内经》曰：劳者温之，损者温之。盖温能除大热，大忌苦寒之药泻胃土耳，今立补中益气汤。补中益气汤：黄芪（劳役病热甚者一钱）、甘草（炙）以上各五分，人参（去芦）、升麻、柴胡、橘皮、当归身（酒洗）、白术以上各三分。上件㕮咀，都作一服，水二盏，煎至一盏，去滓，早饭后温服。如伤之重者，二服而愈，量轻重治之。”李东垣认为内伤的发生主要是元气与阴火的相互制约关系失调所致。元气不足，阴火亢盛，耗伤元气，引起发病。其所谓阴火主要是指相火，元气主要是指脾胃元气，所以，内伤发热当用甘温除热之法，而应慎用苦寒伤胃之剂。

在其后的“立方本指”中，详细阐述了方义：“夫脾胃虚者，因饮食劳倦，心火亢甚，而乘其土位，其次肺气受邪，须用黄芪最多，人参、甘草次之。脾胃一虚，肺气先绝，故用黄芪以益皮毛而闭腠理，不令自汗，损其元气。上喘气短，人参以补之。心火乘脾，须炙甘草之甘以泻火热，而补脾胃中元气；若脾胃急痛并大虚，腹中急缩者，宜多用之，经云：急者缓之。白术苦甘温，除胃中热，利腰脐间血。胃中清气在下，必加升麻、柴胡以引之，引黄芪、人参、甘草甘温之气味上升，能补卫气之散解，而实其表也，又缓带脉之缩急；二味苦平，味之薄者，阴中之阳，引清气上升也。气乱于胸中，为清浊相干，用去白陈皮以理之，又能助阳气上升，以散滞气，助诸甘辛为用。口干咽干加干葛。脾胃气虚，不能升浮，为阴火伤其生发之气，荣血大亏，荣气不营，阴火炽盛，是血中伏火日渐煎熬，血气日减，心包与心主血，血减则心无所养，致使心乱而烦，病名曰悗。悗者，心惑而烦闷不安也，故加辛甘微温之剂生阳气，阳生则阴长。或曰：甘温何能生血？曰：仲景之法，血虚以人参补之，阳旺则能生阴血，更以当归和之。少加黄柏以救肾水，能泻阴中之伏火。如烦犹不止，少加生地黄补肾水，水旺而心火自降。”

前论之后，紧接着就列出了朱砂安神丸，“如气浮心乱，以朱砂安神丸镇固之则愈。朱砂安神丸：朱砂五钱（另研水飞为衣），甘草五钱五分，黄连（去须净，酒洗）六钱，当归（去芦）二钱五分，生地黄一钱五分。《内经》曰：热淫所胜，治以甘寒，以苦泻之。以黄连之苦寒，去心烦，除湿热为君。以甘草、生地黄之甘寒，泻火补气，滋生阴血为臣。以当归补其血不足。朱砂纳浮溜之火，而安神明也。上件除朱砂外，四味共为细末，汤浸蒸饼为丸，如黍米大，以朱砂为衣。每服十五丸或二十丸，津唾咽下，食后，或温水、凉水少许送下亦得”。

小坎离丸未能查检到，《古今图书集成医部全录·卷二百六十九·淋浊遗精门方》载有坎离丹，“既济水火，滋补心肾，止白浊梦遗。酸枣仁净肉（研）、辰砂各一两，乳香半两（研），附子一个（炮去皮脐）。上为细末，研匀，炼蜜为丸，如鸡头实大。每服五丸，灯心汤温酒送下。须是腊月合，以磁器收之”，可以参考。

滑伯仁治夏思忠病郁

一人病胸膈胀痛，心怔忡，呕逆、烦懑不食，情思惘惘不暂安，目睆睆无所睹。伯仁视之，六脉皆涩结不调（涩为气滞血少，结则为痰），无复参伍，甚怪之。既徐察之，其人机深，忧思太过，加之脾胃内伤，积为痰涎，郁于上膈然也。《素问》曰：“思则气结。”又云：“阴气者，静则神藏，躁则消亡，饮食自倍，肠胃乃伤。”其是之谓乎？为制祛痰顺气，服之平。

（录自《名医类案·卷八·怔忡》）

夏思忠罹患胸膈胀痛，心慌不安，呕吐，胃脘胀闷，没有胃口，神情呆滞，对什么也没兴趣。请滑伯仁诊视，其脉象六部都是结涩而不规律的，脉证不能相参互证，感觉很奇怪，于是再慢慢分辨，最终认为：“夏思忠心思很重，过于忧思，再加上脾胃内伤，气滞津液积聚成痰涎，郁积在膈上就成了这个样子。《素问·举痛论篇第三十九》讲：‘过度思虑则气机就会郁结。’《素问·痹论篇第四十三》又说：‘五脏的阴气，安静时就精神内藏，躁动时就易于耗散。假如饮食过多了，胃肠就会受伤。’讲的就是这个道理。”给夏思忠调制祛顺丸，服用后就恢复平和了。夏思忠病愈后感叹说：“我的病请医生诊治无效，就认为世上没有治病的药；服用了滑伯仁先生的祛痰顺气药，才知道世上还是有治病的药啊！”

本案原载于《白云稿·卷十一·撄宁生传》：“夏思忠病胸膈胀痛，心怔忡，呕逆、烦懑不食，情思惘惘不暂安，目眈眈无所睹。撄宁生视之，六脉皆结涩不调，无复三五，甚怪之，既徐而察之：‘其人机深，忧思太过，加之脾胃内伤，积为痰涎，郁于上膈然也。《素问》云：思则气结。又云：阴气者，静则神藏，躁则消亡，饮食自倍，肠胃乃伤。其是之谓乎！’为制祛顺丸服之，旋复平和。思忠曰：‘吾疾招治罔效，始以为天下无药；服生祛顺丸，乃知天下有药矣！’”眈，音荒，目不明状。

滑寿擅长脉诊，其在《诊家枢要·持脉手法》中指出：“大抵提纲之要，不出浮、沉、迟、数、滑、涩之六脉也。……浮为阳为表，诊为风为虚；沉为阴为里，诊为湿为实；迟为在藏，为寒为冷；数为在府，为热为燥；滑为血有余；涩为气独滞也。”夏思忠脉证有异于常，其涩结之脉是因为气滞。思则气结，气滞痰生；思虑伤脾，脾不运水，津聚为痰。故其治应祛痰顺气，开其滞结。祛顺丸未能查检到，当为量身定制的行气化痰之药剂。

滑伯仁治夏仲儒病恐

一人因事恐怖，心常惕惕，如畏人捕之状。诊其脉，豁豁然虚大而浮，体热多汗（前案亦发热多汗，但前案有形，此案无形）。曰：凡病得之从高坠下，惊仆击搏，恶血留滞，皆从中风论，终归厥阴，此海藏之说也。盖厥阴多血，其化风木故也。有形当从血论，无形当从风论（定评）。今疾是走无形也，从风家治之，兼化痰散结，佐以铁粉朱砂丸，愈。

（录自《名医类案·卷八·怔忡》）

夏仲儒因为赴海之事被拘禁扣留，持续地害怕，心里老是惕惕不安，就好像害怕被捕一样。请滑伯仁诊视，发现他的脉象虚大而浮，空落落的，同时发热汗多。滑伯仁说："王海藏认为凡是因为从高处坠下、受惊跌倒、攻击打斗而导致的瘀血留滞，都可以按照中风来论治，最终还是归结为厥阴肝经。这是因为肝主藏血，厥阴为多血之经，其变化是风木。有形的病证应该按照瘀血来论治，无形的病证应该按照风证来论治。现在夏仲儒的病证应该是属于无形的邪气所致。"于是按照风证来治疗，兼顾化痰散结之法，并配伍了铁粉朱砂丸，最终痊愈。

本案原载于《白云稿·卷十一·撄宁生传》："其（夏子韶）侄夏仲儒因拘留赴海，积恐怖，心常惕惕，如畏人捕之状。撄宁生视之，脉豁豁然虚大而浮，体热多汗，曰：'凡病得之，从高坠下，惊仆击搏，留滞恶血，皆从中风论，终归厥阴，此海藏之说也。盖厥阴多血，其化风木然也。有形当从血论，无形当从风论。今仲儒之疾是走无形也。'从风家治之，兼为化痰散结，佐以铁粉朱砂丸，良瘉。”夏子韶因事恐怖，心怀不安，惕惕日久，心血暗耗，神不主形，如人将捕。脉虚大而浮、体热多汗是阴虚阳浮。风家属肝，故治以平肝潜阳，兼化痰散结，佐以铁粉朱砂丸重镇安神。

《灵枢·邪气藏府病形第四》云：“有所堕坠，恶血留内，若有所大怒，气上而不下，积于胁下，则伤肝。”肝胆之经，俱行于胁下，经属厥阴、少阳。如果从高处堕坠，瘀血留滞于内；又因大怒的刺激，气上冲而不下，郁结胁下，就会使肝脏受伤。《灵枢·贼风第五十八》云：“若有所堕坠，恶血在内而不去。……此亦有故邪留而未发，因而志有所恶，及有所慕，血气内乱，两气相搏。”或者有因堕坠，瘀血在内未散。这也是先有宿邪留在体内还没有发作，由于情志上有厌恶的事或向往的事都没有如愿，导致血气不和，运行逆乱，新病与宿邪相搏而致发病。金代李东垣《医学发明·中风同从高坠下》：“夫从高坠下，恶血留于内，不分十二经络，圣人俱作风中肝经，留于胁下，以中风疗之。血者，皆肝之所主，恶血必归于肝，不问何经之伤，必留于胁下，盖肝主血故也。痛甚，则必有自汗，但人有汗出，皆为风证。诸痛皆属于肝木，既败血凝冱，从其属入于肝也。从高坠下，逆其上行之血气，非肝而何？非伤风无汗，既自汗，必是自风化也。”海藏即王好古（约1200—1264），其师承李东垣，尽得其传。李东垣认为从高坠下的治疗与中风是类似的，分析原因是因为肝主藏血，损伤后瘀血亦会归于肝，瘀血疼痛时出汗不是伤风所致，而是从肝而化的风象。王好古进一步引申，认为各种原因所致的瘀血均归厥阴，应从中风论治。这些都是属于有形的病证。滑寿在对比分析后指出夏子韶所患应是属于无形的病证，脉浮为阳为表，诊为风为虚，属于肝气不能敛藏，动摇于上的风证，故按风证治疗，且治疗很久方才获效。铁粉朱砂丸未能查检到，推测当属于重镇之类。

滑伯仁治魏仲彬妹病热入血室

滑伯仁治一产妇，恶露不行，脐腹痛，头疼，身寒热。众皆以为感寒，温以姜、附，益大热，手足搐搦（投姜、附后始搐搦，由燥剂搏血而风生），语谵目撺。诊其脉弦而洪数，面赤目闭，语喃喃不可辨，舌黑如炲，燥无津润，胸腹按之不胜手，盖燥剂搏其血，内热而风生，血蓄而为痛也（此等案宜细心熟玩，若是虚寒，手足岂不厥冷，况症有舌黑，腹有不胜按，在三四日者乎？又况面赤、洪数之脉耶！）。曰：此产后热入血室，因而生风。即先为清热降火，治风凉血，两服颇爽。继以琥珀、牛黄等，稍解人事。后以张从政三和散，行血破瘀，三四服，恶露大下如初，时产已十日矣，于是诸症悉平。

（录自《名医类案·卷十一·产后》）

胡茂林的儿媳妇是魏仲彬的妹妹，刚分娩产后两天，恶露排出不畅，腹部疼痛，头痛发热。当时正值隆冬，所请的医生都认为是外受寒邪，采用附子、干姜等温散寒邪，发热却更厉害了，手足抽搐，两目斜视，胡言乱语。遂请滑伯仁来诊视，发现她的脉弦洪数，同时眼睛闭着，面色发红，话语低微但不能分辨所云，舌苔黑而干燥，胸腹部按之则痛。滑伯仁认为这是温热燥烈的药剂入血助热，热盛生风，瘀血蓄于内而导致疼痛，就告诉家人："这是分娩后热入血室，所以产生了风象。"于是先给予清热降火、治风凉血的药物，服了两次就感觉很舒服了，之后又服用琥珀、牛黄等药物，神智就清醒了，后来又服用张从正三和散行血破瘀，服了三四剂，恶露就像刚分娩了似地顺畅地排了出来，这时分娩后已经十天了，就这样各种病证都好了。

本案原载于《白云稿·卷十一·撄宁生传》："胡茂林子妇，

魏仲彬妹也，新产二日，恶露不行，脐腹痛，头疼，身寒热。当隆冬时，众医皆以为感寒，温以姜、附，益大热，手足搐搦，语谵目撺。仲宾固邀请生往诊。脉弦而洪数，面赤目闭，语喃喃不可辨，舌黑如炲，燥无津润，胸腹按之不胜手。盖燥剂搏其血，内热而风生，血蓄而为痛也。生曰：'此产后热入血室，因而生风。'即先为清热降火、治风凉血，两服颇爽，继以琥珀、牛黄等，稍解人事，后以张从正三和散行血破瘀，三四服恶露大下如初，时产已十日矣，于是诸证悉平。"产后当令恶露去尽为佳，其一般状态是气虚血少，故主温养。仲彬之妹却非一般，恶露排出不畅，显系瘀血未行而留于中，故致腹痛。头痛发热则类外感，服用温热药物则伤阴动血，热而生风。热者寒之，治以清热降火、治风凉血之剂，病见好转。终则转为行血破瘀之法，攻其中留之瘀，如此则热清瘀破，转危为安。

关于三和散，案中当为行血破瘀之用。查张从正《儒门事亲》中确有三和散，但在《儒门事亲·卷四上喘中满二十九》用治喘满："后服平胃散、五苓散、益元散、桂苓甘露散、三和散，分阴阳、利水道之药则愈。"应为利水化湿之剂。宋代《太平惠民和剂局方·附指南总论·卷下·论妇人诸疾》云："产后大便不通，或秘涩者，缘内无津液，肠胃干燥，切不可用猛烈药下之，恐生他疾，可与四物汤，加青皮去白，每服入半钱，拌匀同煎服。更不通者，可与麻仁丸、三和散。"《太平惠民和剂局方·卷之三·治一切气》云："三和散：治五脏不调，三焦不和，心腹痞闷，胁肋膜胀，风气壅滞，肢节烦痛，头面虚浮，手足微肿，肠胃燥涩，大便秘难，虽年高气弱，并可服之。又治背痛，胁痛，有妨饮食，及脚气上攻，胸腹满闷，大便不通。羌活（去芦）、紫苏（茎叶，去粗梗）、沉香、宣州木瓜（薄切，焙干）、大腹皮（炙焦黄）各一两，芎劳、甘草（炒）、陈皮（去白）、木香、槟榔（面裹，煨熟，去面）、白术各三分。上为粗末，每服二大钱，水一盏，煎至六分，去滓，温服，不计时。”此方为治气之剂。至明代李梴在《医学入门》中除了记载有局方三和散外，还记载了另一用来通下的三和散。《医学入门·外集·卷七·通用古方诗括·气》云：“三和散用沉木香，芎术紫苏大腹羌，槟橘木瓜甘草辈，水煎和气自通畅。沉香、紫苏、大腹皮、羌活各四分，木香、白术、槟榔、橘皮、甘草各三分，川芎一分，木瓜二分，水煎温服。治七情气结五脏，脾胃不和，心腹胀急，大小便秘，寝食俱废。不渴者乃气秘耳，未可施以大黄；秘甚再加枳壳、萝卜子、皂角子；气滞腰疼倍木瓜；浮肿加车前子、葶苈子；小便闭加麦门冬、泽泻。”《医学入门·外集·卷五·妇人门·经候》云：“四物汤合调胃承气汤，名玉烛散，再合凉膈散，名三和散。”《医学入门·外集·卷七·通用古方诗括·妇人》云：“四物承气加朴硝，此名玉烛散名标，凉膈添归同四物，名为三和散同条。”这里的三和散是三方合一成散的意思。故滑寿所用三和散，现已无考。

参考文献

[1] 班固. 汉书 [M]. 北京：中华书局，1962.

[2] 许慎. 说文解字 [M]. 北京：中华书局，1962.

[3] 刘渡舟. 伤寒论校注 [M]. 北京：人民卫生出版社，2013.

[4] 何任. 金匮要略校注 [M]. 北京：人民卫生出版社，2013.

[5] 沈炎南. 脉经校注 [M]. 北京：人民卫生出版社，2013.

[6] 沈炎南. 脉经语译 [M]. 北京：人民卫生出版社，2013.

[7] 张灿玾，徐国仟. 针灸甲乙经校注 [M]. 北京：人民卫生出版社，2013.

[8] 陈寿. 三国志 [M]. 北京：中华书局，1959.

[9] 沈澍农. 肘后备急方校注 [M]. 北京：人民卫生出版社，2016.

[10] 范晔. 后汉书 [M]. 北京：中华书局，1965.

[11] 贾思勰. 齐民要术 [M]. 上海：上海古籍出版社，2009.

[12] 丁光迪. 诸病源候论校注 [M]. 北京：人民卫生出版社，2013.

[13] 姚思廉. 陈书 [M]. 北京：中华书局，1972.

[14] 李克光，郑孝昌. 黄帝内经太素校注 [M]. 北京：人民卫生出版社，2005.

[15] 李克光，郑孝昌. 黄帝内经太素语译 [M]. 北京：人民卫生出版社，2005.

[16] 李延寿. 北史 [M]. 北京：中华书局，1965.

[17] 魏征. 隋书 [M]. 北京：中华书局，1965.

[18] 李景荣. 备急千金要方校释 [M]. 北京：人民卫生出版社，2014.

[19] 李景荣. 千金翼方校释 [M]. 北京：人民卫生出版社，2014.

[20] 令狐德棻. 周书 [M]. 北京：中华书局，1965.

[21] 苏敬. 新修本草 [M]. 合肥：安徽科学技术出版社，2004.

[22] 王淑民．外台秘要方［M］.北京：中国医药科技出版社，2011.
[23] 钱仲联．韩昌黎诗系年集释［M］.上海：上海古籍出版社，2007.
[24] 蔺道人．仙授理伤续断秘方［M］.北京：人民卫生出版社，2010.
[25] 刘昫．旧唐书［M］.北京：中华书局，1975.
[26] 丹波康赖．医心方［M］.北京：人民卫生出版社，1993.
[27] 李昉．太平广记［M］.北京：中华书局，1961.
[28] 宋祁，欧阳修．新唐书［M］.北京：中华书局，1975.
[29] 司马光．资治通鉴［M］.北京：古籍出版社，1956.
[30] 尚志钧．本草图经辑校本［M］.北京：学苑出版社，2017.
[31] 梦溪笔谈译注组．梦溪笔谈译注（自然科学部分）［M］.合肥：安徽科学技术出版社，1979.
[32] 沈括，苏轼．苏沈良方［M］.北京：人民卫生出版社，1956.
[33] 郭茂倩．乐府诗集［M］.北京：中华书局，1979.
[34] 朱肱．类证活人书［M］.天津：天津科学技术出版社，2012.
[35] 张耒．明道杂志［M］.北京：中华书局，1985.
[36] 邵伯温．邵氏闻见录［M］.上海：上海古籍出版社，2012.
[37] 唐慎微．重修政和经史证类备用本草［M］.北京：中医古籍出版社，2010.
[38] 叶适．水心集［M］.北京：中华书局.1967.
[39] 陈师文．太平惠民和剂局方［M］.北京：人民卫生出版社，2007.
[40] 成无己．伤寒明理论［M］.北京：学苑出版社，2009.
[41] 李晓露，于振义．扁鹊心书［M］.北京：中医古籍出版社，1991.
[42] 叶梦得．避暑录话［M］.上海：上海古籍出版社，2012.
[43] 邵博．邵氏闻见后录［M］.上海：上海古籍出版社，2012.
[44] 赵佶．圣济总录［M］.北京：人民卫生出版社，2004.
[45] 王贶．全生指迷方［M］.北京：人民卫生出版社，1986.
[46] 洪迈．夷坚志［M］.北京：中华书局，2006.
[47] 刘昉．幼幼新书［M］.北京：人民卫生出版社，1987.
[48] 范成大．吴郡志［M］.南京：江苏古籍出版社，1999.
[49] 朱熹．诗经集注［M］.上海：上海古籍出版社，1980.

[50] 陈言．三因极一病证方论［M］. 北京：人民卫生出版社，2007.
[51] 王执中．针灸资生经［M］. 上海：上海科学技术出版社，1959.
[52] 曹瑛，杨健．医说［M］. 北京：中国中医药出版社，2013.
[53] 叶适．叶适集［M］. 北京：中华书局，1961.
[54] 赵与时．宾退录［M］. 上海：上海古籍出版社，1983.
[55] 齐仲甫．女科百问［M］. 上海：上海古籍书店，1983.
[56] 佚名．小儿卫生总微论方［M］. 上海：上海科学技术出版社，1990.
[57] 佚名．秘传眼科龙木论［M］. 北京：人民卫生出版社，2006.
[58] 庞元英．谈薮（学海类编第 76 册）［M］. 上海：涵芬楼书店影印，1969.
[59] 张元素．医学启源［M］. 北京：人民卫生出版社，1978.
[60] 邓铁涛．子和医集［M］. 北京：人民卫生出版社，2015.
[61] 丁光迪，文魁．东垣医集［M］. 北京：人民卫生出版社，2014.
[62] 陈自明．妇人良方大全［M］. 北京：人民卫生出版社，1992.
[63] 严用和．重订严氏济生方［M］. 北京：人民卫生出版社，1980.
[64] 周烈孙．元遗山文集校补［M］. 成都：巴蜀书社，2013.
[65] 罗天益．卫生宝鉴［M］. 北京：人民卫生出版社，1983.
[66] 王祯．王祯农书［M］. 长沙：湖南科学技术出版社，2014.
[67] 浙江省中医药研究院文献研究室．丹溪医集［M］. 北京：人民卫生出版社，2014.
[68] 脱脱．宋史［M］. 北京：中华书局，1977.
[69] 脱脱．金史［M］. 北京：中华书局，1975.
[70] 徐显．稗史集传［M］. 北京：中华书局，1985.
[71] 戴良．九灵山房集［M］. 北京：中华书局，1985.
[72] 宋濂．元史［M］. 北京：中华书局，1976.
[73] 朱右．白云稿（续修四库全书集部第 1326 册）［M］. 上海：上海古籍出版社，2013.
[74] 楼英．医学纲目［M］. 北京：中国中医药出版社，1998.
[75] 朱橚．普济方［M］. 北京：人民卫生出版社，1960.
[76] 王纶．明医杂著［M］. 北京：人民卫生出版社，1995.

[77] 高武. 针灸聚英 [M]. 上海：上海科学技术出版社，1961.
[78] 江瓘. 名医类案 [M]. 北京：人民卫生出版社，2005.
[79] 李时珍. 本草纲目 [M]. 北京：人民卫生出版社，1975.
[80] 徐春甫. 古今医统大全 [M]. 北京：人民卫生出版社，2001.
[81] 孙一奎. 赤水玄珠 [M]. 北京：中国医药科技出版社，2011.
[82] 龚廷贤. 寿世保元 [M]. 北京：人民卫生出版社，2003.
[83] 杨继洲. 针灸大成 [M]. 北京：人民卫生出版社，1995.
[84] 李梴. 医学入门 [M]. 天津：天津科学技术出版社，1999.
[85] 缪希雍. 本草经疏 [M]. 上海：上海古籍出版社，2013.
[86] 吴昆. 医方考 [M]. 北京：中国中医药出版社，2015.
[87] 武之望. 济阴纲目 [M]. 北京：人民卫生出版社，2006.
[88] 王肯堂. 证治准绳 [M]. 北京：人民卫生出版社，2014.
[89] 张景岳. 景岳全书 [M]. 北京：人民卫生出版社，2007.
[90] 傅仁宇. 审视瑶函 [M]. 北京：人民卫生出版社，1995.
[91] 李中梓. 医宗必读 [M]. 上海：上海科学技术出版社，1987.
[92] 张自烈. 正字通 [M]. 北京：中国工人出版社，1996.
[93] 赵献可. 医贯 [M]. 北京：中国中医药出版社，2009.
[94] 佚名. 银海精微 [M]. 北京：人民卫生出版社，2006.
[95] 倪朱谟. 本草汇言 [M]. 上海：上海科学技术出版社，2005.
[96] 马莳. 黄帝内经灵枢注证发微 [M]. 北京：人民卫生出版社，1994.
[97] 岳含珍. 经穴解 [M]. 北京：人民卫生出版社，1990.
[98] 汪昂. 医方集解 [M]. 北京：人民卫生出版社，2006.
[99] 张志聪. 黄帝内经素问集注 [M]. 上海：上海科学技术出版社，1959.
[100] 张璐. 张氏医通 [M]. 北京：中国医药科技出版社，2011.
[101] 朱其铠. 全本新注聊斋志异 [M]. 北京：人民文学出版社，1989.
[102] 尤怡. 金匮要略心典 [M]. 北京：中国医药科技出版社，2014.
[103] 王子接. 绛雪园古方选注 [M]. 北京：中国中医药出版社，2007.
[104] 程钟龄. 医学心悟 [M]. 北京：人民卫生出版社，2006.
[105] 徐彬. 金匮要略论注 [M]. 上海：上海古籍出版社，1991.

［106］陈梦雷．古今图书集成医部全录［M］．北京：人民卫生出版社，1991.
［107］张廷玉．明史［M］．北京：中华书局，1974.
［108］吴谦．医宗金鉴［M］．北京：人民卫生出版社，1978.
［109］徐灵胎．神农本草经百种录［M］．北京：中国医药科技出版社，2011.
［110］曹庭栋．老老恒言［M］．北京：人民卫生出版社，2006.
［111］吴仪洛．本草从新［M］．北京：中国中医药出版社，2013.
［112］吴仪洛．成方切用［M］．北京：科学技术文献出版社，1996.
［113］俞震．古今医案按［M］．北京：辽宁科学技术出版社，1997.
［114］沈金鳌．杂病源流犀烛［M］．北京：人民卫生出版社，2006.
［115］黄宫绣．本草求真［M］．北京：中国医药科技出版社，1997.
［116］魏之琇．续名医类案［M］．北京：人民卫生出版社，1997.
［117］纪昀．阅微草堂笔记［M］．上海：上海古籍出版社，1980.
［118］段玉裁．说文解字注［M］．上海：上海古籍出版社，1962.
［119］永瑢，纪昀．四库全书总目提要［M］．石家庄：河北人民出版社，2000.
［120］丹波元简．素问识［M］．北京：中医古籍出版社，2017.
［121］李长秦，孙守才．全本全译温病条辨［M］．贵阳：贵州教育出版社，2010.
［122］林佩琴．类证治裁［M］．北京：人民卫生出版社，2005.
［123］徐松．宋会要辑稿［M］．上海：上海古籍出版社，2014.
［124］沈源．奇症汇［M］．北京：中医古籍出版社，1981.
［125］邹澍．本经疏证［M］．北京：中医古籍出版社，2013.
［126］丹波元胤．中国医籍考［M］．北京：人民卫生出版社，1956.
［127］陆以湉．冷庐医话［M］．北京：中国中医药出版社，2007.
［128］李应泰，范葆廉，章绶．宣城县志［M］．合肥：黄山书社，2008.
［129］王先谦．庄子集解［M］．上海：上海古籍出版社，1989.
［130］周学海．读医随笔［M］．北京：人民军医出版社，2010.
［131］柯琴．伤寒来苏集［M］．北京：中国中医药出版社，2008.

[132] 顾松园．顾松园医镜 [M]. 郑州：河南人民出版社．1961.
[133] 鲍相璈．验方新编 [M]. 北京：人民卫生出版社，2013.
[134] 张秉成．成方便读 [M]. 北京：科技卫生出版社，1958.
[135] 章太炎．章太炎医论 [M]. 北京：人民卫生出版社，2006.
[136] 张山雷．古今医案评议 [M]. 天津：天津科学技术出版社，2010.
[137] 张山雷．张山雷医集 [M]. 北京：人民卫生出版社，1995.
[138] 裘庆元．珍本医书集成 [M]. 北京：中国中医药出版社，2012.
[139] 余嘉锡．四库提要辨证 [M]. 北京：中华书局，1980.
[140] 李聪甫．中藏经校注 [M]. 北京：人民卫生出版社，2013.
[141] 杨伯峻．春秋左传注 [M]. 北京：中华书局，1981.
[142] 彭静山．华佗先生内照图浅解 [M]. 沈阳：辽宁科学技术出版社，1985.
[143] 郭霭春．黄帝内经素问校注语译 [M]. 贵阳：贵州教育出版社，2010.
[144] 郭霭春．黄帝内经灵枢校注语译 [M]. 贵阳：贵州教育出版社，2010.
[145] 方诗铭．中国历史纪年表 [M]. 上海：上海辞书出版社，1980.
[146] 凌耀星．难经校注 [M]. 北京：人民卫生出版社，1991.
[147] 马继兴．神农本草经辑注 [M]. 北京：人民卫生出版社，1995.
[147] 李经纬．中医人物词典 [M]. 上海：上海辞书出版社，1988.
[149] 田从豁．古代针灸医案释按 [M]. 上海：上海中医药大学出版社，1997.
[150] 魏稼．各家针灸学说 [M]. 上海：上海科学技术出版社，1987.
[151] 孙永都，孟昭星．中国历代职官知识手册 [M]. 天津：百花文艺出版社，2006.
[152] 杨天宇．周礼译注 [M]. 上海：上海古籍出版社，2004.
[153] 张双棣，张万彬，殷国光，等．吕氏春秋译注 [M]. 长春：吉林文史出版社，1987.
[154] 彭建中．中医古今医案精粹选编 [M]. 北京：学苑出版社，1998.
[155] 关贤柱，廖进碧，钟雪丽．吕氏春秋全译 [M]. 贵阳：贵州人民出

版社，2009.
［156］曲丽芳．精神心理疾病历代名家验案选粹［M］.上海：上海科学技术出版社，2013.
［157］王永炎，张伯礼．中医脑病学［M］.北京：人民卫生出版社，2007.
［158］张登本．王焘医学全书［M］.北京：中国中医药出版社，2006.
［159］李志庸．钱乙刘昉医学全书［M］.北京：中国中医药出版社，2005.
［160］田思胜．朱肱庞安时医学全书［M］.北京：中国中医药出版社，2006.
［161］张国骏．成无己医学全书［M］.北京：中国中医药出版社，2004.
［162］刘景超，李具双．许叔微医学全书［M］.北京：中国中医药出版社，2006.
［163］宋乃光．刘完素医学全书［M］.北京：中国中医药出版社，2006.
［164］王象礼．陈无择医学全书［M］.北京：中国中医药出版社，2005.
［165］郑洪新．张元素医学全书［M］.北京：中国中医药出版社，2006.
［166］徐江雁，许振国．张子和医学全书［M］.北京：中国中医药出版社，2006.
［167］张年顺．李东垣医学全书［M］.北京：中国中医药出版社，2006.
［168］许敬生．罗天益医学全书［M］.北京：中国中医药出版社，2006.
［169］田思胜．朱丹溪医学全书［M］.北京：中国中医药出版社，2006.
［170］黄英志．叶天士医学全书［M］.北京：中国中医药出版社，2004.
［171］赵兰才．许叔微医案集按［M］.北京：华夏出版社，2012.

方剂索引

一画

二画

三画

四画

五画

六画

七画

八画

九画

十画

十一画

十二画

十三画

十四画

十五画及以上